マンガでわかりやすい

うつ病の認知行動療法

こころの力を活用する7つのステップ

監修▼大野 裕
精神科医

漫画▼今谷鉄柱

きずな出版

目次

第2のステップ 問題を整理する

何が大切かを忘れない

第3のステップ 行動で気持ちを刺激する

やる気スイッチの入れ方

第4のステップ 考えを切り替える

悲観的な考えから自由になるスキル

第5のステップ

問題解決力を高める

問題から自由になるスキル

第6のステップ

伝え方を工夫する

人間関係から自由になるスキル

第7のステップ 考え方のクセに気づく

性格を生かすコツ

プロローグ

うつかな？と思ったら

認知行動療法でできること

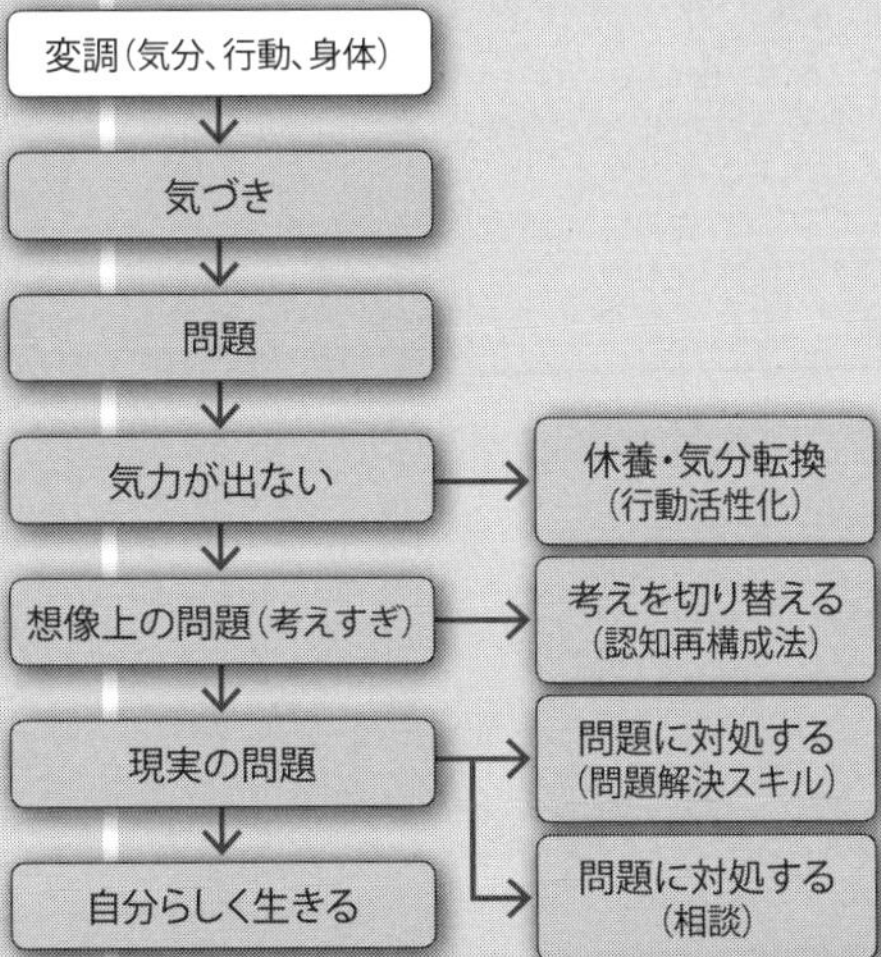

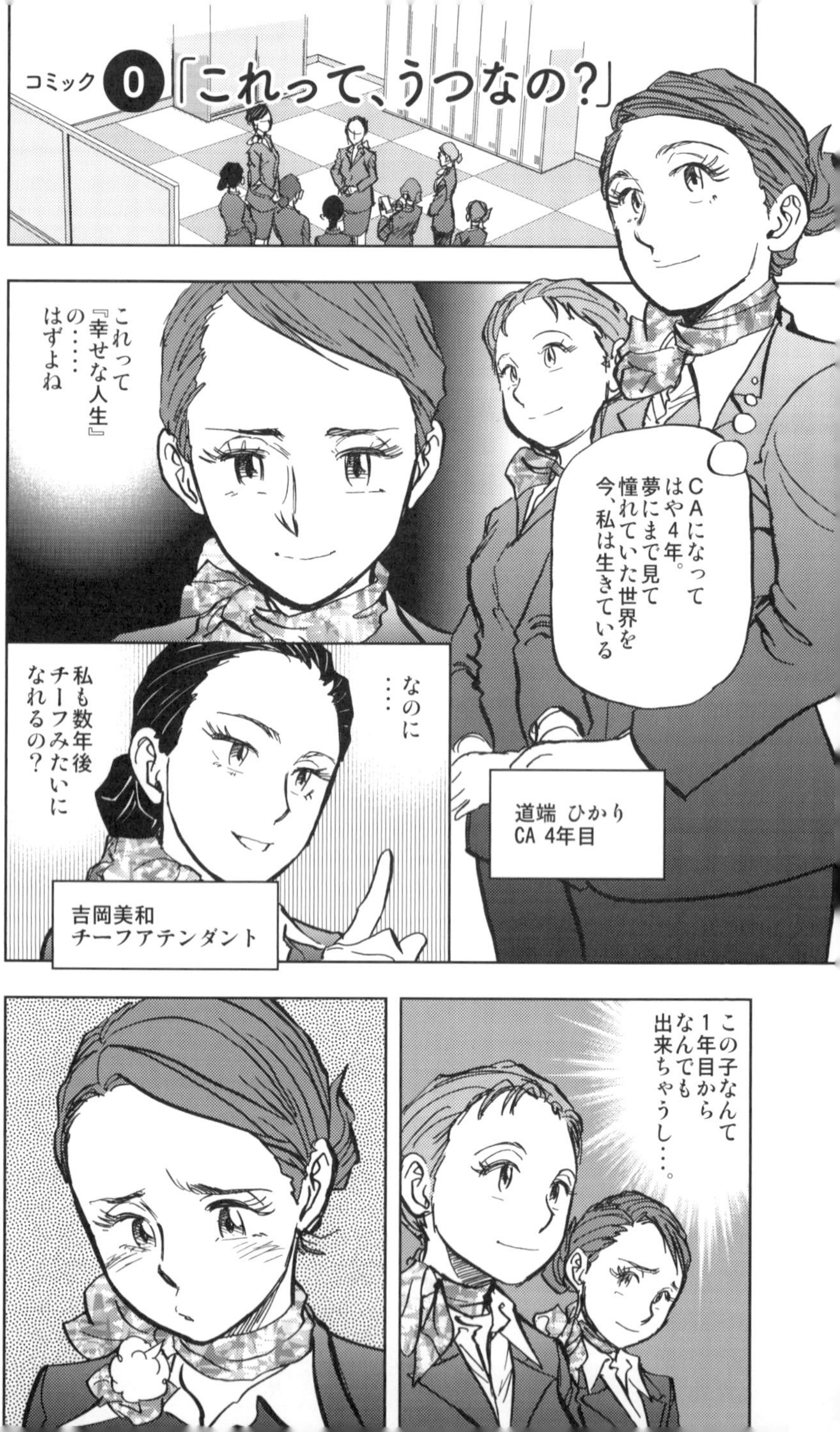
コミック 0「これって、うつなの？」
CAになって
はや4年。
夢にまで見て
憧れていた世界を
今、私は生きている
道端 ひかり
CA 4年目
これって
『幸せな人生』
の……
はずよね
なのに
……
私も数年後
チーフみたいに
なれるの？
吉岡美和
チーフアテンダント
この子なんて
1年目から
なんでも
出来ちゃうし…。

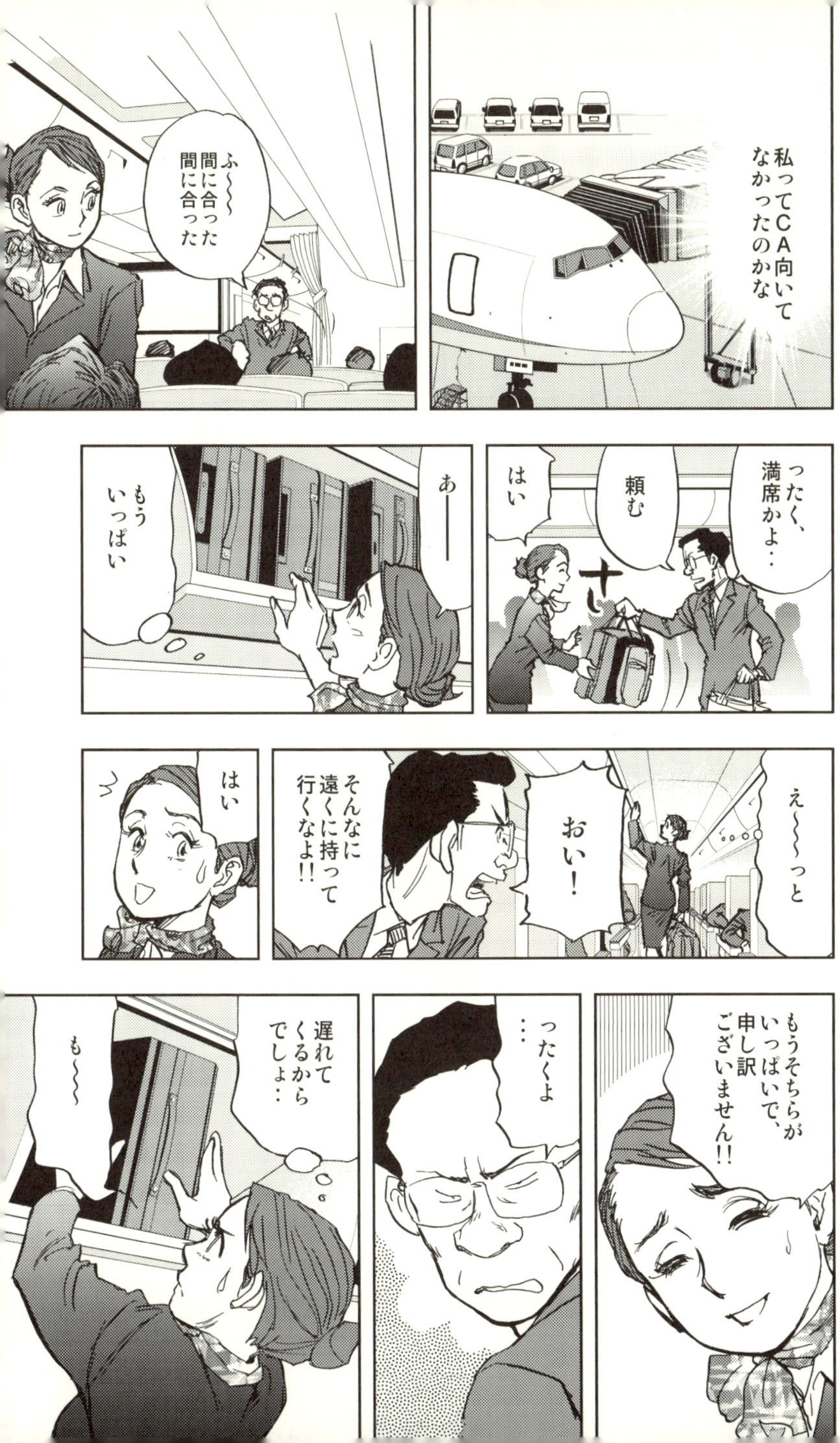
私ってCA向いてなかったのかな
ふ～～～間に合った間に合った
ったく、満席かよ・・
頼む
はい
あ――
もういっぱい
え～～～っと
おい！
そんなに遠くに持って行くなよ!!
はい
もうそちらがいっぱいで、申し訳ございません!!
ったくよ・・・
遅れてくるからでしょ・・
も～～～

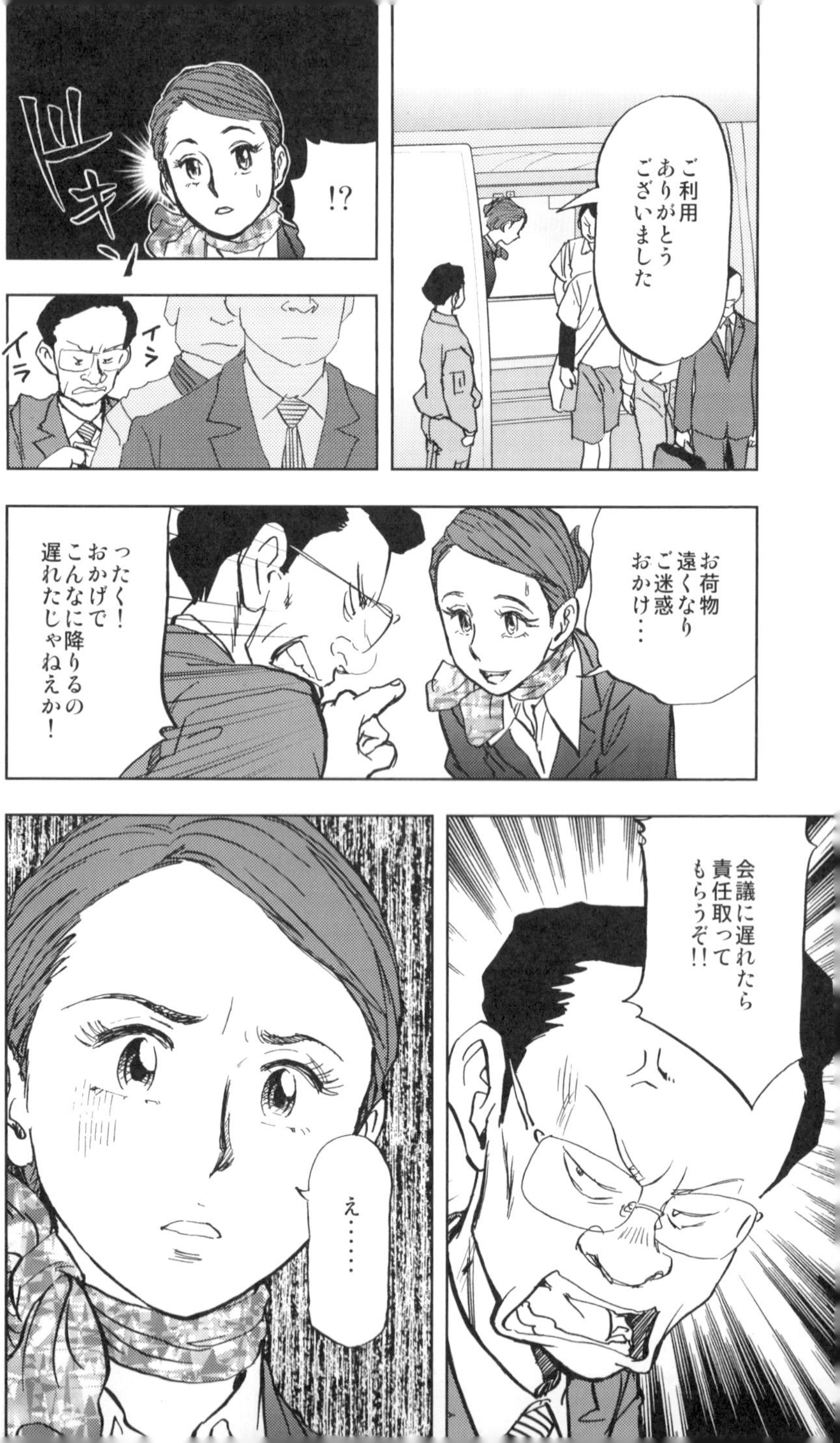
ご利用ありがとうございました
ドキッ
!?
イラ
イラ
お荷物遠くなりご迷惑おかけ・・・
ったく！おかげでこんなに降りるの遅れたじゃねえか！
会議に遅れたら責任取ってもらうぞ!!
え……

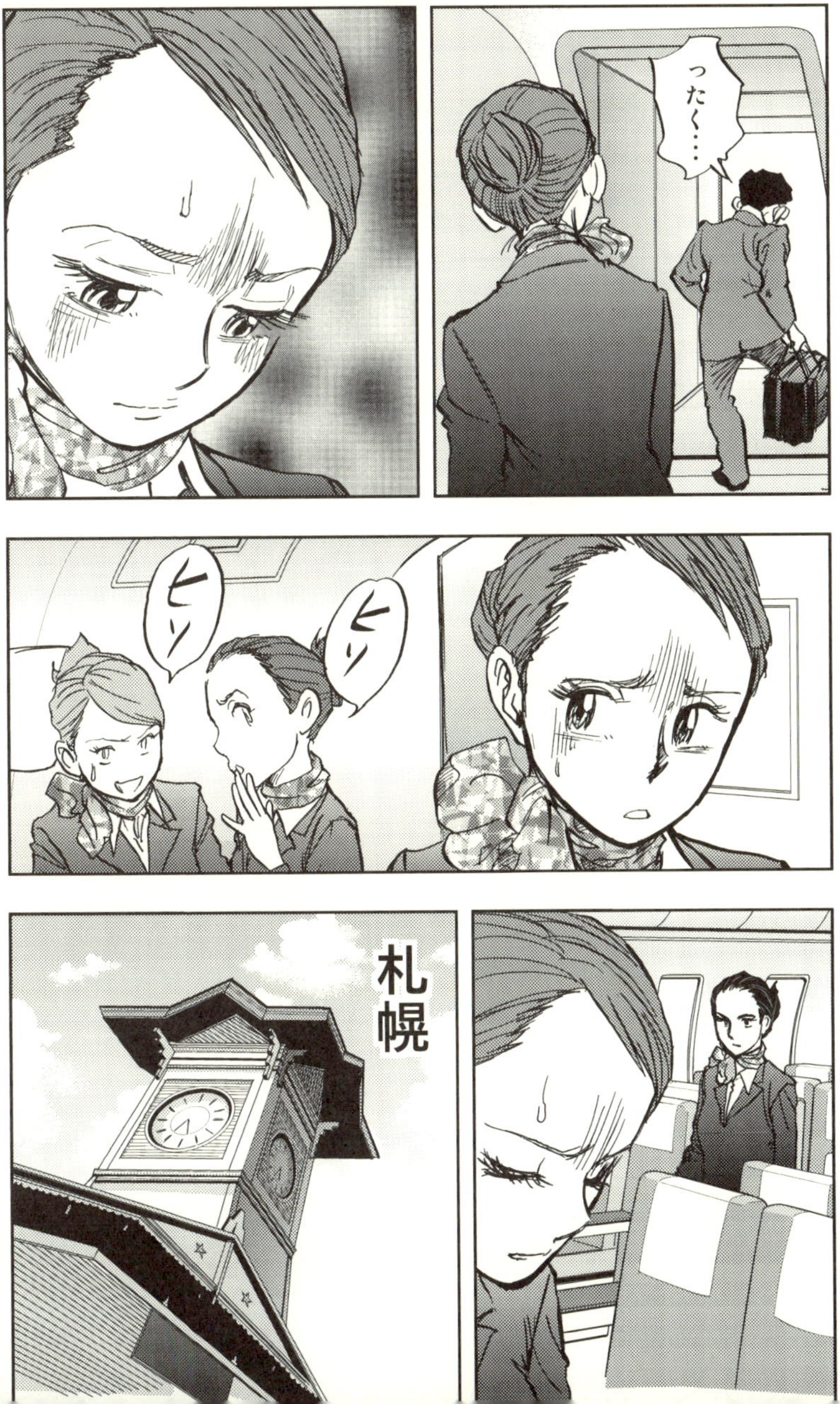

ったく……
ヒソ
ヒソ
札幌

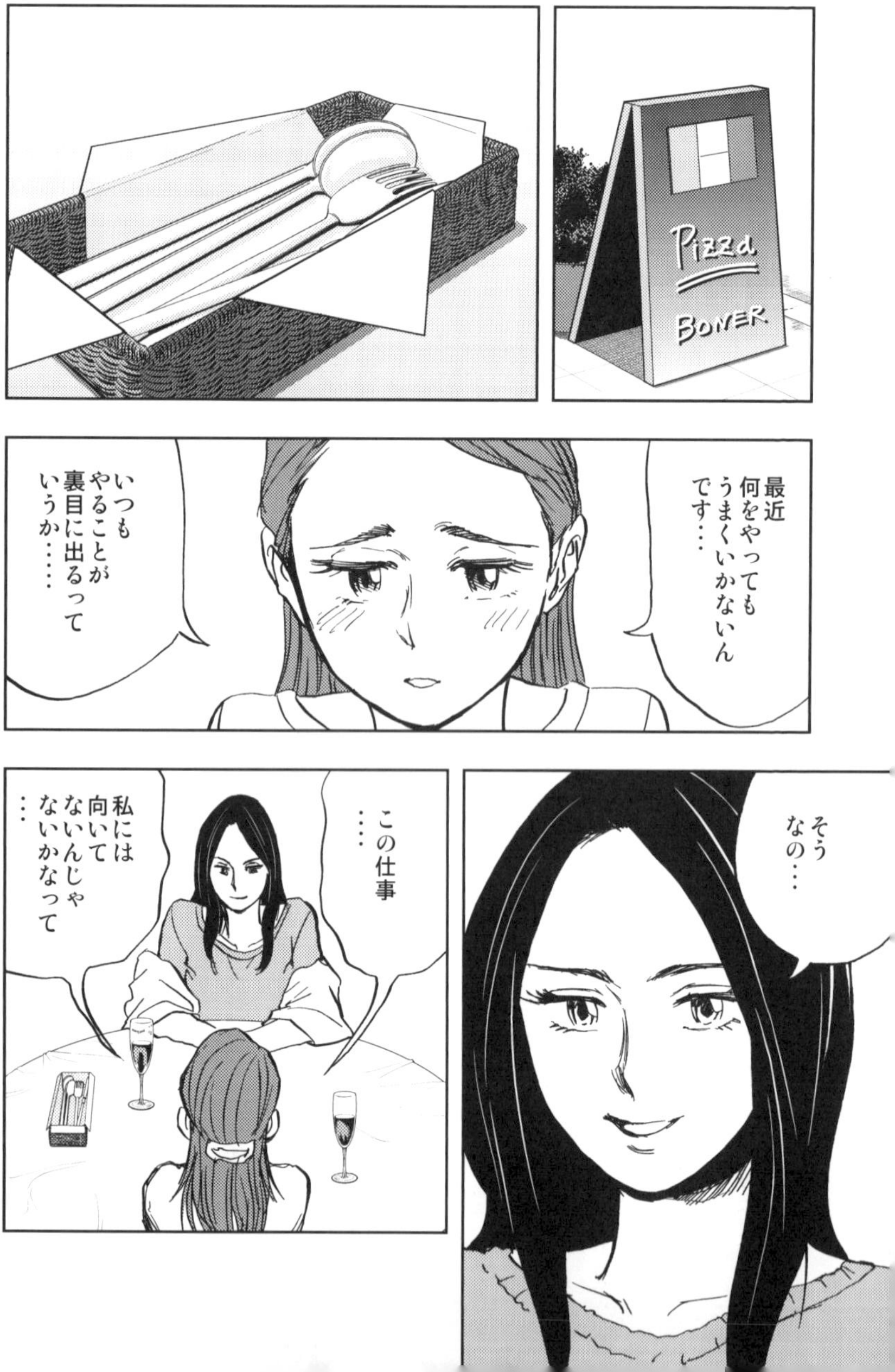
Pizza
BONER
最近
何をやっても
うまくいかないん
です・・・
いつも
やることが
裏目に出るって
いうか・・・・
そう
なの・・・
この仕事
・・・・
私には
向いて
ないんじゃ
ないかなって
・・・

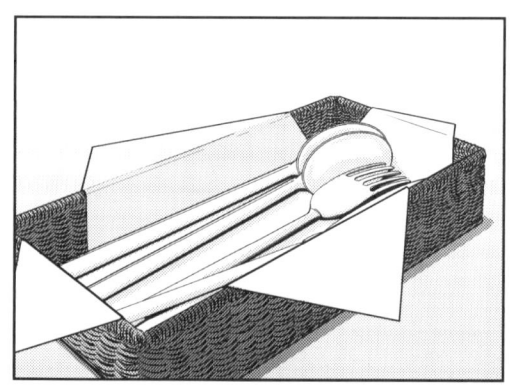

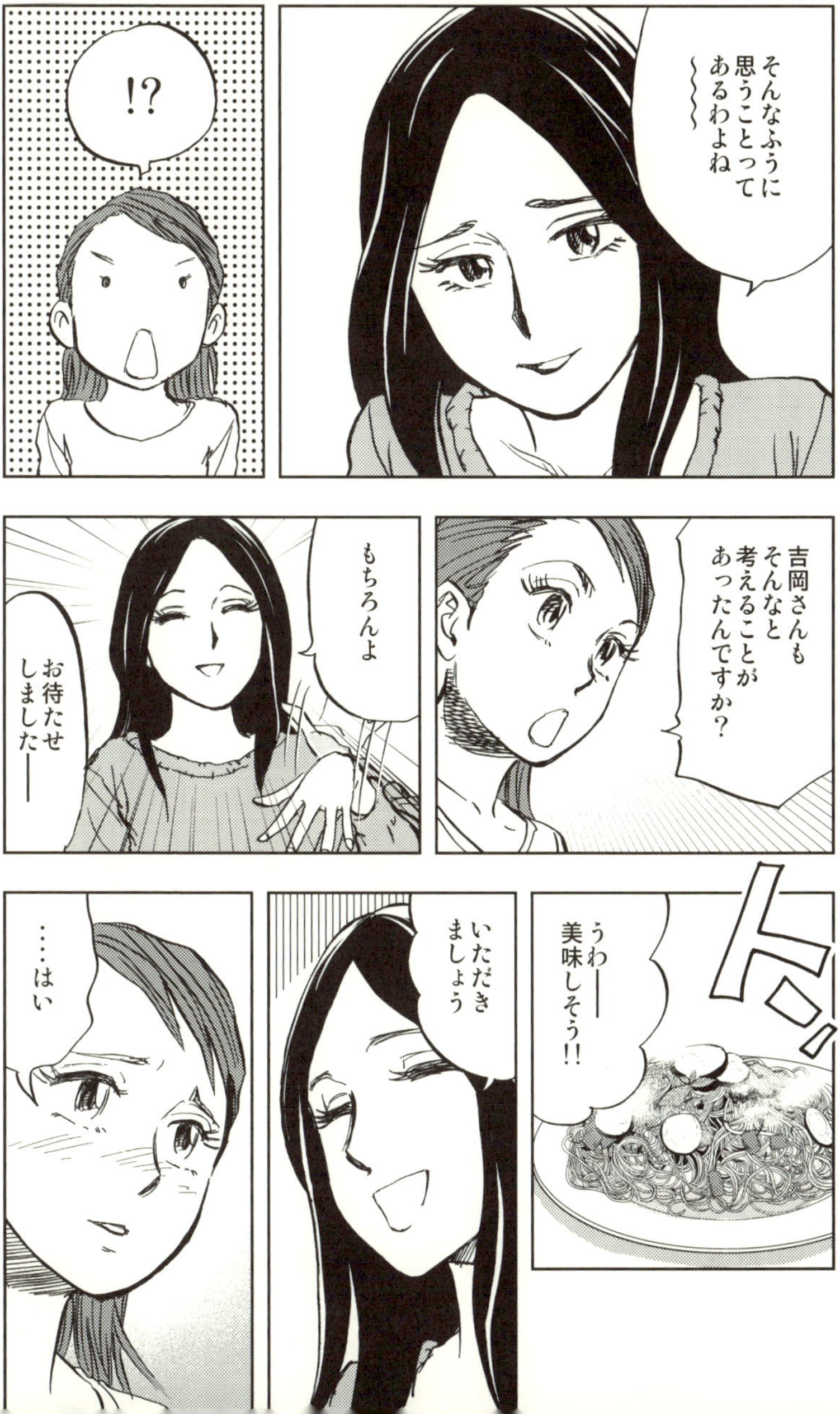
そんなふうに思うことってあるわよね〜〜〜
!?
吉岡さんもそんなと考えることがあったんですか？
もちろんよ
お待たせしました——
トン
うわ——美味しそう!!
いただきましょう
……はい

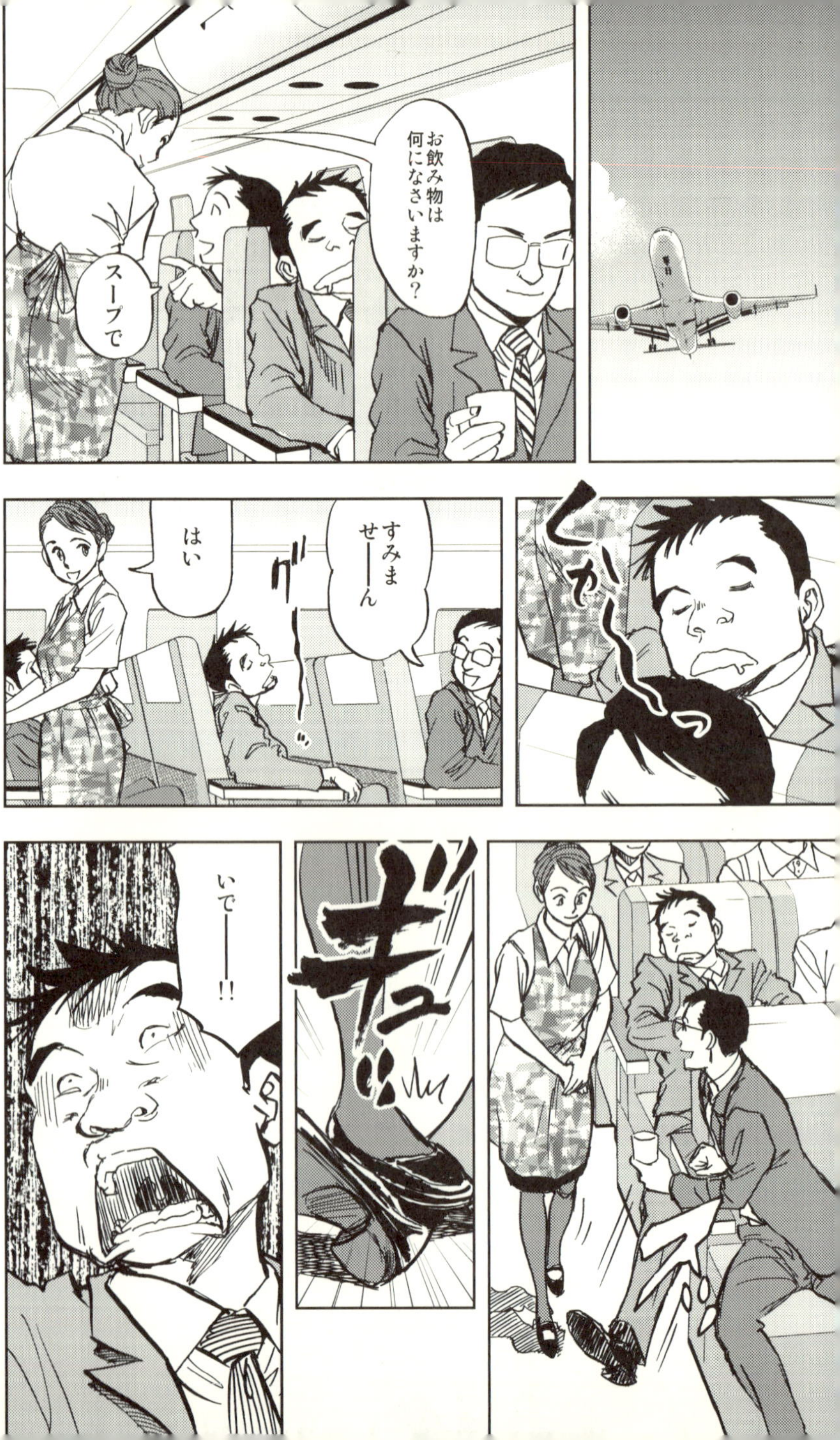
お飲み物は何になさいますか？
スープで
くか〜〜っ
すみませーーん
はい
グーー…
ギュ!!
いでーーー!!

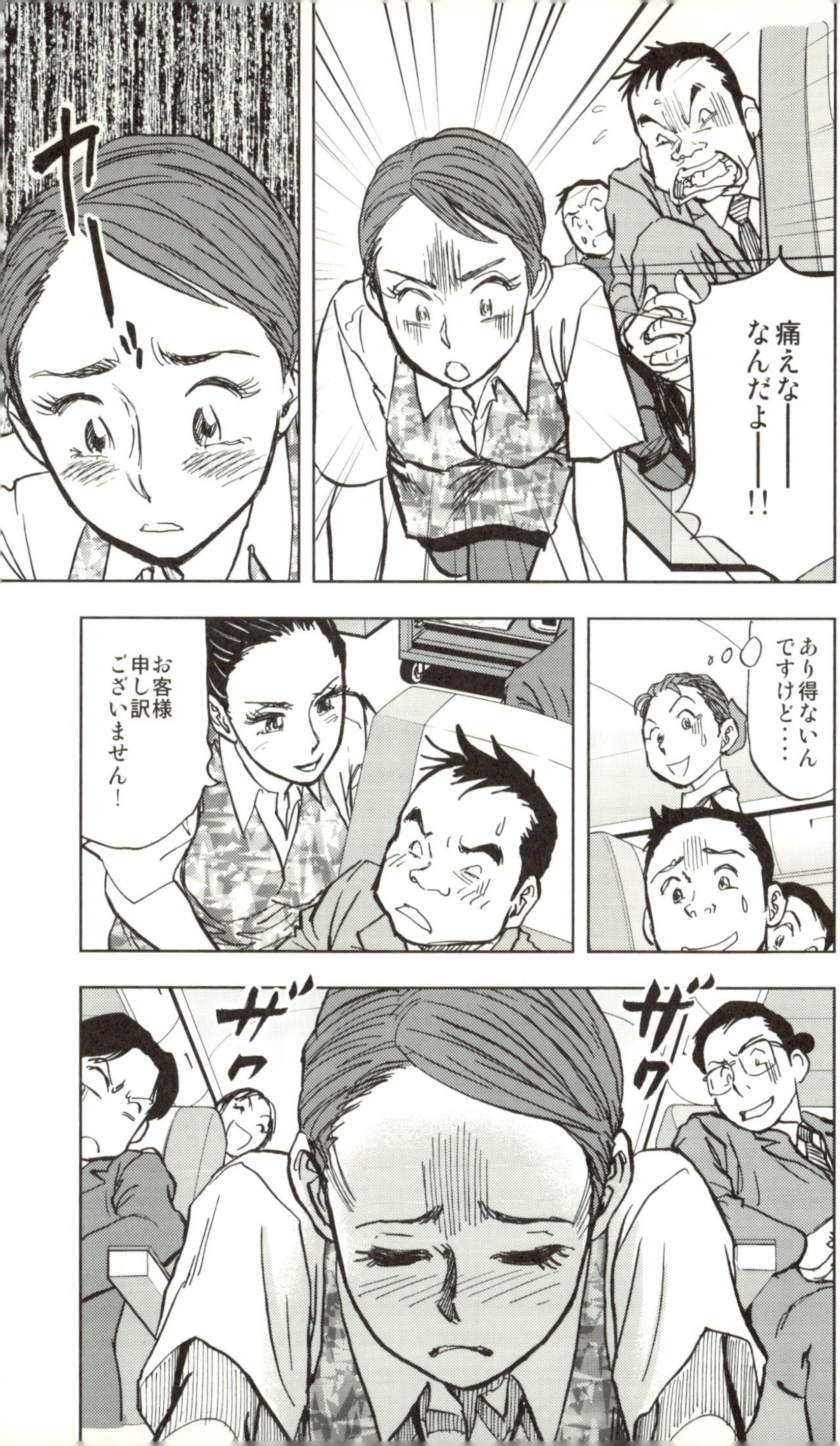

カー
痛えなーーー
なんだよーーー!!
ありえないんですけど・・・
お客様
申し訳
ございません!
ザワ
ザワ

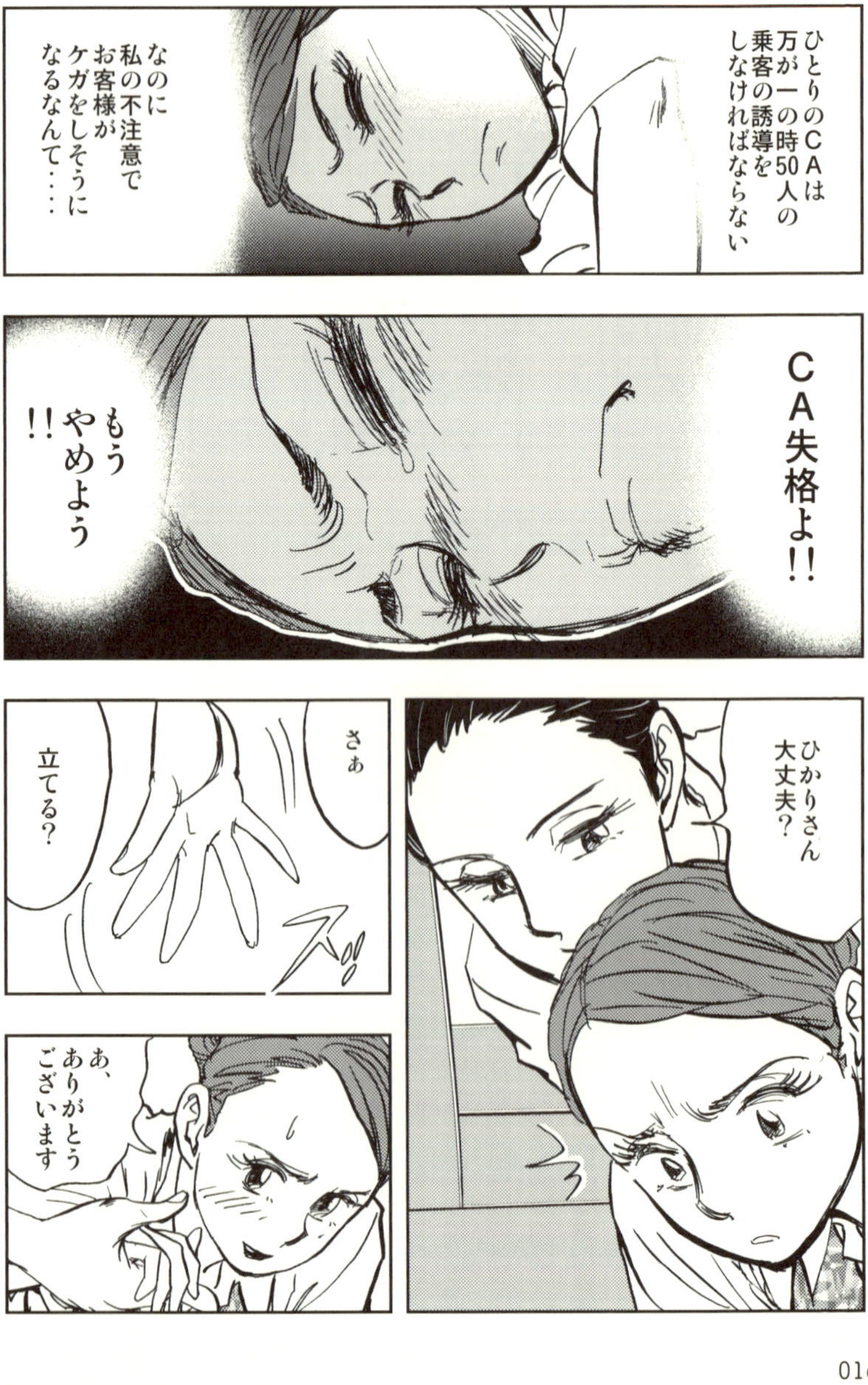

ひとりのCAは
万が一の時50人の
乗客の誘導を
しなければならない
なのに
私の不注意で
お客様が
ケガをしそうに
なるなんて・・・
CA失格よ!!
もう
やめよう
!!
ひかりさん
大丈夫?
さぁ
立てる?
ズッ
あ、
ありがとう
ございます

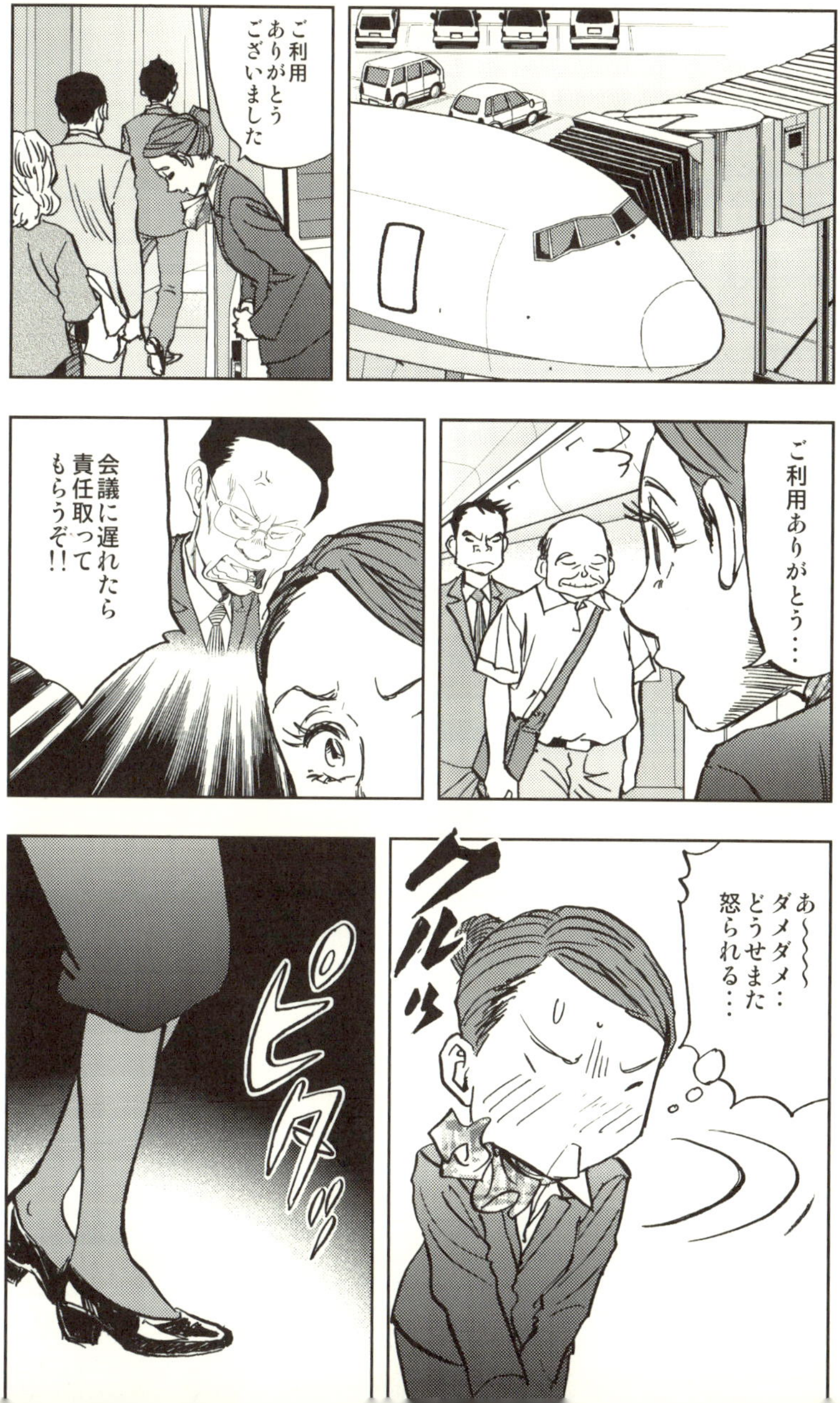
ご利用ありがとうございました
ご利用ありがとう…
会議に遅れたら責任取ってもらうぞ!!
グルッ
あ～～～ダメダメ…どうせまた怒られる…
ピタッ

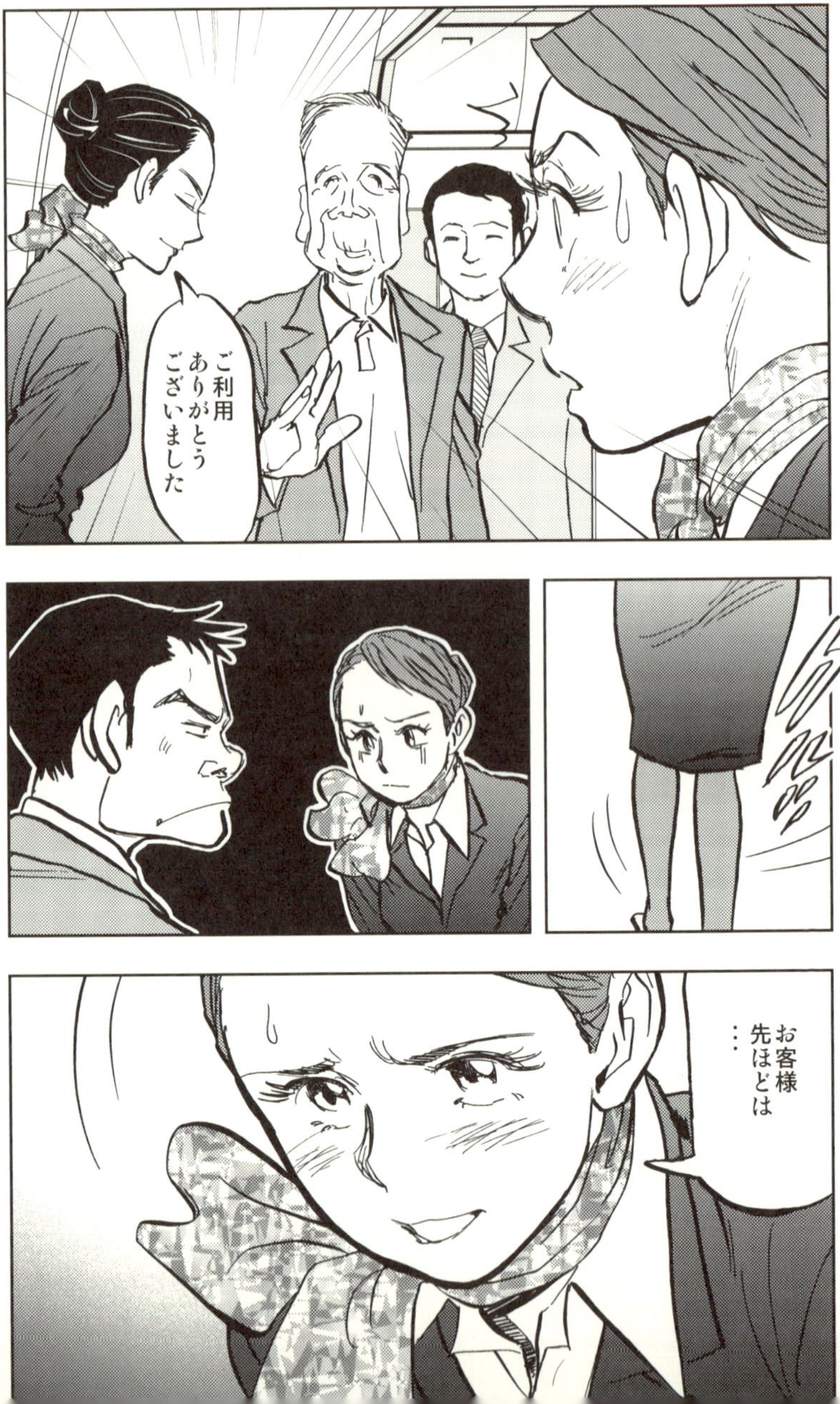
ご利用ありがとうございました
お客様先ほどは…

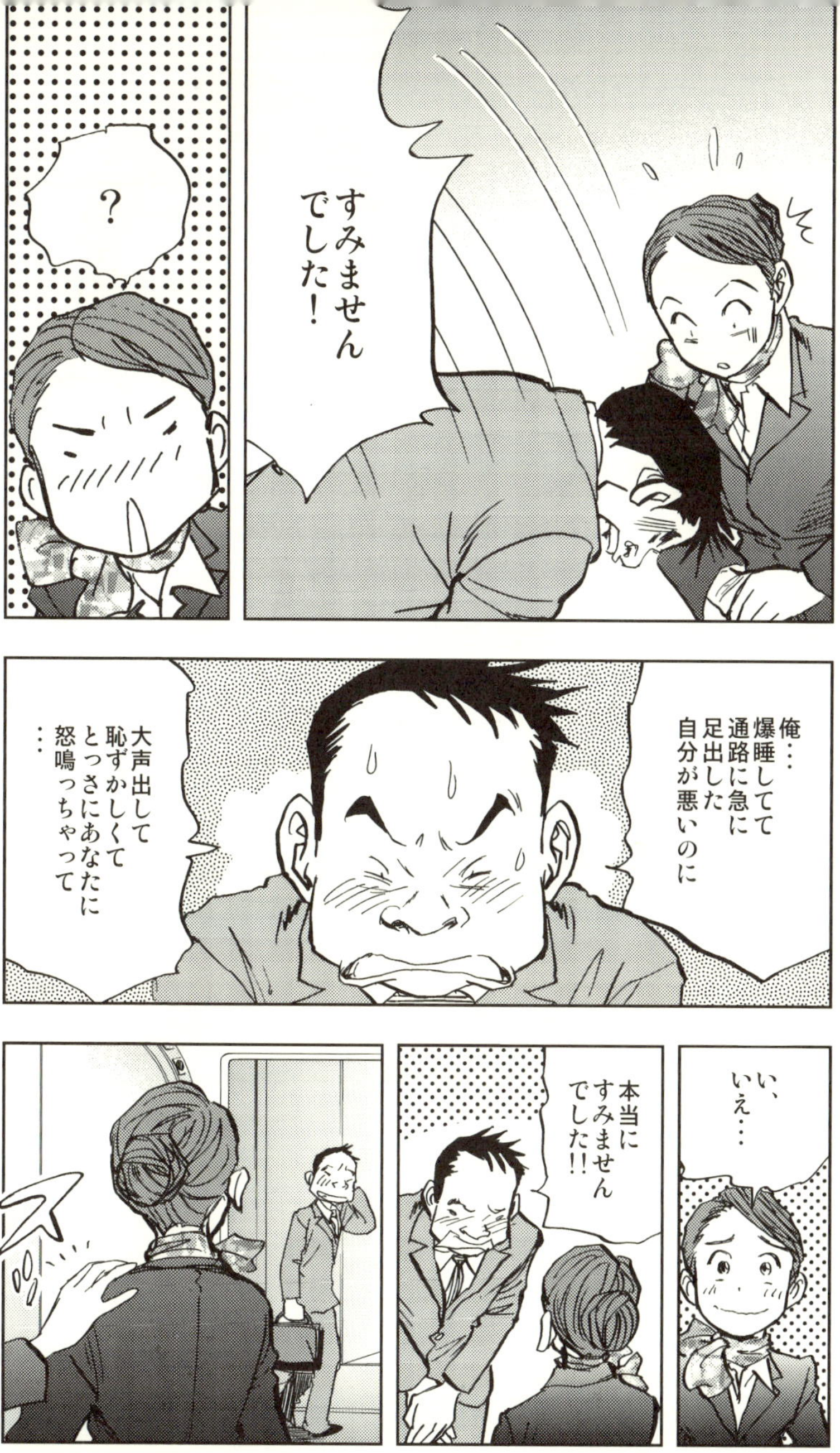
すみません
でした！
？
俺…
爆睡してて
通路に急に
足出した
自分が悪いのに
大声出して
恥ずかしくて
とっさにあなたに
怒鳴っちゃって
…
い、
いえ…
本当に
すみません
でした!!

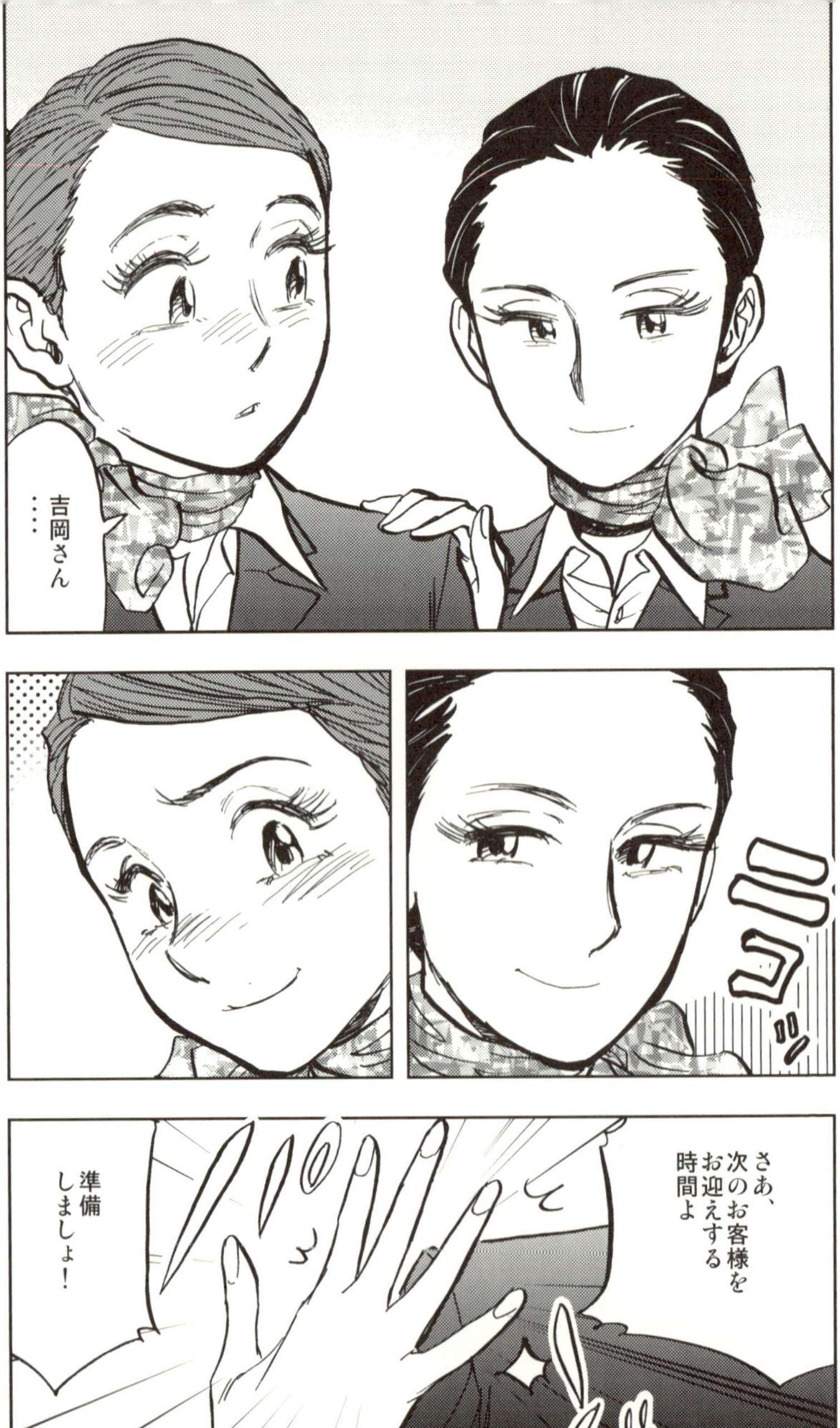
吉岡さん……
ニコッ
さあ、次のお客様をお迎えする時間よ
準備しましょ！

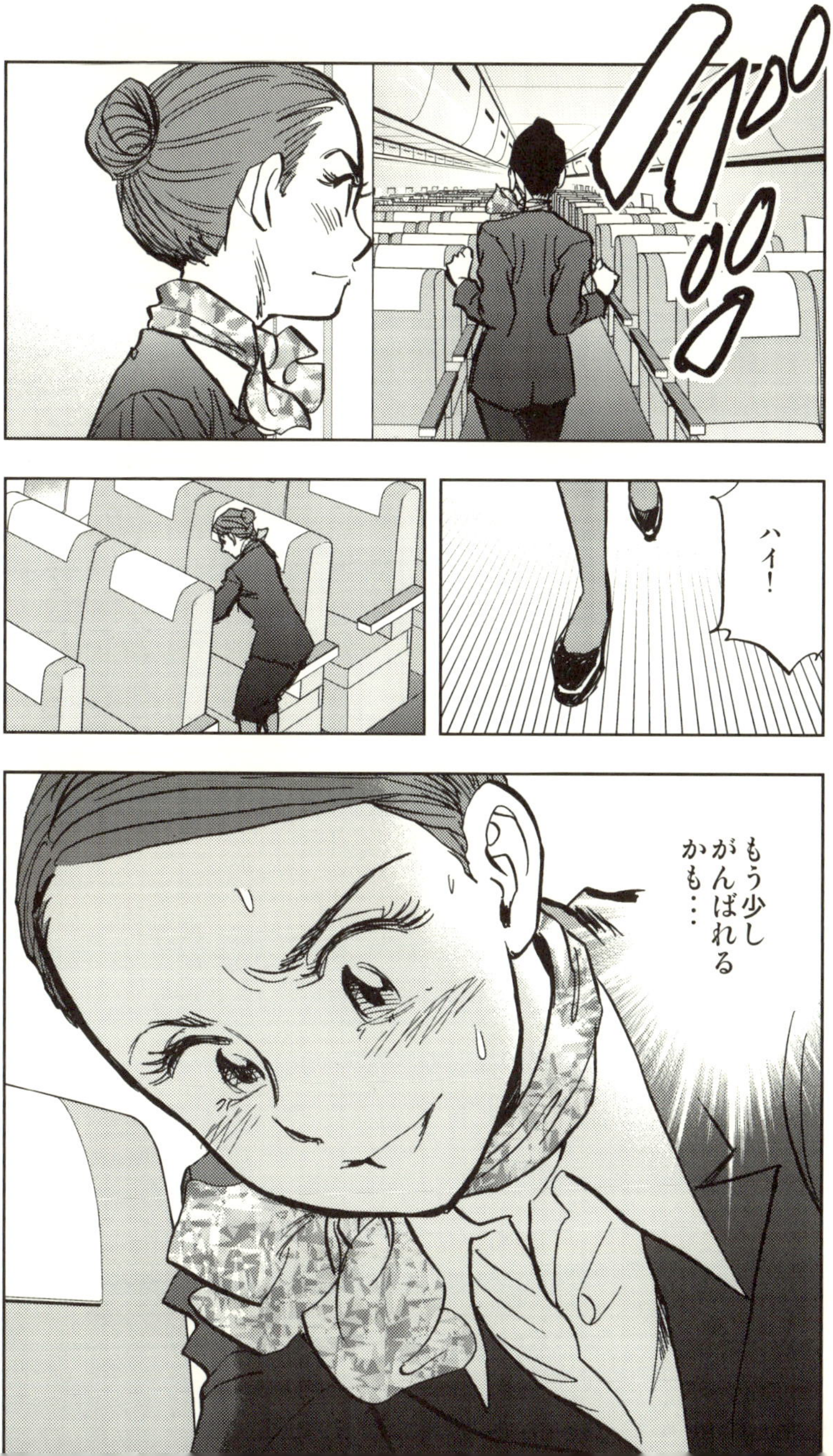
ハイ!
もう少し
がんばれる
かも・・・

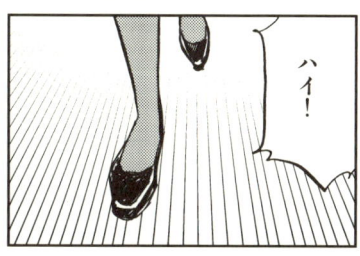

解説

01 自分にマイナスの暗示をかけていませんか

悩んでいるときには、いつの間にか現実に目を向けられなくなっています。

何かに失敗したときに、「いつもこうなんだ」「何をやってもダメなんだ」と考えていたりしないでしょうか。

いま失敗したのに、「いつも」と考えると、ずっと失敗し続けているというイメージになってきます。あることを失敗したのに、「何をやっても」と考えると、失敗ばかりしているように思えてきます。

「やはり」とか「どうせ」という言葉も要注意です。

「やはり、自分はできない人間なんだ」「どうせ、誰にもわかってもらえないんだ」と決めつけるときに使う言葉だからです。

こうした言葉を使うと、自分が考えていることが、あたかも事実のように思えてきてしまいます。

私たちは、悩んでいるとき、こうした言葉を使って自分にマイナスの暗示をかけていることがよくあります。

そうしたときには、その暗示を解いて、冷静に現実に目を向けていくようにするとよいでしょう。

解説

02 認知行動療法は、こころの知恵のエッセンス

認知療法・認知行動療法は、認知、つまりものの見方や考え方に目を向けることで気持ちをコントロールしようとする精神療法（心理療法）です。

このように説明すると、「そんな面倒なことをしないで、気持ちを直接変えればよいではないか」と聞かれることがあります。

たしかに、直接気持ちを変えることができればよいのですが、私たちはそうした方法を持ち合わせていません。

「緊張している気持ちを軽くしたい」「落ち込んだ気持ちをせめて半分にしたい」と思っても、直接そうした気持ちを変えることはできません。なんとかしたいと思えば思うほど、こころが空回《からまわ》りして、つらくなります。

ところが、ものの考え方や受けとり方は、意

識すれば変えることができます。行動も意識すれば変えることができます。

受けとり方や行動を変えると、気持ちが変わってきます。

認知行動療法では、このように、自分が意識すれば変えられる考えや行動を変えることで気持ちをコントロールできるようにしていきます。その方法が身につけば、気持ちを軽くすることができますし、ストレスを力に変えていくことができます。

だからといって、何か難しい方法を身につける必要があるわけではありません。

認知行動「療法」というと、特別なもののように受けとられることがありますが、決してそうではありません。

私たちが気づかないまま使っているストレス対処の方法の基本的なパターンを、少しだけ意識すればよいのです。

私たちは毎日いろいろなストレスに出会い、それを上手にかわしたり、生かしたりしながら生活しています。その対応を見ていると、一定の型《かた》があることに気づきます。その対応方法を意識して使うことができるようになれば、毎日の生活がずいぶん楽になってきます。

認知行動療法は、こうしたストレス対処のエッセンスを型として取り出して治療として使うようになったものです。ですから、認知行動療法で使っている型は、治療としてだけでなく毎日の生活の中で使うこともできます。

コミックでは、主人公のひかりが顧客対応で悩むシーンが出てきます。そのシーンを見れば、ひかりが自分の考えに気持ちが振り回されていることがわかります。「また怒られる」と考えて緊張しているのがよい例です。そのように考えると緊張しますし、不安にもなります。ところが、実際には客のほうが謝ります。「また怒られる」というひかりの予測は見事にはずれたのです。

ひかりのように、よくない展開を予測するのは悪いことではありません。何が起こるかわからない現実社会の中で楽観的に生きていたのでは、思いがけない落とし穴に落ちることがあります。ですから、よくない展開を予測して、そうならないように準備することは大事です。

しかし、よくない予測が必ず起こるかのように考えてしまうと、つらくなります。私たちが悩んでいるときには、こうしたことが起こりやすくなっています。

そうしたときに、自分がどのように考えたり想像したりしているかを振り返って、それがどの程度現実的かを見つめ直すことができれば気持ちが楽になりますし、現実的な問題に適切に対応ができるようになります。

ひかりは、意識してではありませんが、客にきちんと向き合うことで、現実を確かめることができ、気持ちが楽になりました。

認知行動療法は、このように私たちが意識しないで使っているストレス対処のコツを型としてまとめたものです。

勉強やスポーツ、伝統芸能、すべて基本になる「型」があります。

基本の「型」を身につけるのには時間がかかることがありますが、いったんその型が身につけば、いろいろな場面で応用できるようになります。

こころのコントロールも同じです。しかも、そうした「型」は、私たちのからだやこころに、もともと備《そな》わっているもので、決して特別なものではありません。

そうした「型」が身につけば、本来もっている自分の力を発揮できるようになることがわかって、認知行動療法は医療だけでなく、いろいろな生活場面で広く使われるようになってきました。

さあ、この本で認知行動療法の「基本型」を身につけて、ストレスを上手に活用しながら、自分らしく生きる助けにしてください。

第1のステップ

ちょっと立ち止まる

こころの警報に気づく

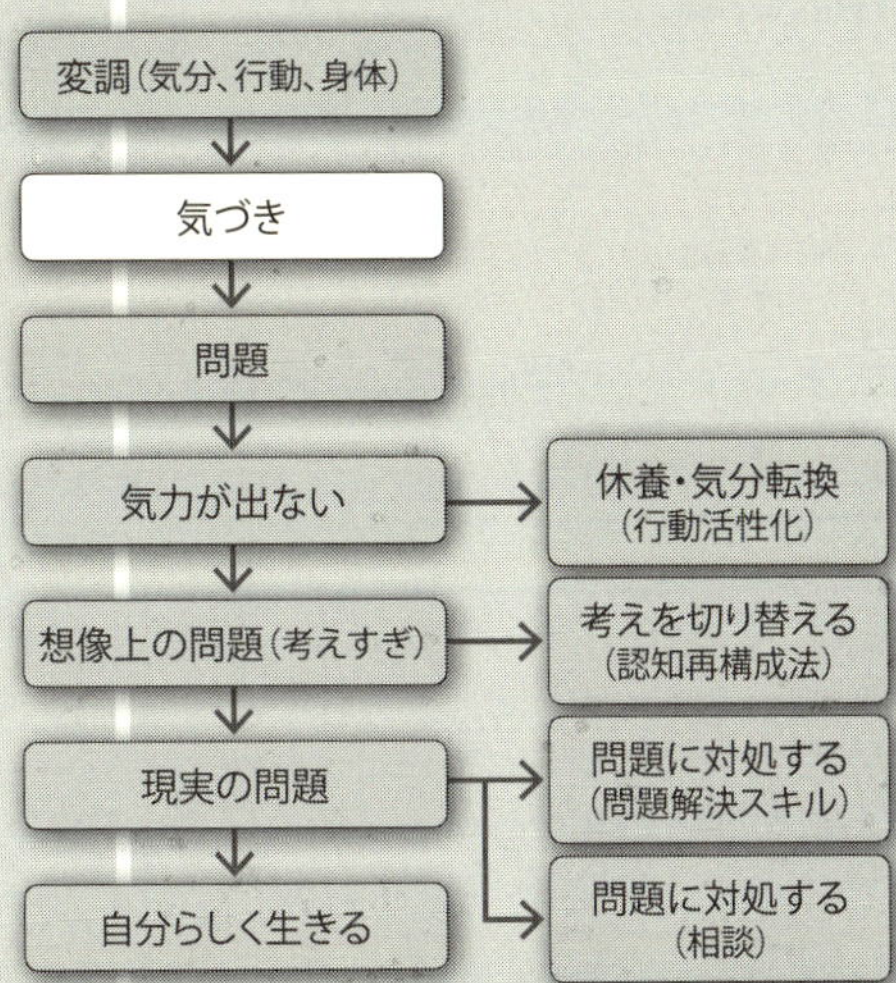

コミック 1 「こころの警報に気づく」

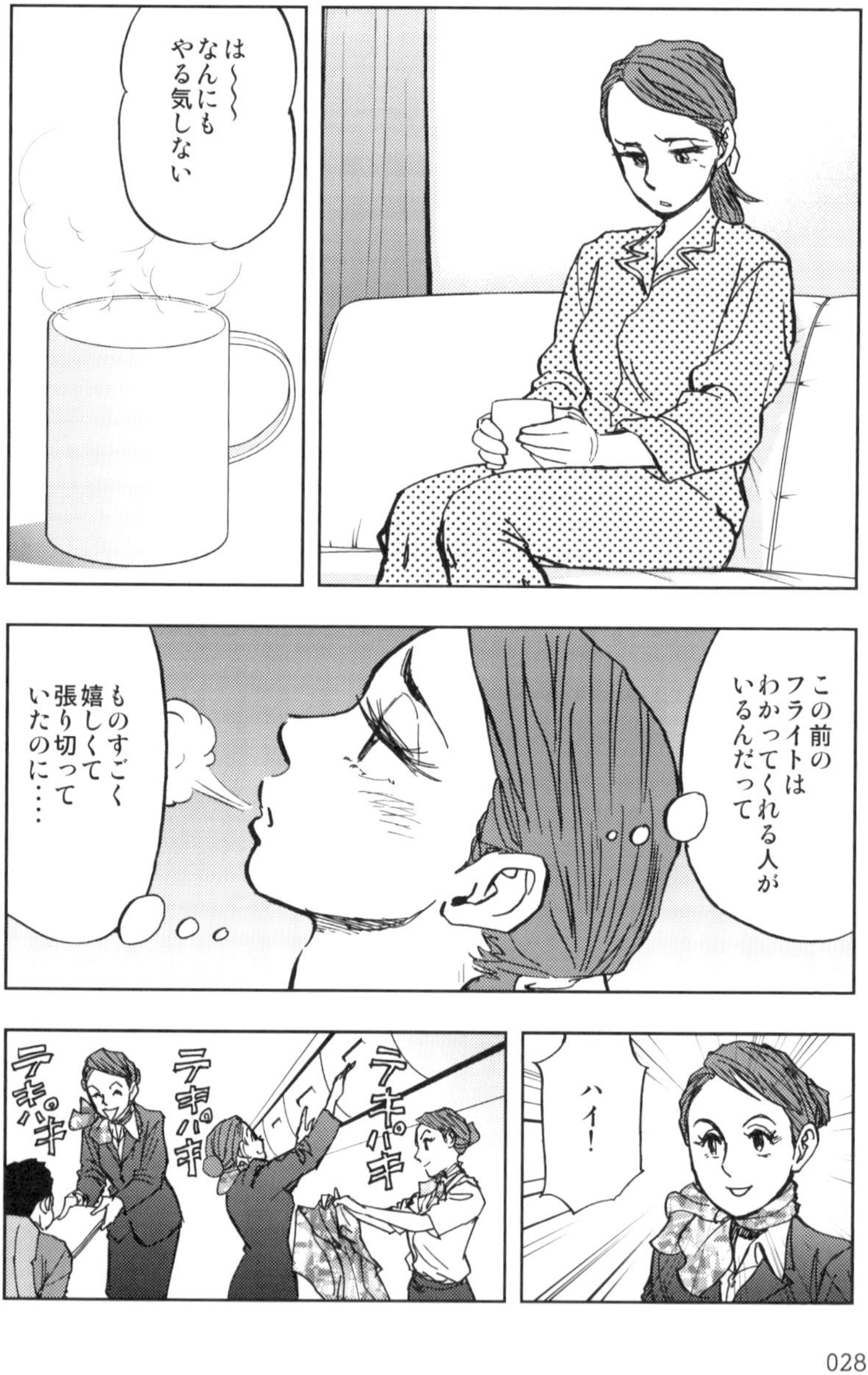
は～～
なんにも
やる気しない
この前のフライトは
わかってくれる人が
いるんだって
ものすごく
嬉しくて
張り切って
いたのに……
ハイ！
テキパキ
テキパキ
テキパキ

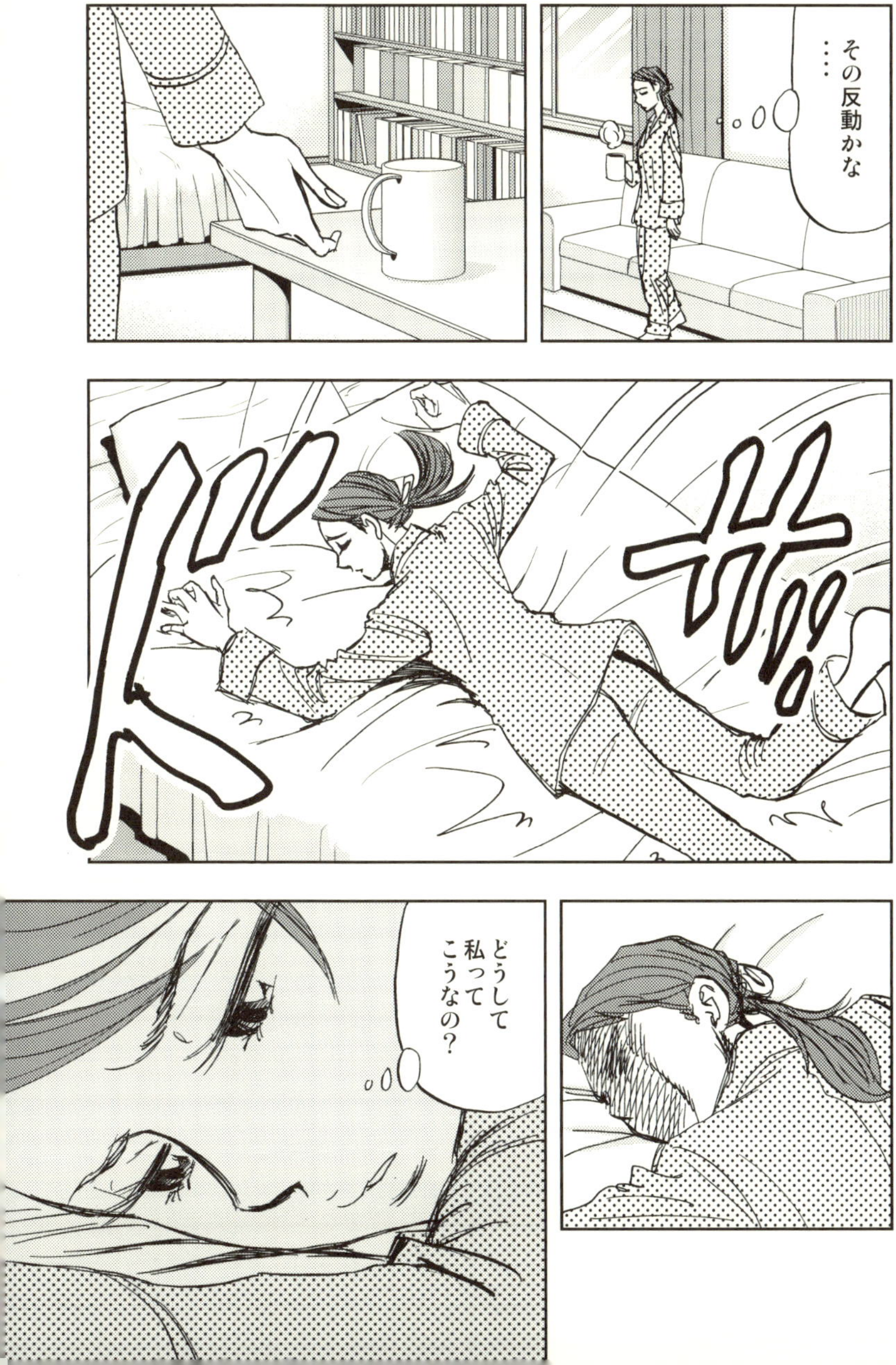
その反動かな……
ドサッ
どうして私ってこうなの？

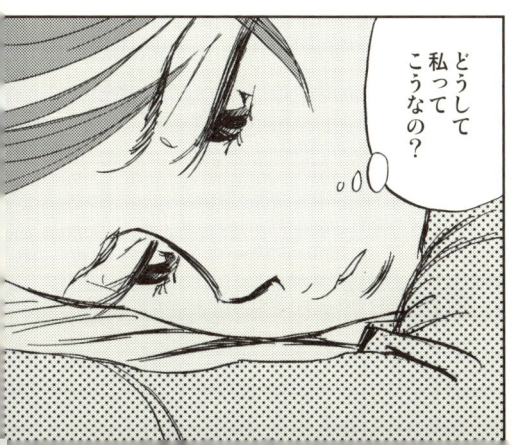

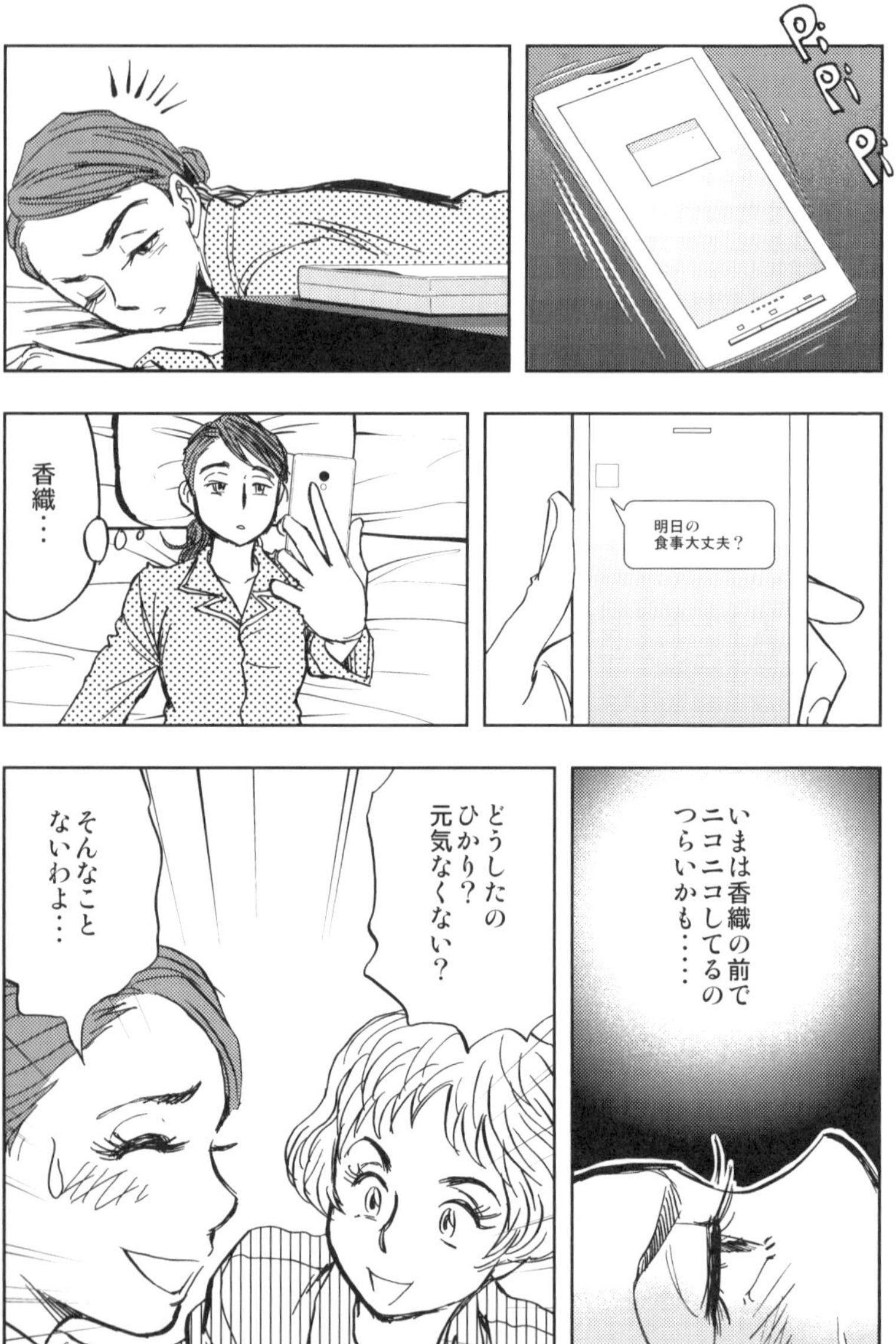
Pi Pi Pi
明日の
食事大丈夫？
香織・・・
いまは香織の前で
ニコニコしてるの
つらいかも……
どうしたの
ひかり？
元気なくない？
そんなこと
ないわよ・・・

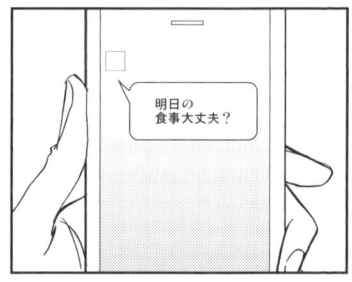

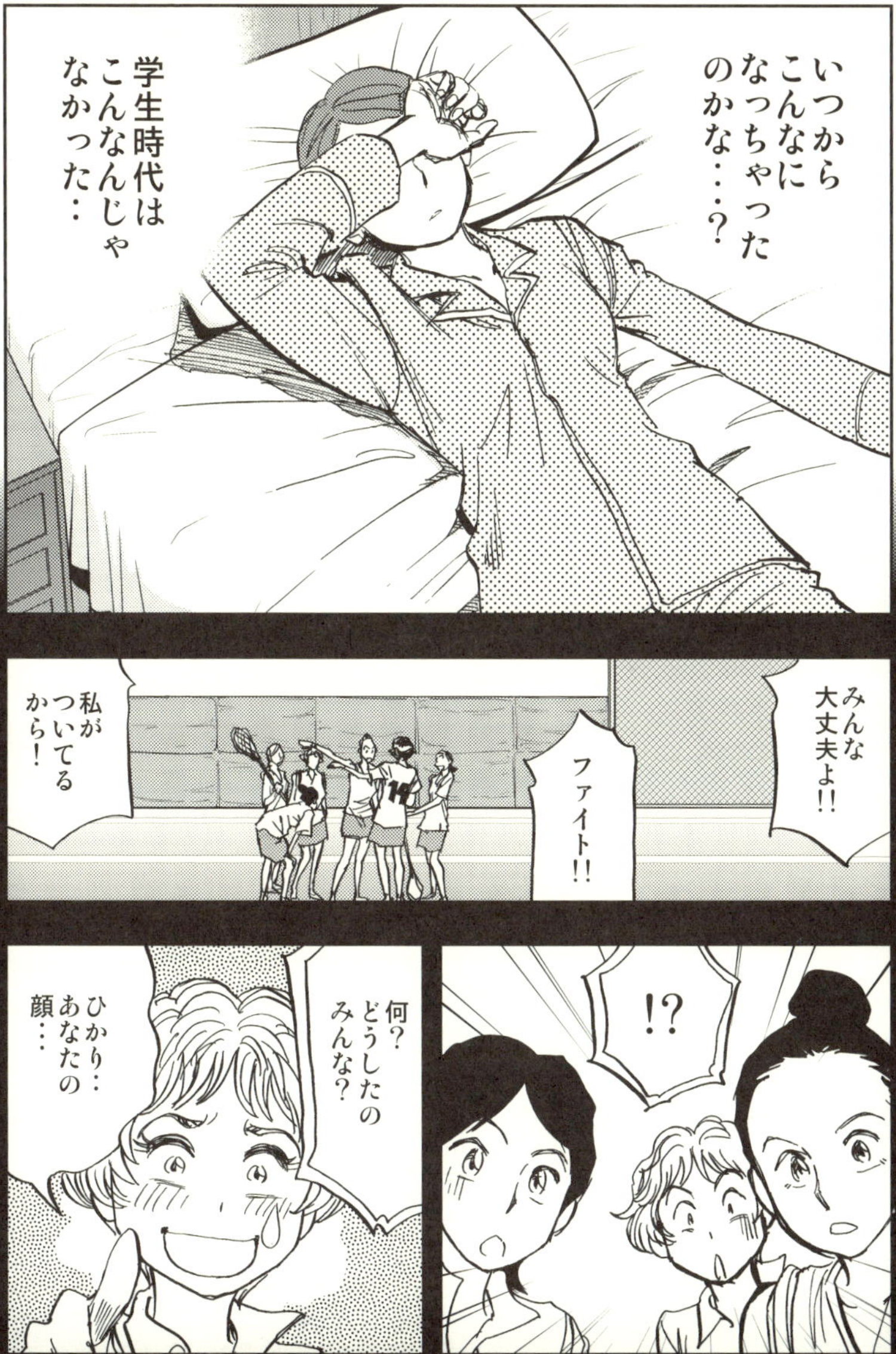
いつから
こんなに
なっちゃった
のかな・・・？
学生時代は
こんなんじゃ
なかった・・
みんな
大丈夫よ!!
ファイト!!
私が
ついてる
から！
!?
何？
どうしたの
みんな？
ひかり・・
あなたの
顔・・

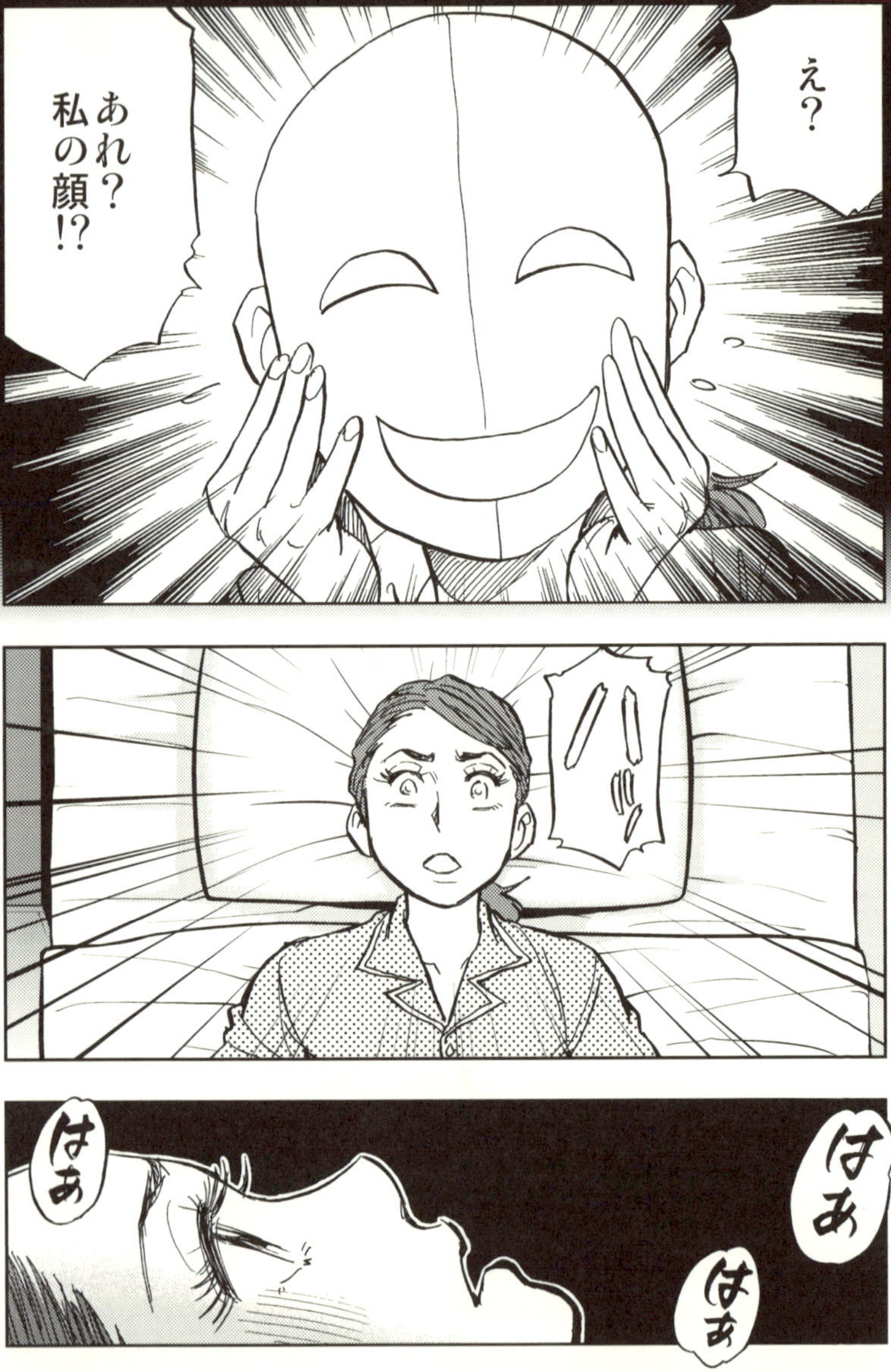
え？
あれ？
私の顔!?
ハッ
はあ
はあ
はあ

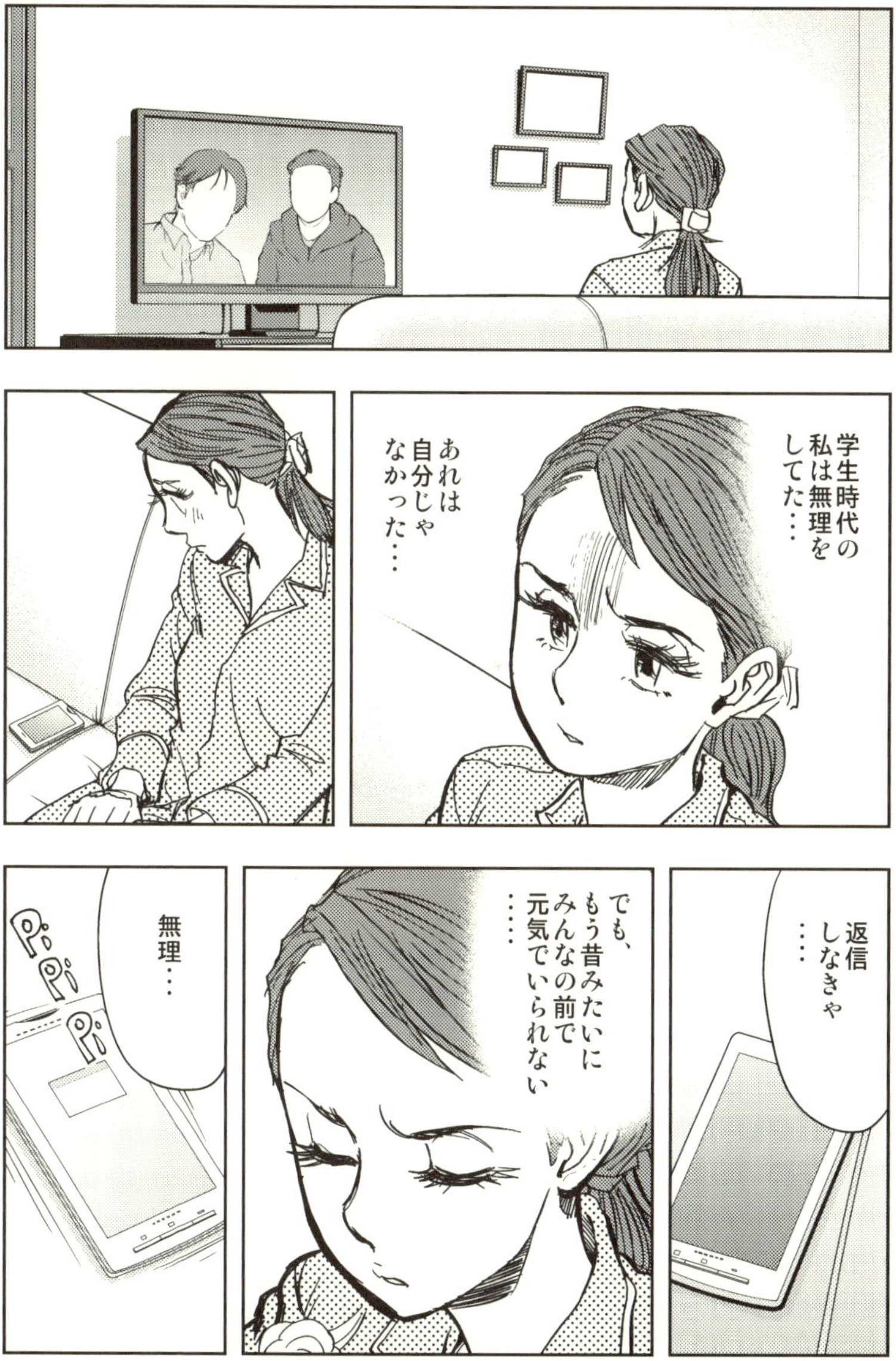
学生時代の私は無理をしてた・・・
あれは自分じゃなかった・・・
返信しなきゃ・・・
でも、もう昔みたいにみんなの前で元気でいられない・・・・・
無理・・・
Pi Pi Pi

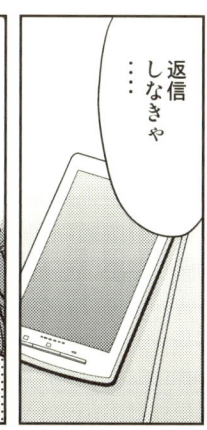

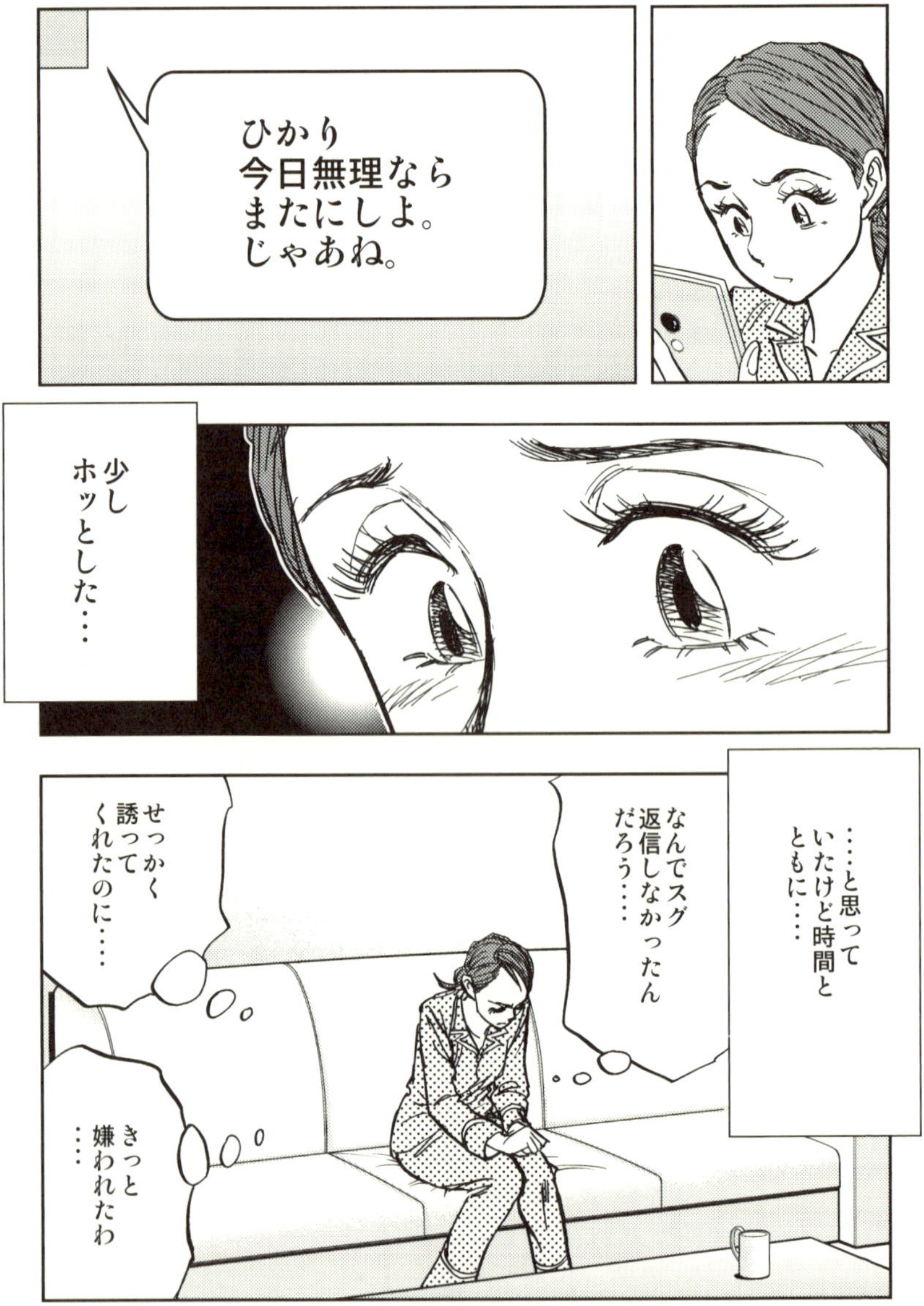

ひかり
今日無理なら
またにしよ。
じゃあね。
少し
ホッとした・・・
・・・と思って
いたけど時間と
ともに・・・・
なんでスグ
返信しなかったん
だろう・・・・
せっかく
誘って
くれたのに・・・・
きっと
嫌われたわ
・・・・

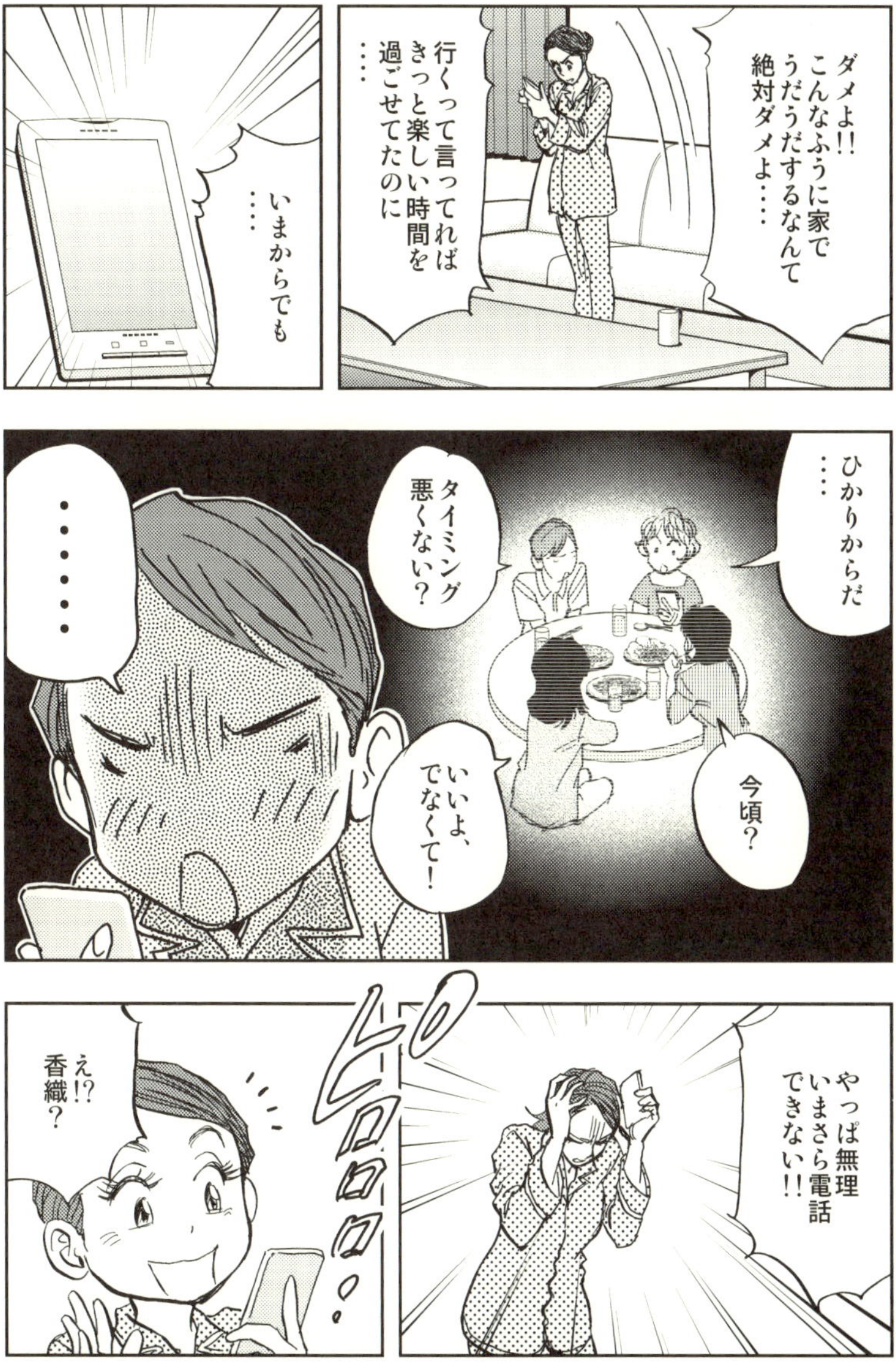
ダメよ!!
こんなふうにうだうだするなんて絶対ダメよ……
行くって言ってればきっと楽しい時間を過ごせてたのに……
いまからでも……
ひかりからだ……
今頃?
タイミング悪くない?
いいよ、でなくて!
……
やっぱ無理 いまさら電話できない!!
ピロロロロ
え!? 香織?

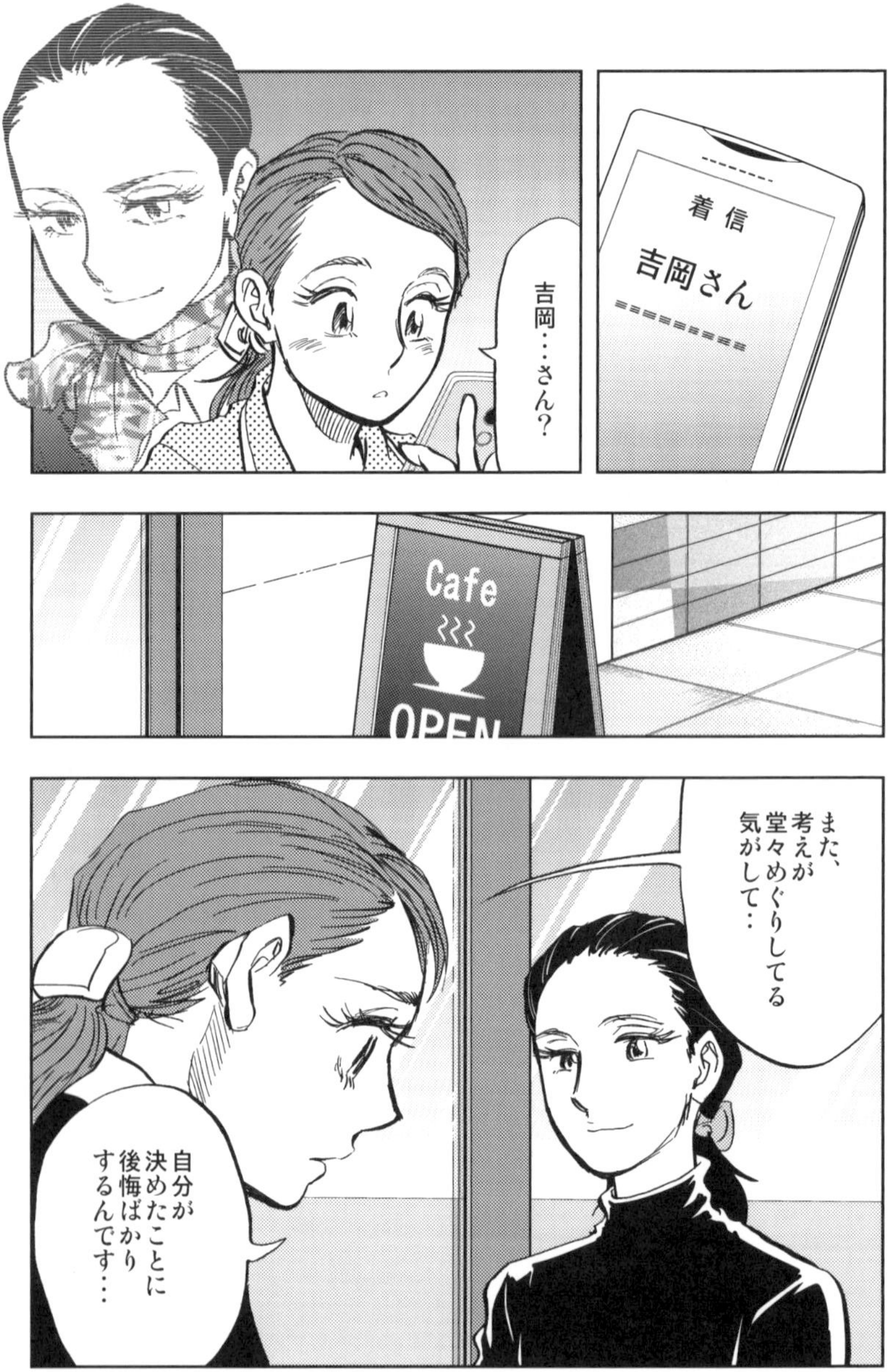
着信
吉岡さん
吉岡…さん?
Cafe
OPEN
また、考えが堂々めぐりしてる気がして…
自分が決めたことに後悔ばかりするんです…

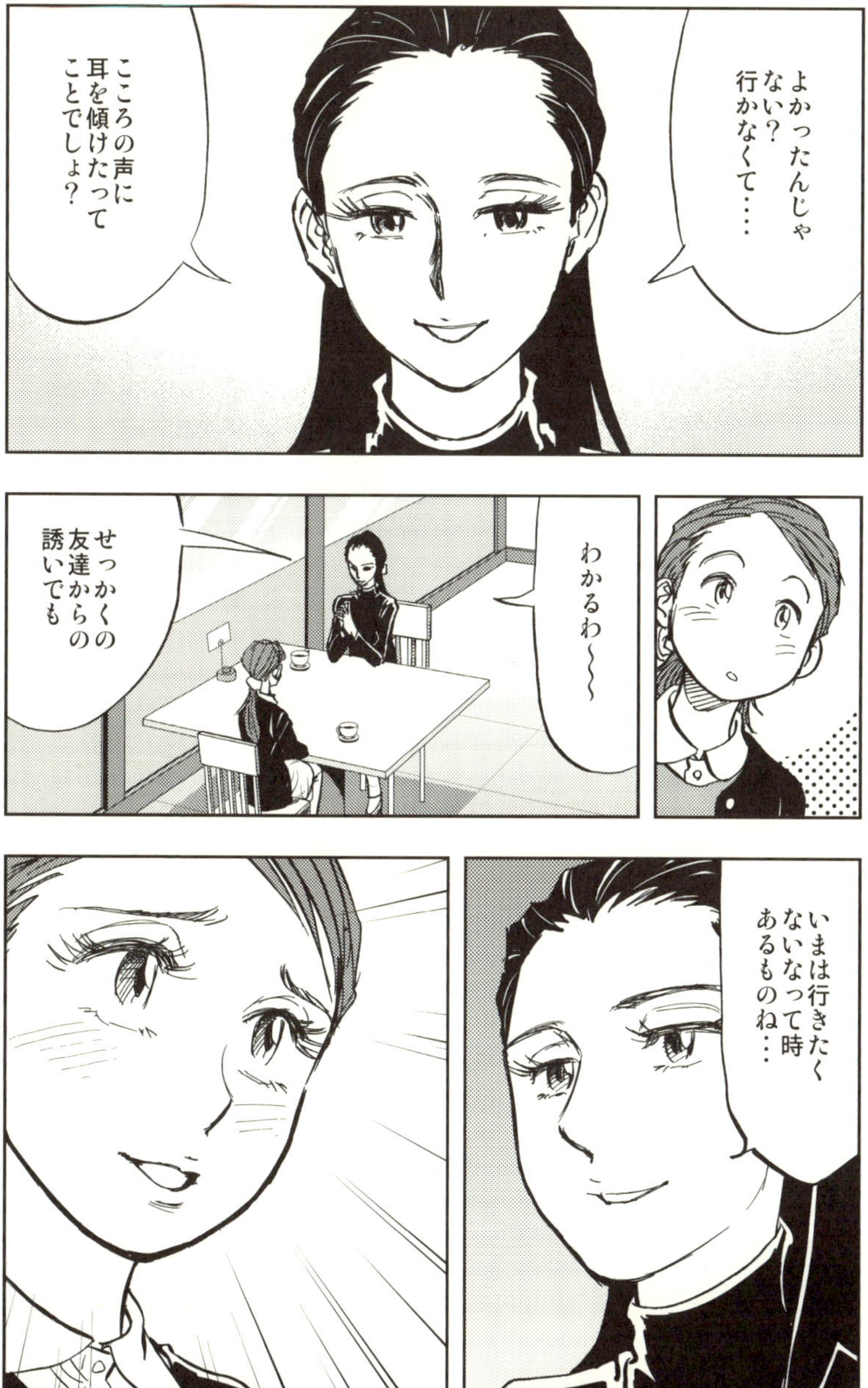
よかったんじゃない？行かなくて……
こころの声に耳を傾けたってことでしょ？
わかるわ〜〜〜
せっかくの友達からの誘いでも
いまは行きたくないなって時あるものね…

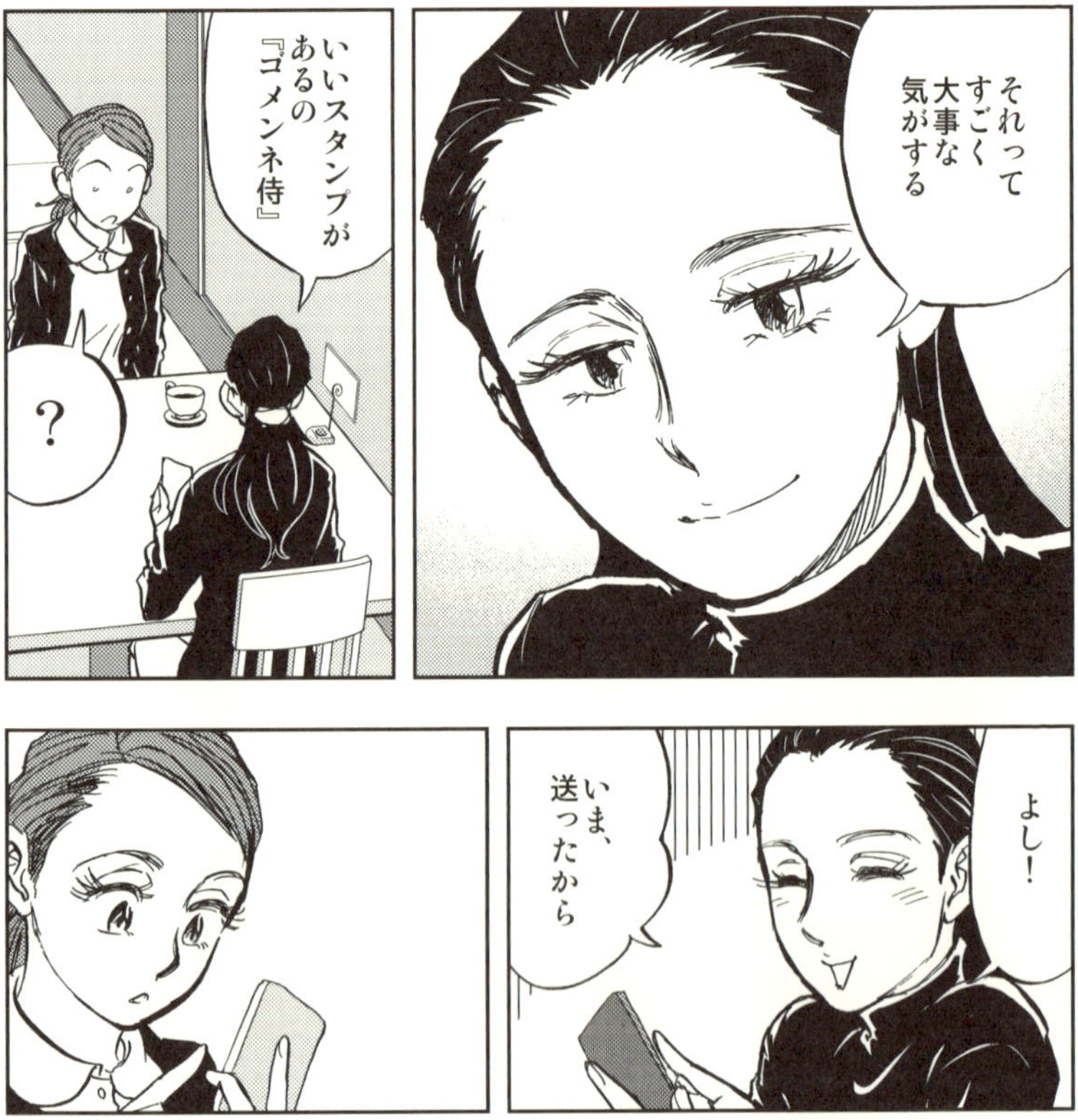
それってすごく大事な気がする
いいスタンプがあるの『ゴメンネ侍』
？
よし！
いま、送ったから
私、疲れきってる時は相手にそれを送ってるの
クス

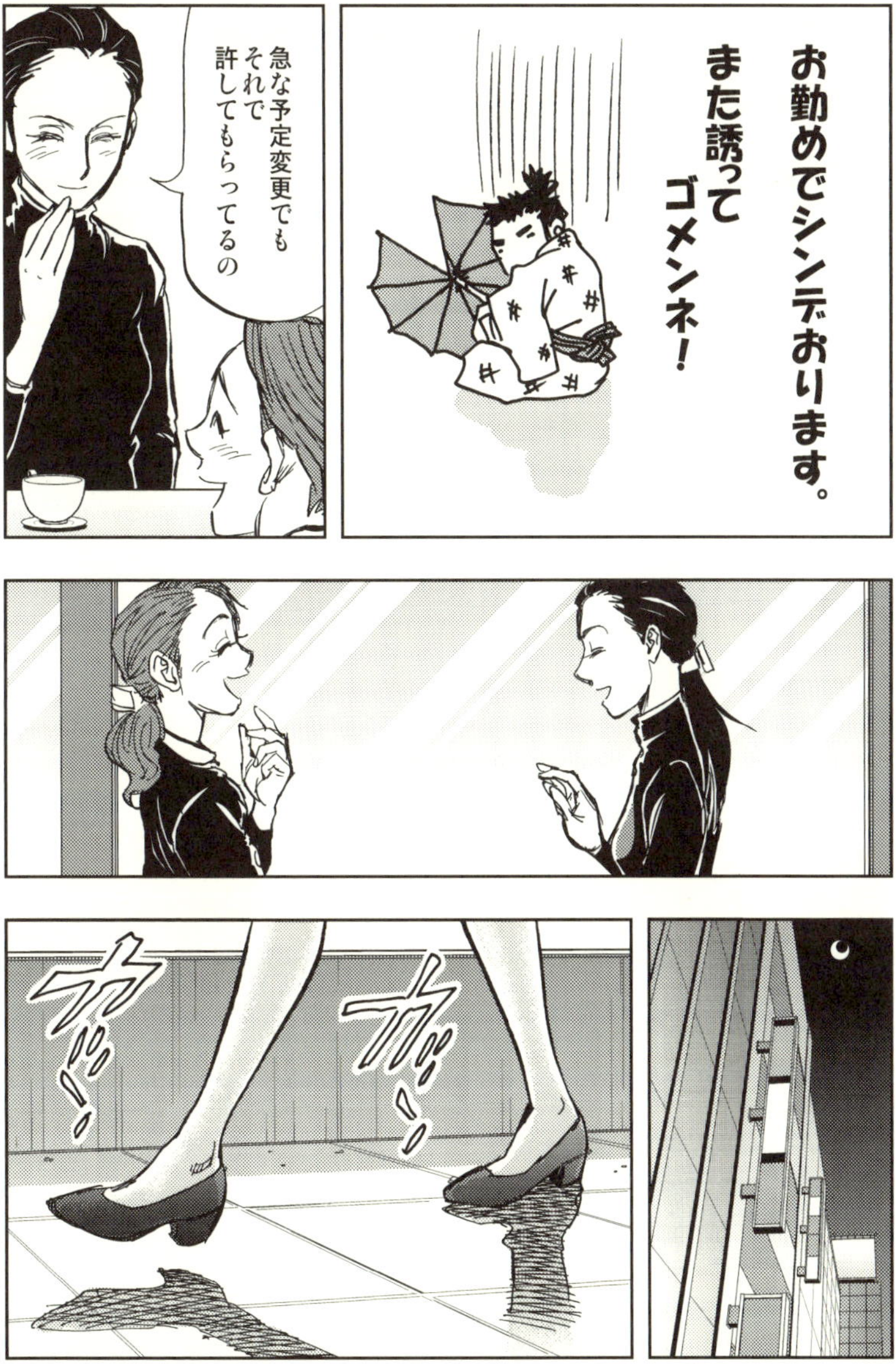
お勤めでシンデおります。
また誘って
ゴメンネ！
急な予定変更でも
それで
許してもらってるの
カッ
カッ

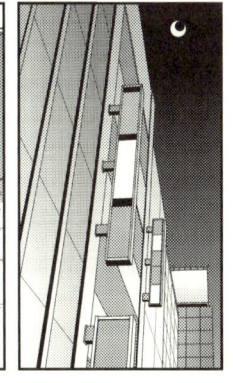

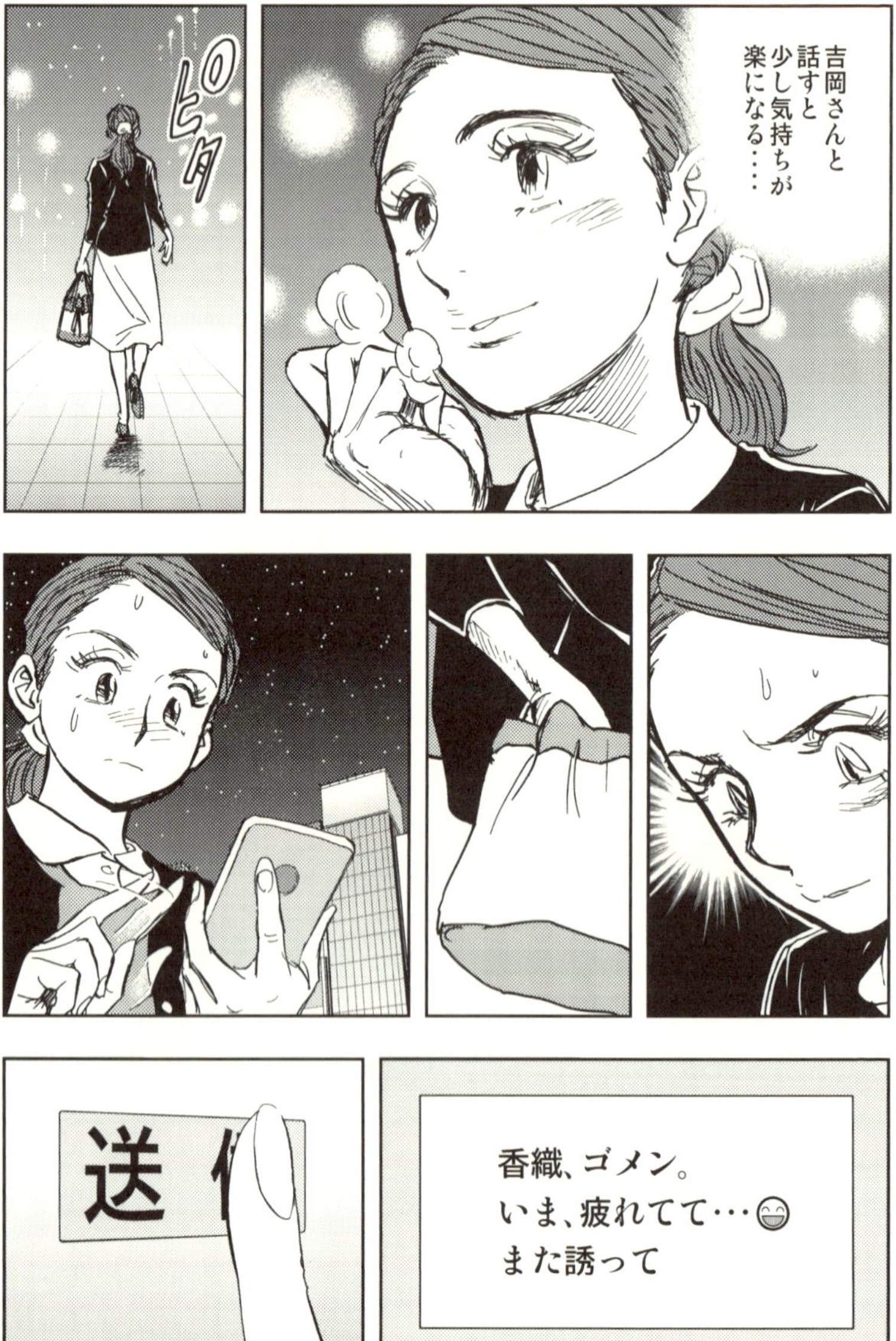
吉岡さんと
話すと
少し気持ちが
楽になる・・・・
ヒタ
香織、ゴメン。
いま、疲れてて…
また誘って
送

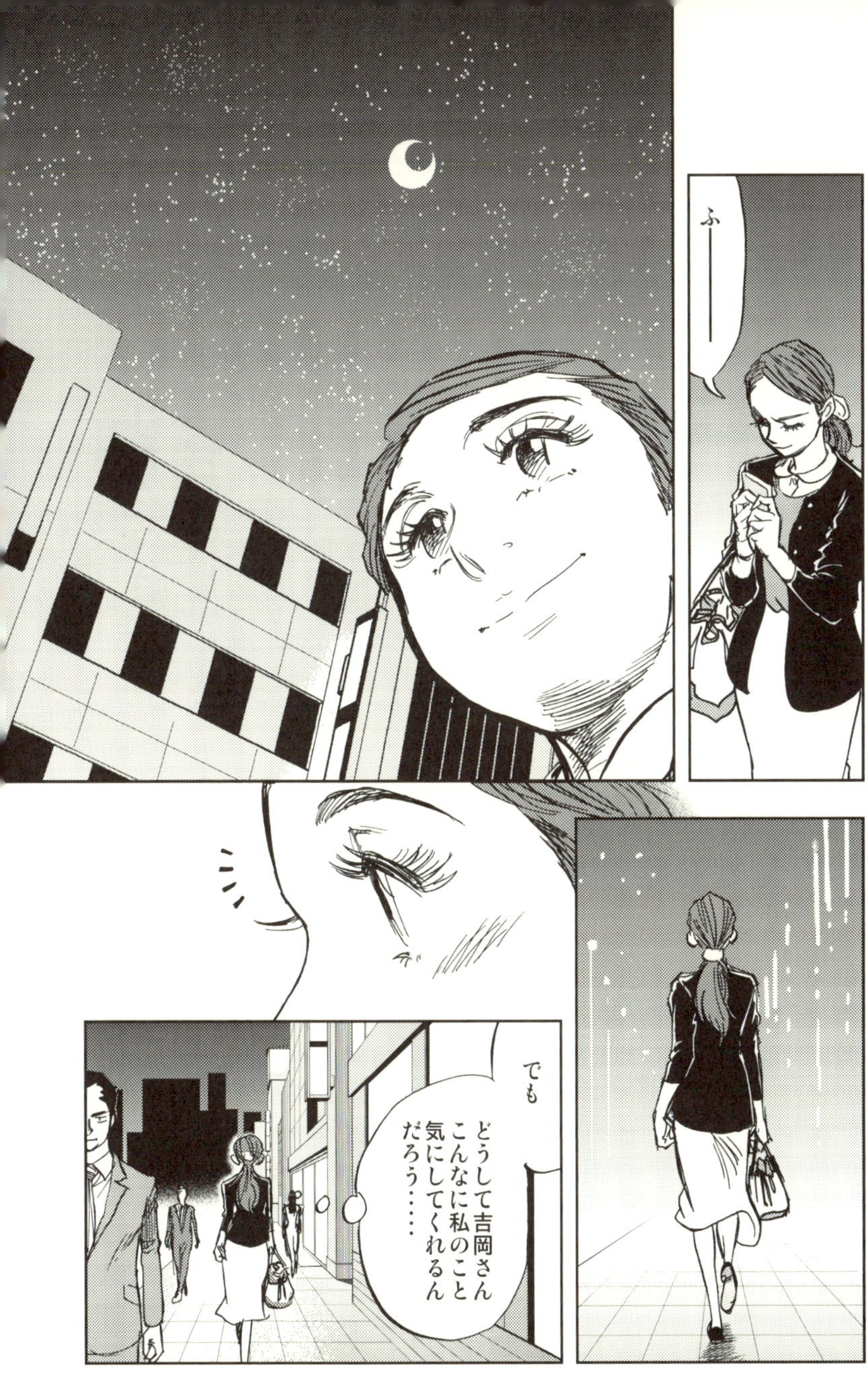
ふ――
でも
どうして吉岡さん
こんなに私のこと
気にしてくれるん
だろう……

解説

03

何かが起きた
――問題に対処する基本型

こころの悪循環から抜け出すためには、まず自分の考えや行動が自分を苦しめていることに気づくことが大事です。

その気づきのポイントを表に示しました。いつもと違うこうした変調《へんちょう》に気づいたときには、ちょっと立ちどまって、ストレスの原因になるようなことがないかどうか考えてみるようにしてください。

こころやからだの変調は、何か問題になるようなことが自分に起きているという、こころのメッセージです。気をつけたほうがよいとこころの警報器が鳴《な》っている状態です。

何かに失敗したり人間関係がうまくいかなくなったりしたときには、ちょっと立ち止まって考える必要があります。それが、うつの状態です。

新しいことを始めるときには、慎重に状況を見きわめて、準備をする必要があります。それが、不安の状態です。

ひどいことをされたときには、厳しい態度で相手に向き合わなくてはなりません。それが、怒りの状態です。

こころの警報に気づきましょう

～いつもと違う状態になっていませんか？～

＊気分の変化　落ち込み、不安、怒りなど

＊行動の変化　生活：趣味、人づき合いなど
職場：集中力、作業量など

＊身体面の変化　睡眠、食欲、頭痛など

↓

足をとめて、こころの中を振り返ってみましょう

このように、こころの状態の変化は「こころの警報器」が鳴って、私たちに危険を知らせている状態です。

「こころの警報器」が鳴ると、危険に対応するために行動やからだの状態が変化します。

こころの警報器が鳴ったときには、無理をして頑張ろうとしないでください。ちょっと足をとめて、何が起きているのかを確認してください。

問題がないことがわかれば安心できます。

問題があれば、大きくなりすぎる前に早めに対応できます。

コミックの主人公のひかりは、最初は一人で思い悩んでいました。悩みの渦《うず》に巻き込ま

れると、ひかりのように、自信がなくなって自分を責めるようになります。

周囲との人間関係にも悲観的になって、現実以上に悪く考えるようになります。将来に対しても絶望的になってきます。

このように、自分自身に対して、周囲との関係に対して、そして将来に対してネガティブになっている〝うつ〟の特徴を、認知行動療法の創始者のアーロン・ベック先生は、「否定的認知の3徴」とよんでいます。

幸いなことに、ひかりは上司の吉岡に相談することができました。それができたのは、ひかりがまだ意識していないこころの力が働いたからです。

人に相談するのは勇気がいるものです。相談したらどのように思われるか、いろいろとネガティブな考えが浮かんで相談できないことも少なくありません。しかし、一人で考え込んでいると、考えが空回りして悩みが大きくなってしまいます。

そうしたときに、信頼している人に相談できると、新しい視野が開けてくることがよくあります。こうした対応も、認知行動療法の型のひとつです。

第2のステップ

問題を整理する

何が大切かを忘れない

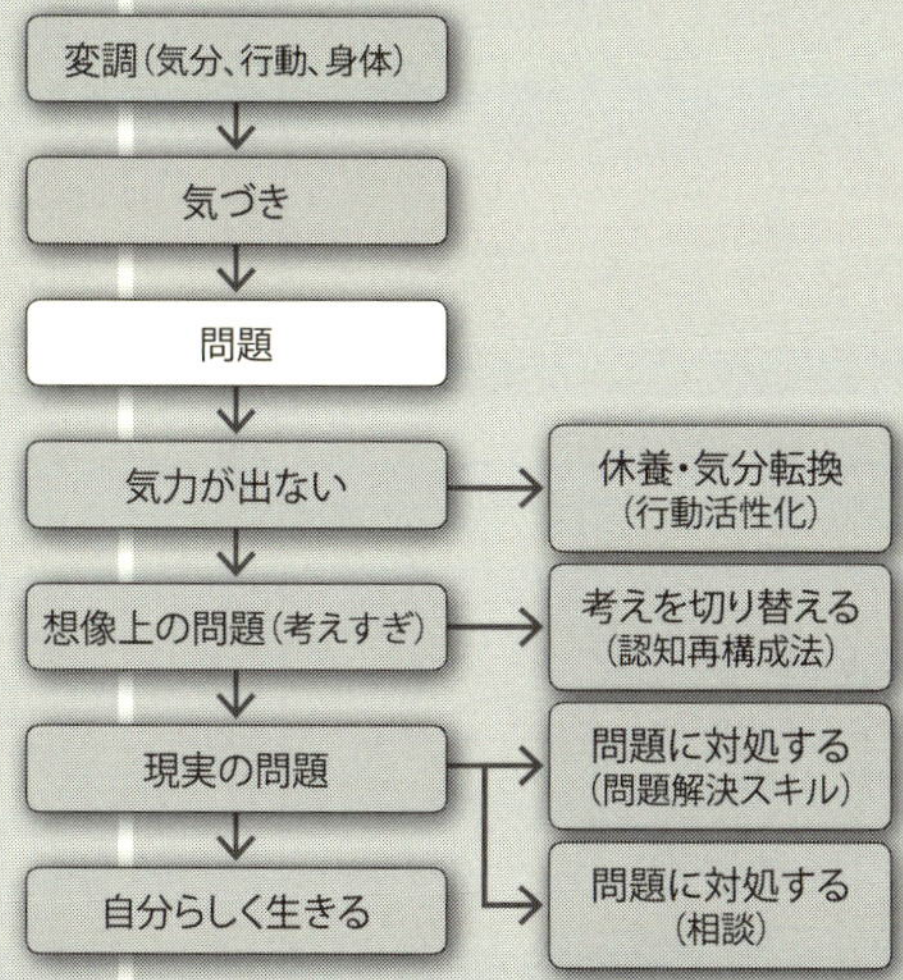

変調（気分、行動、身体）
気づき
問題
気力が出ない
休養・気分転換
（行動活性化）
想像上の問題（考えすぎ）
考えを切り替える
（認知再構成法）
現実の問題
問題に対処する
（問題解決スキル）
問題に対処する
（相談）
自分らしく生きる

コミック 2 「夢を忘れない」

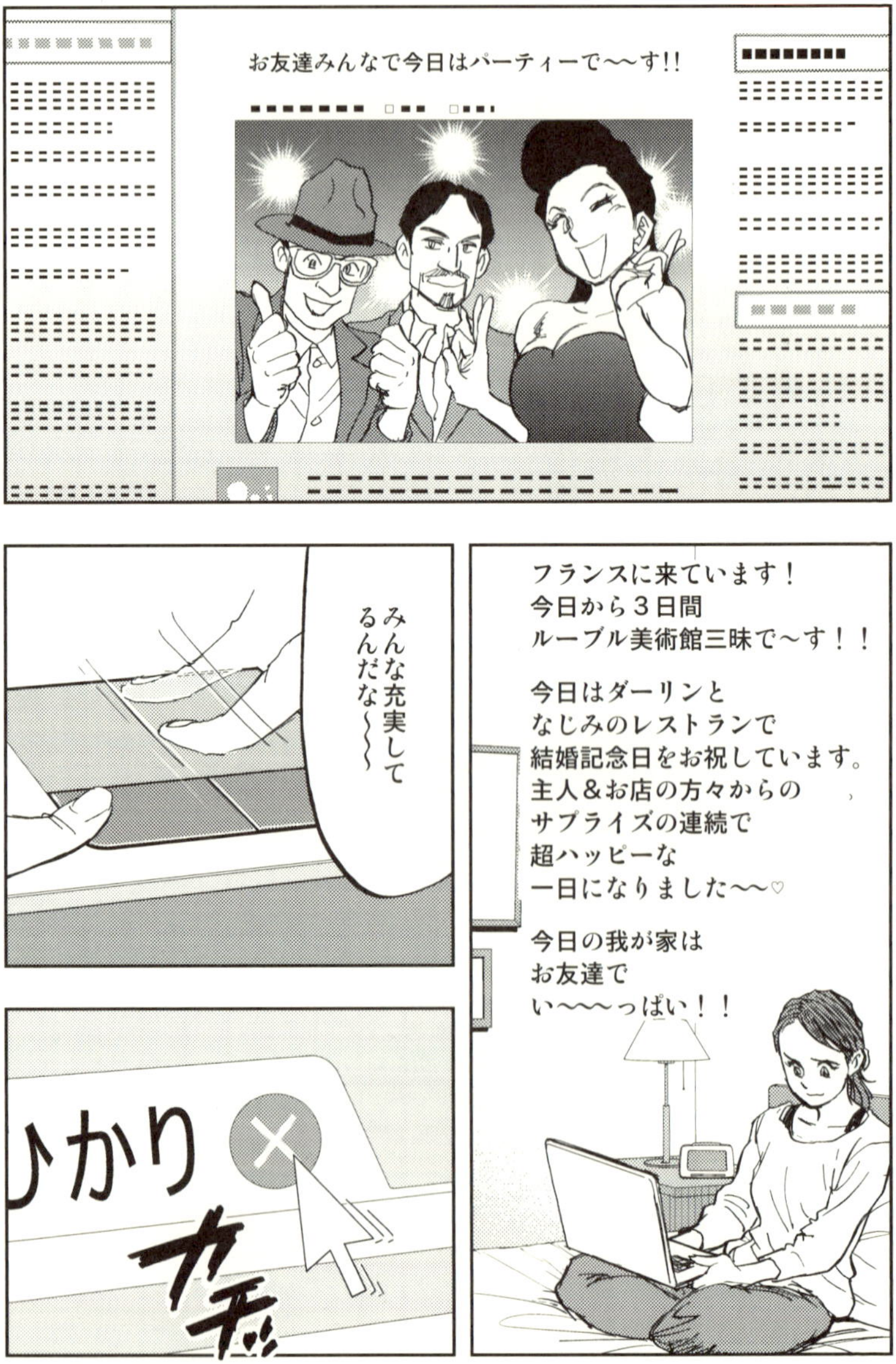

お友達みんなで今日はパーティーで〜〜す!!
フランスに来ています！
今日から３日間
ルーブル美術館三昧で〜す！！
今日はダーリンと
なじみのレストランで
結婚記念日をお祝しています。
主人＆お店の方々からの
サプライズの連続で
超ハッピーな
一日になりました〜〜♡
今日の我が家は
お友達で
い〜〜〜っぱい！！
みんな充実してるんだな〜〜
ひかり
カチッ

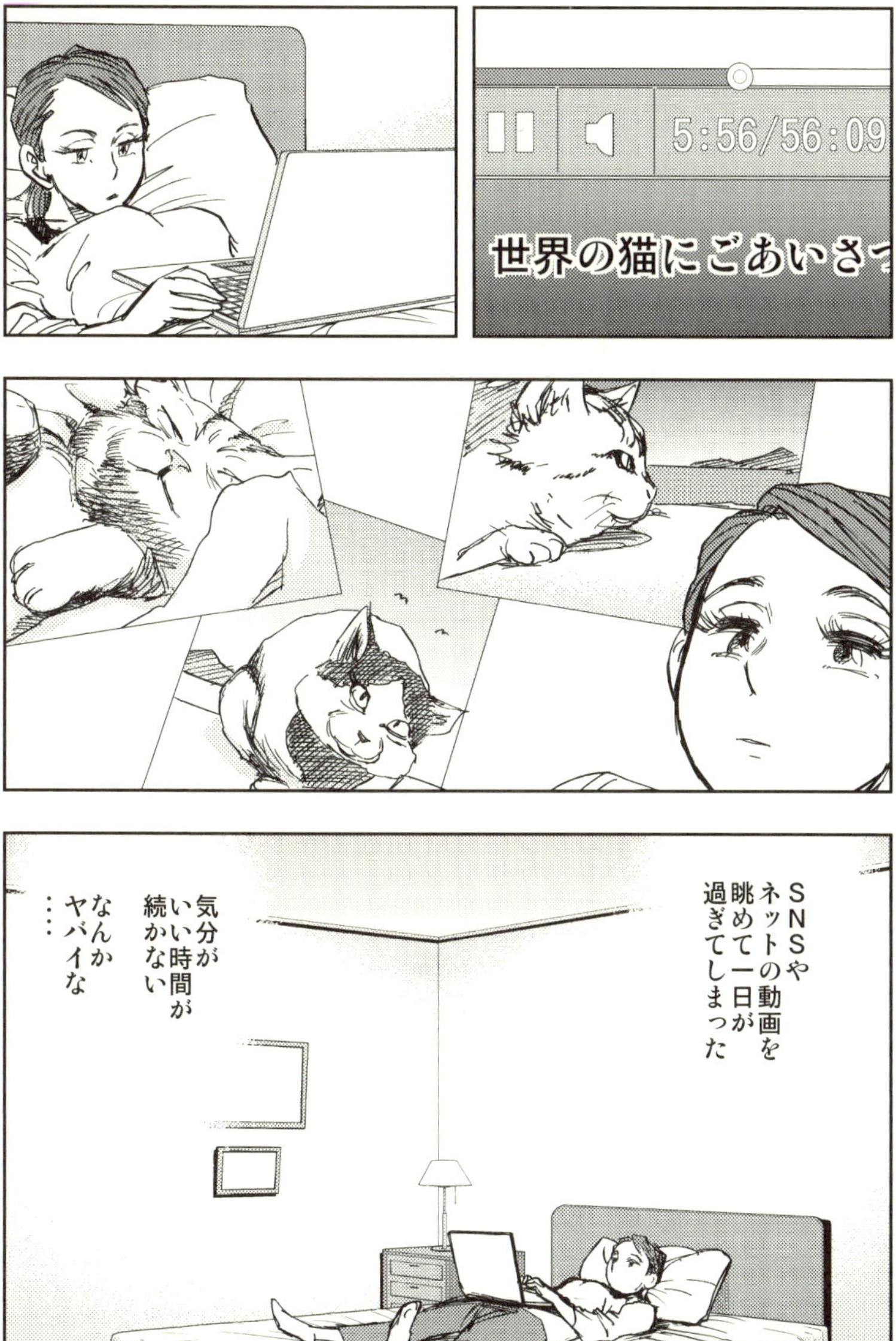
5:56/56:09
世界の猫にごあいさ
SNSやネットの動画を眺めて一日が過ぎてしまった
気分がいい時間が続かない
なんかヤバイな……

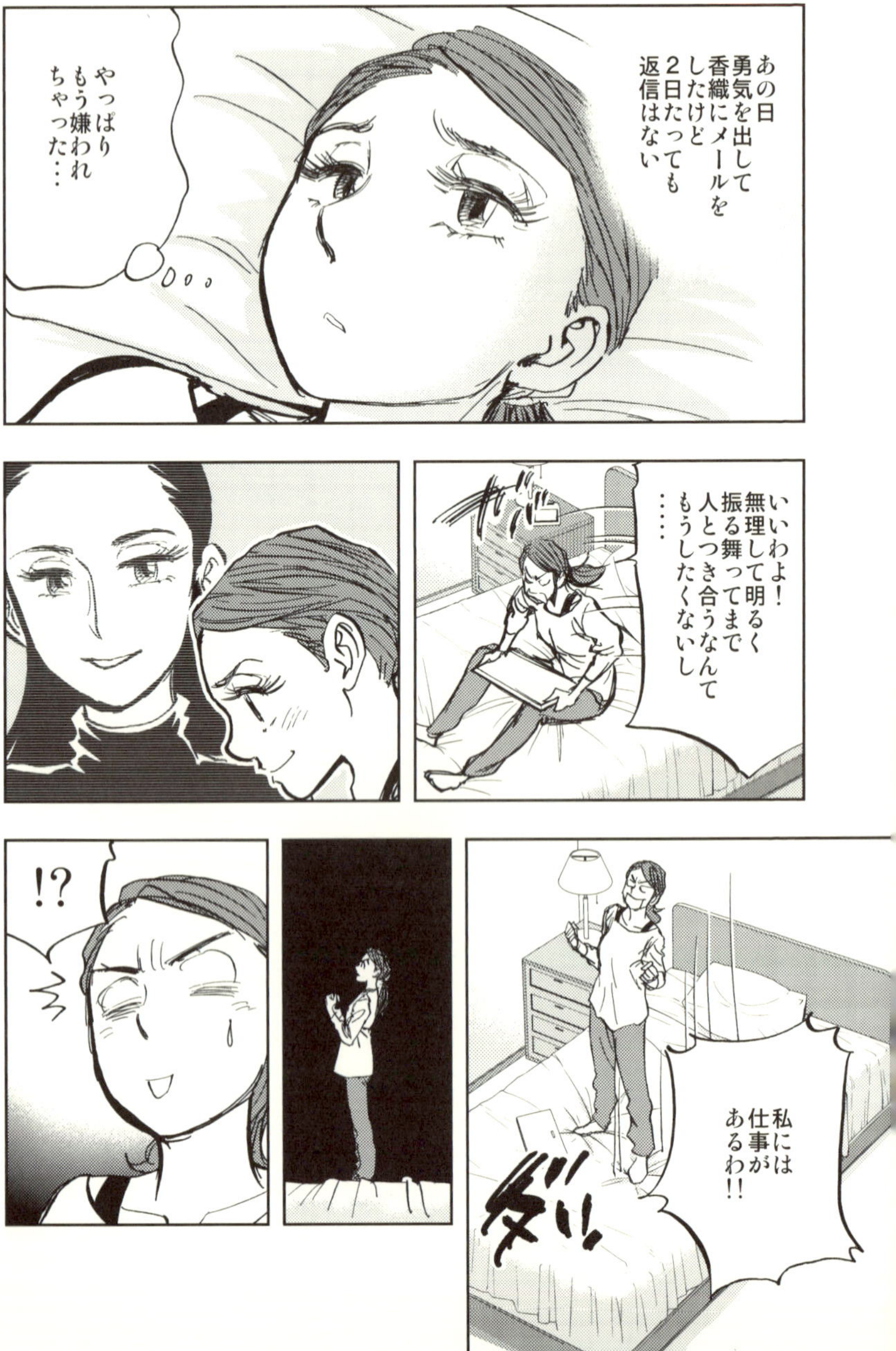
あの日
勇気を出して
香織にメールを
したけど
2日たっても
返信はない
やっぱり
もう嫌われ
ちゃった…
いいわよ!
無理して明るく
振る舞ってまで
人とつき合うなんて
もうしたくないし
……
私には
仕事が
あるわ!!
!?

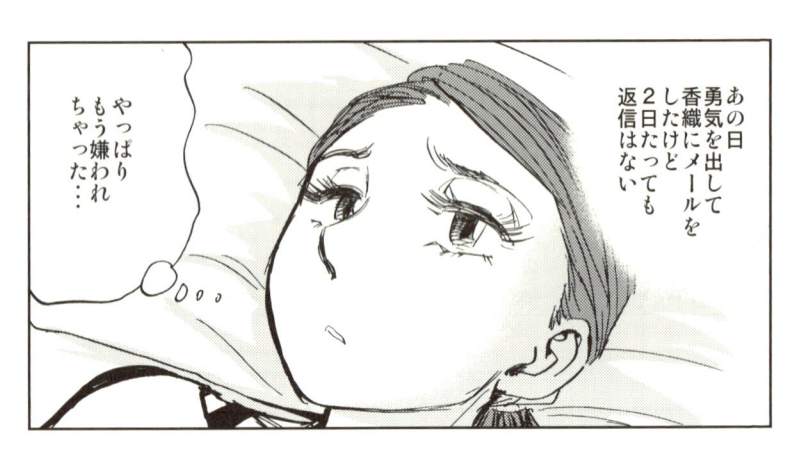

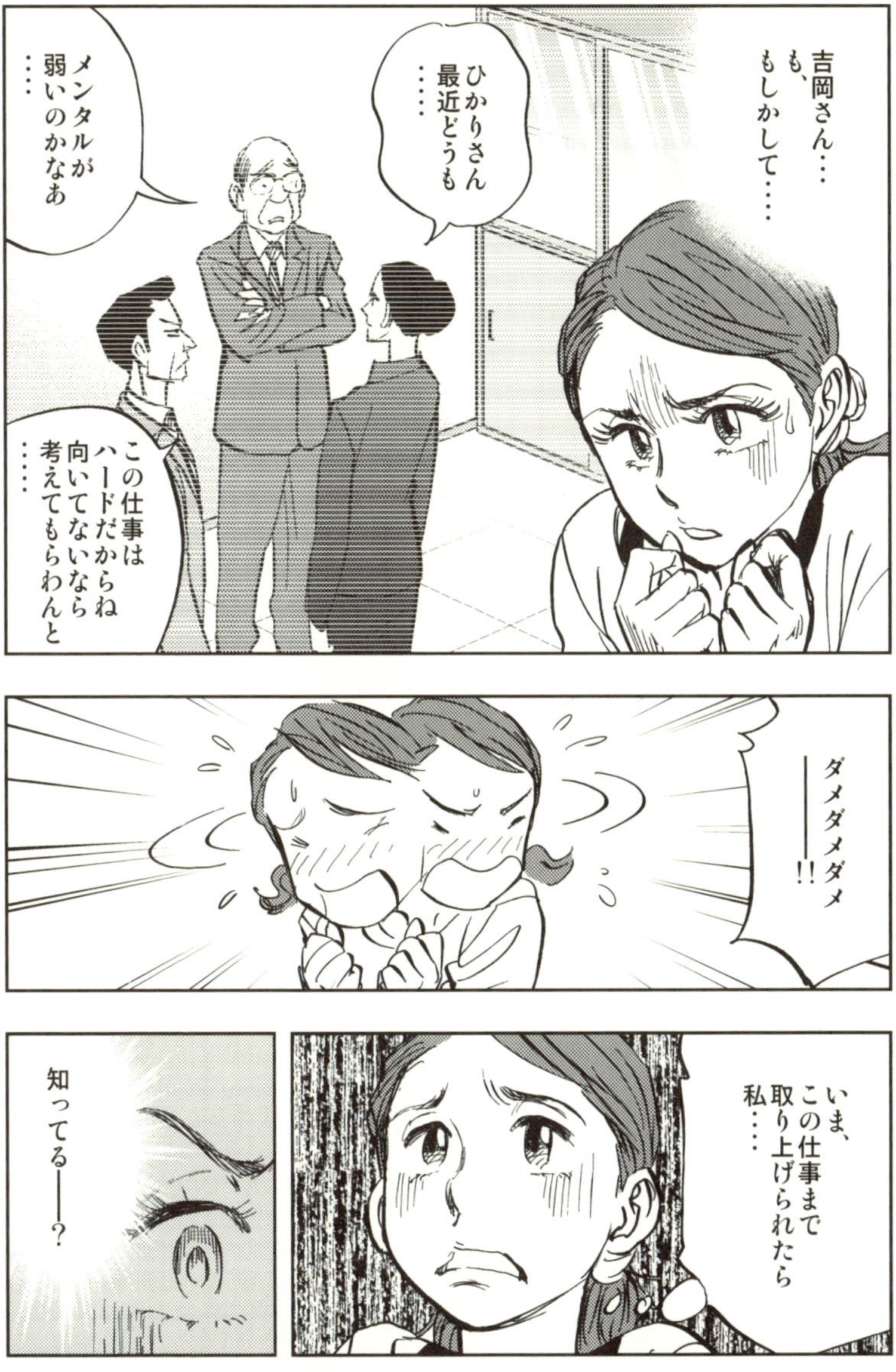
吉岡さん…も、もしかして……
ひかりさん最近どうも……
メンタルが弱いのかなあ……
この仕事はハードだからね向いてないなら考えてもらわんと……
ダメダメダメダメ――!!
いま、この仕事まで取り上げられたら私……
知ってる――?

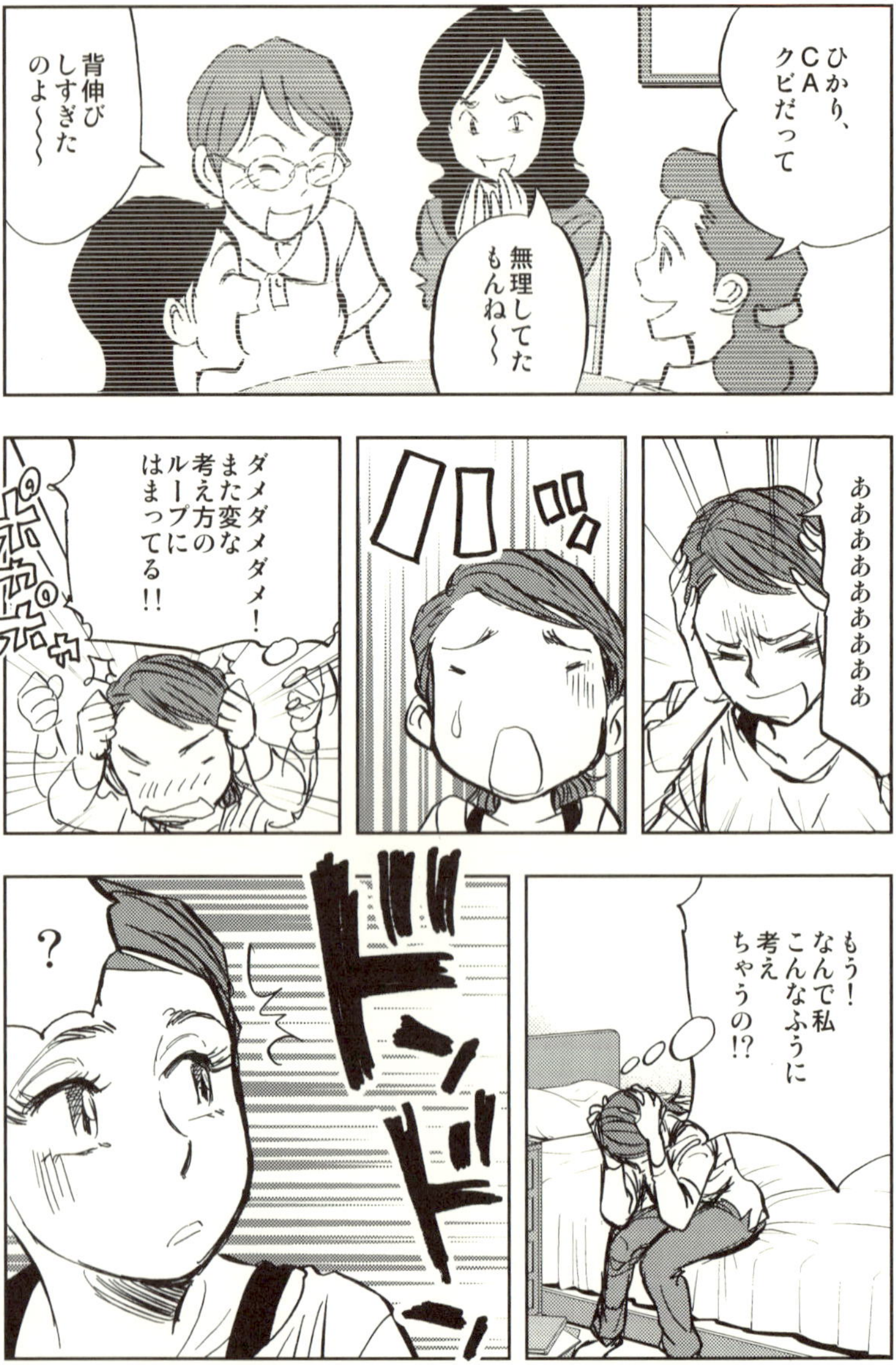

ひかり、CAクビだって
背伸びしすぎたのよ〜〜
無理してたもんね〜〜
ああああああああああ
ダメダメダメ！また変な考え方のループにはまってる!!
ポカポカポカ
もう！なんで私こんなふうに考えちゃうの!?
ドーン
?

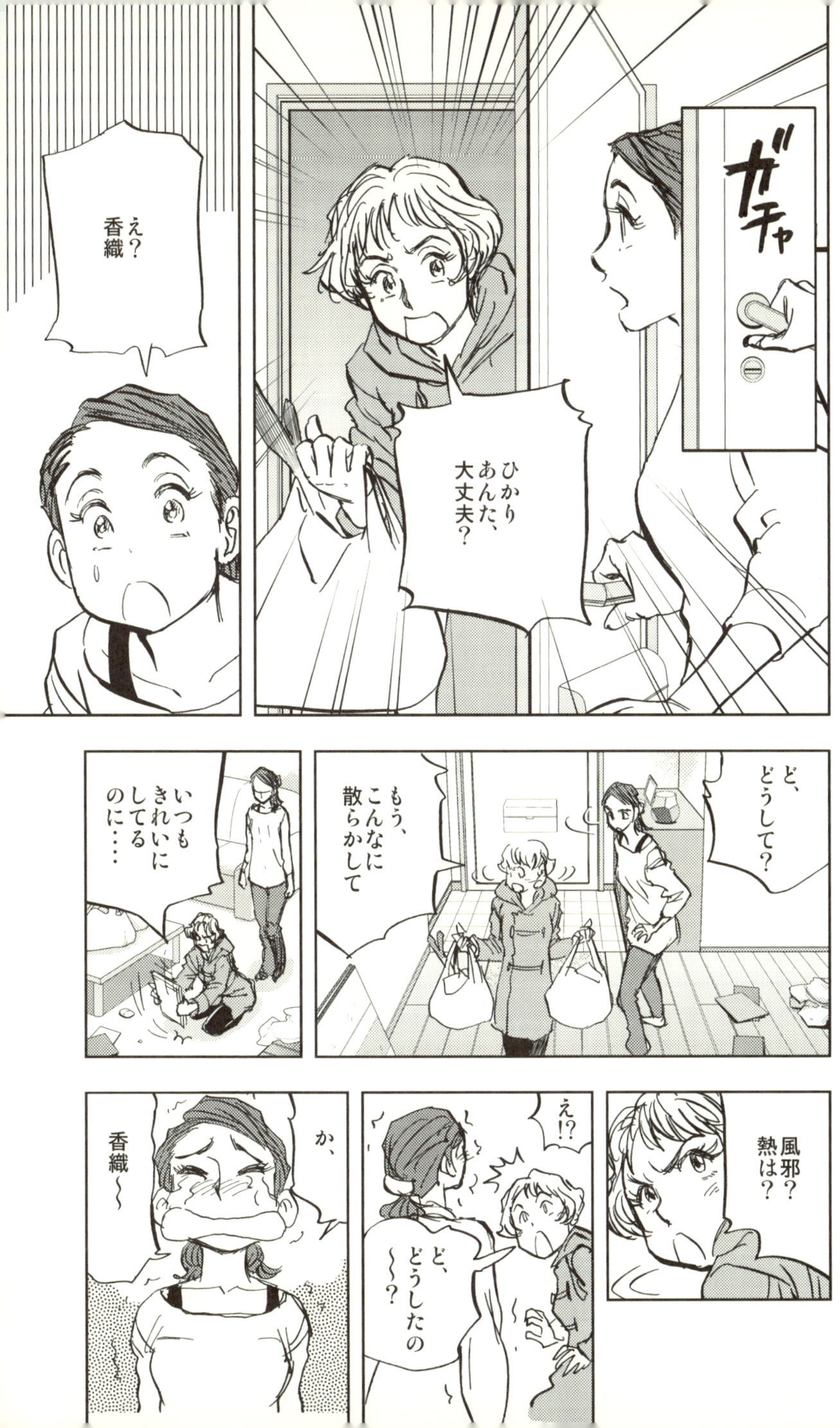
ガチャ
ひかり
あんた、大丈夫？
え？香織？
ど、どうして？
もう、こんなに散らかして
いつもきれいにしてるのに・・・
風邪？熱は？
え！？
ど、どうしたの～～？
か、
香織～～

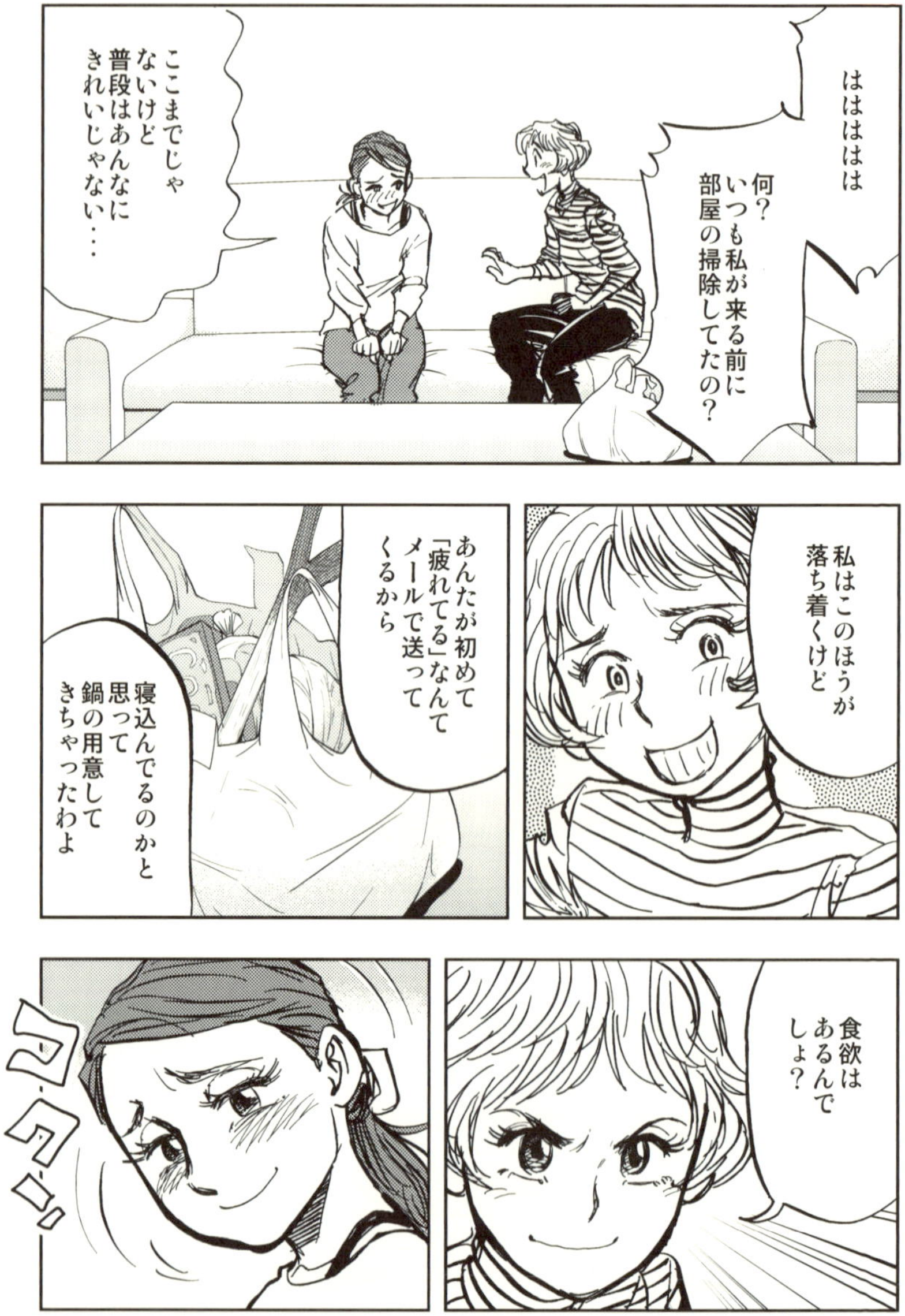
はははは
何？
いつも私が来る前に
部屋の掃除してたの？
ここまでじゃ
ないけど
普段はあんなに
きれいじゃない・・・
私はこのほうが
落ち着くけど
あんたが初めて
「疲れてる」なんて
メールで送って
くるから
寝込んでるのかと
思って
鍋の用意して
きちゃったわよ
食欲は
あるんで
しょ？
コクン

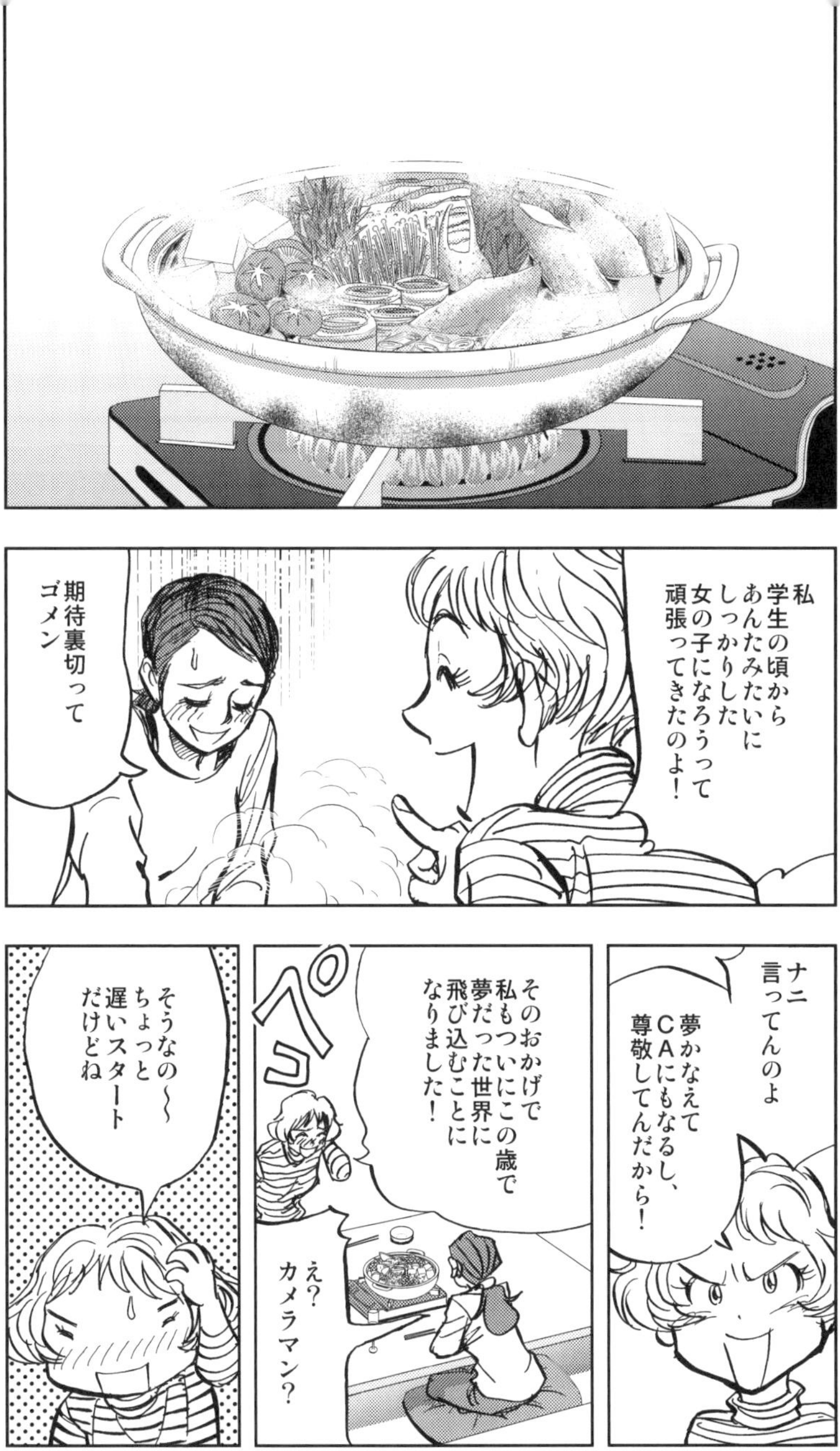
私 学生の頃から あんたみたいに しっかりした 女の子になろうって 頑張ってきたのよ！
期待裏切って ゴメン
ナニ 言ってんのよ
夢かなえて CAにもなるし、尊敬してんだから！
ペコ
そのおかげで 私もついにこの歳で 夢だった世界に 飛び込むことになりました！
え？ カメラマン？
そうなの〜〜 ちょっと 遅いスタート だけどね

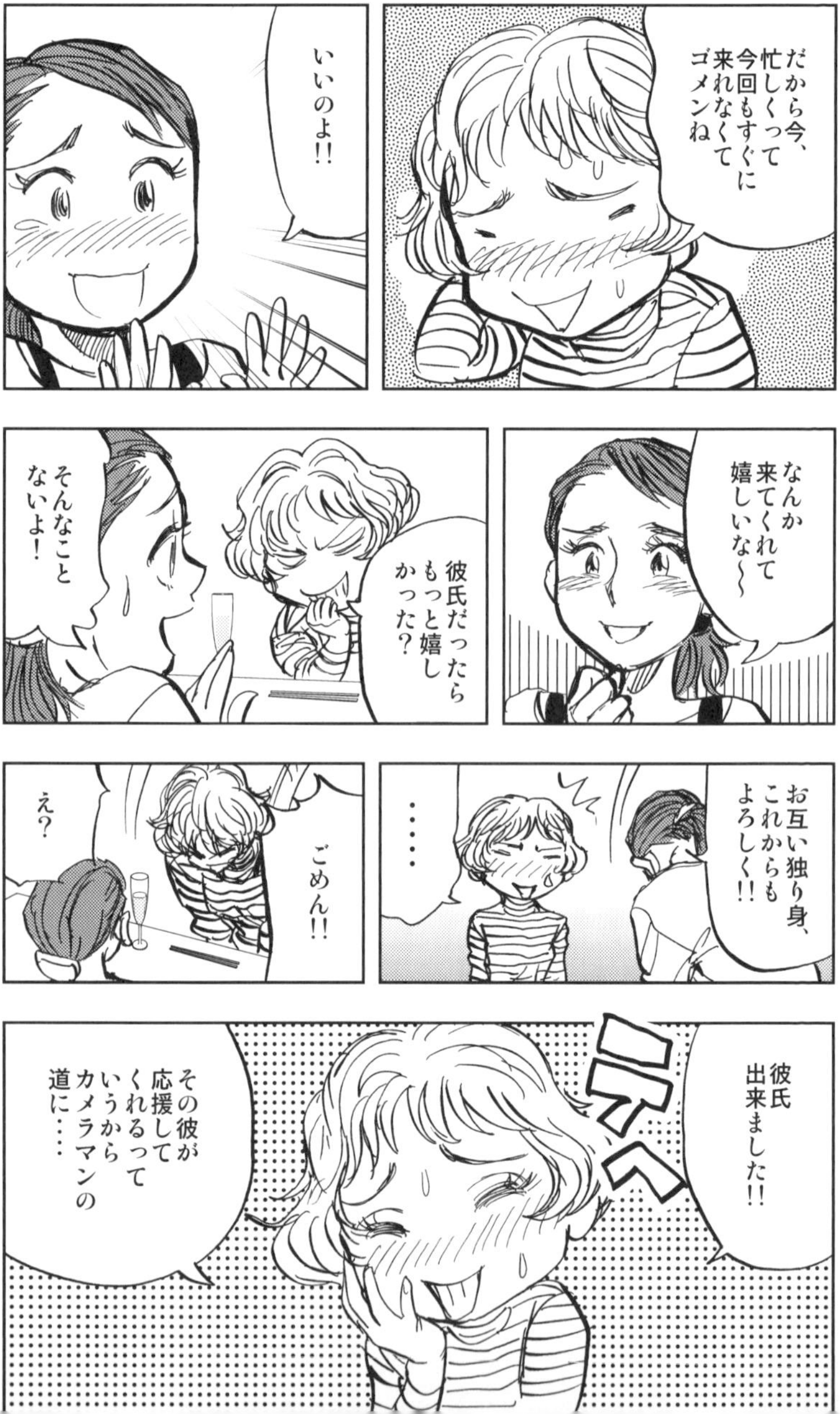
だから今、忙しくって今回もすぐに来れなくてゴメンね
いいのよ!!
なんか来てくれて嬉しいな〜
彼氏だったらもっと嬉しかった?
そんなことないよ!
お互い独り身、これからもよろしく!!
・・・・・
ごめん!!
え?
彼氏出来ました!!
その彼が応援してくれるっていうからカメラマンの道に・・・

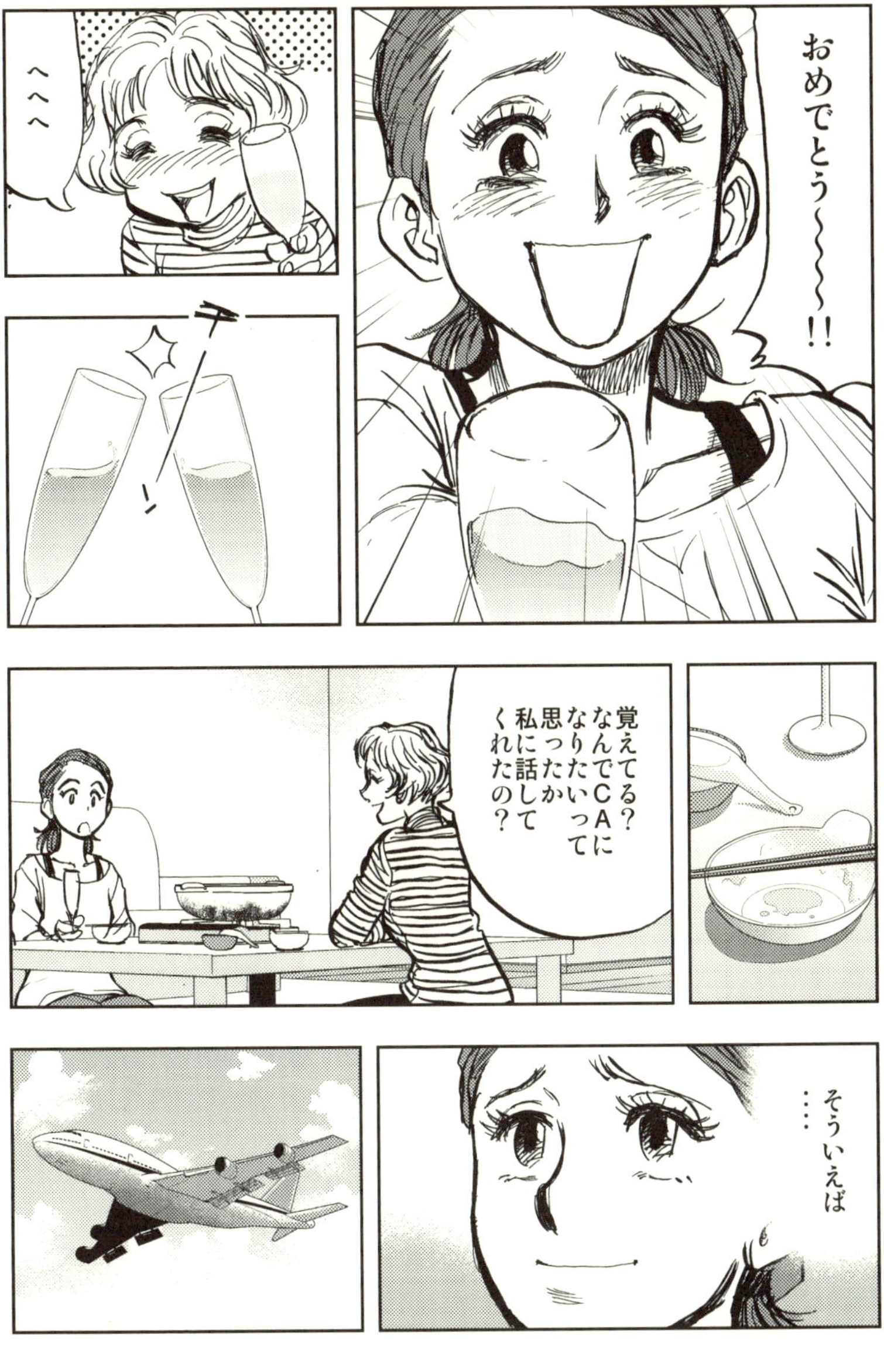

おめでとう〜〜〜〜〜!!
へへへ
チン!!
覚えてる?なんでCAになりたいって思ったか私に話してくれたの?
そういえば……

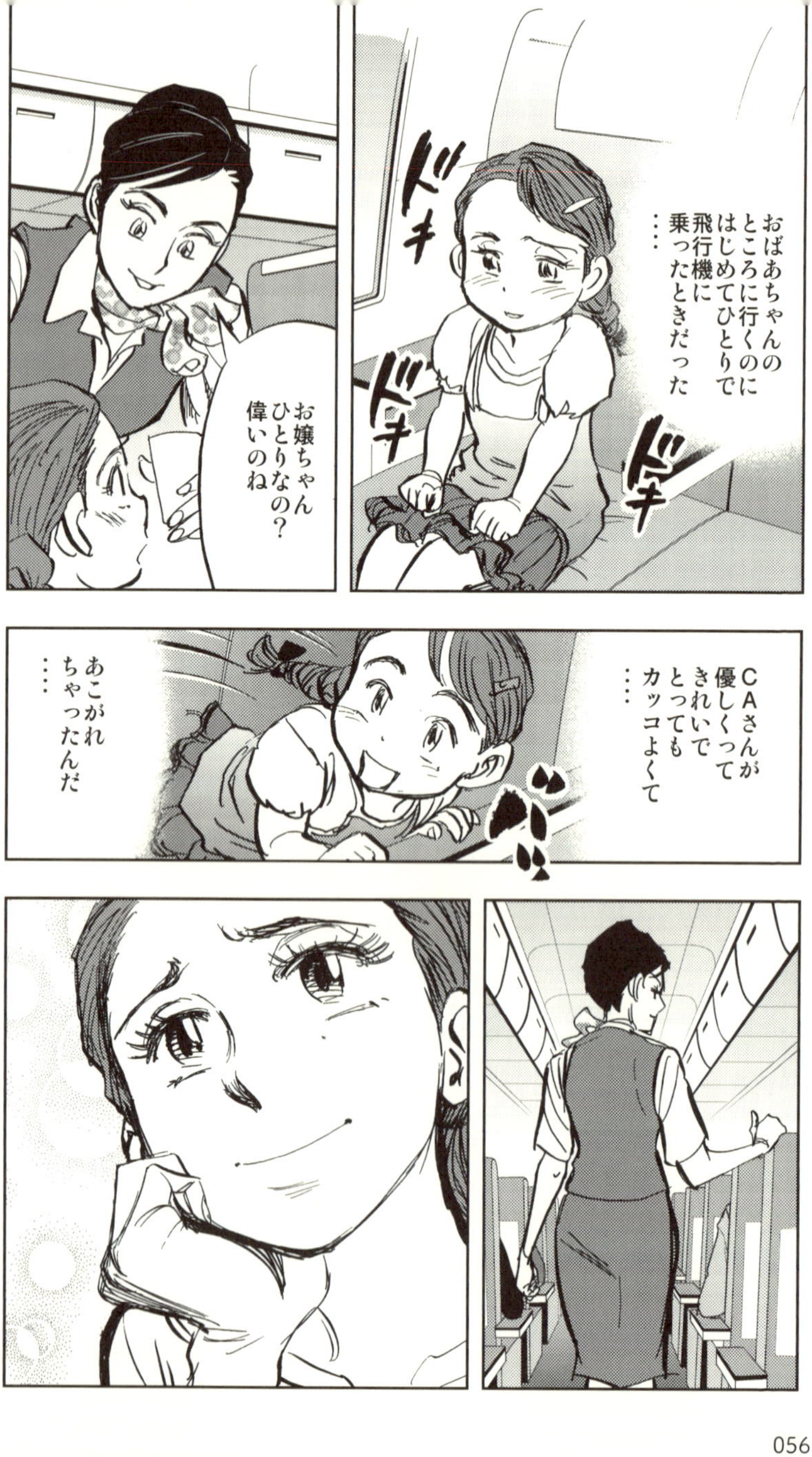

おばあちゃんのところに行くのにはじめてひとりで飛行機に乗ったときだった……
ドキ
ドキ
ドキ
お嬢ちゃんひとりなの？偉いのね
CAさんが優しくってきれいでとってもカッコよくて……
あこがれちゃったんだ……

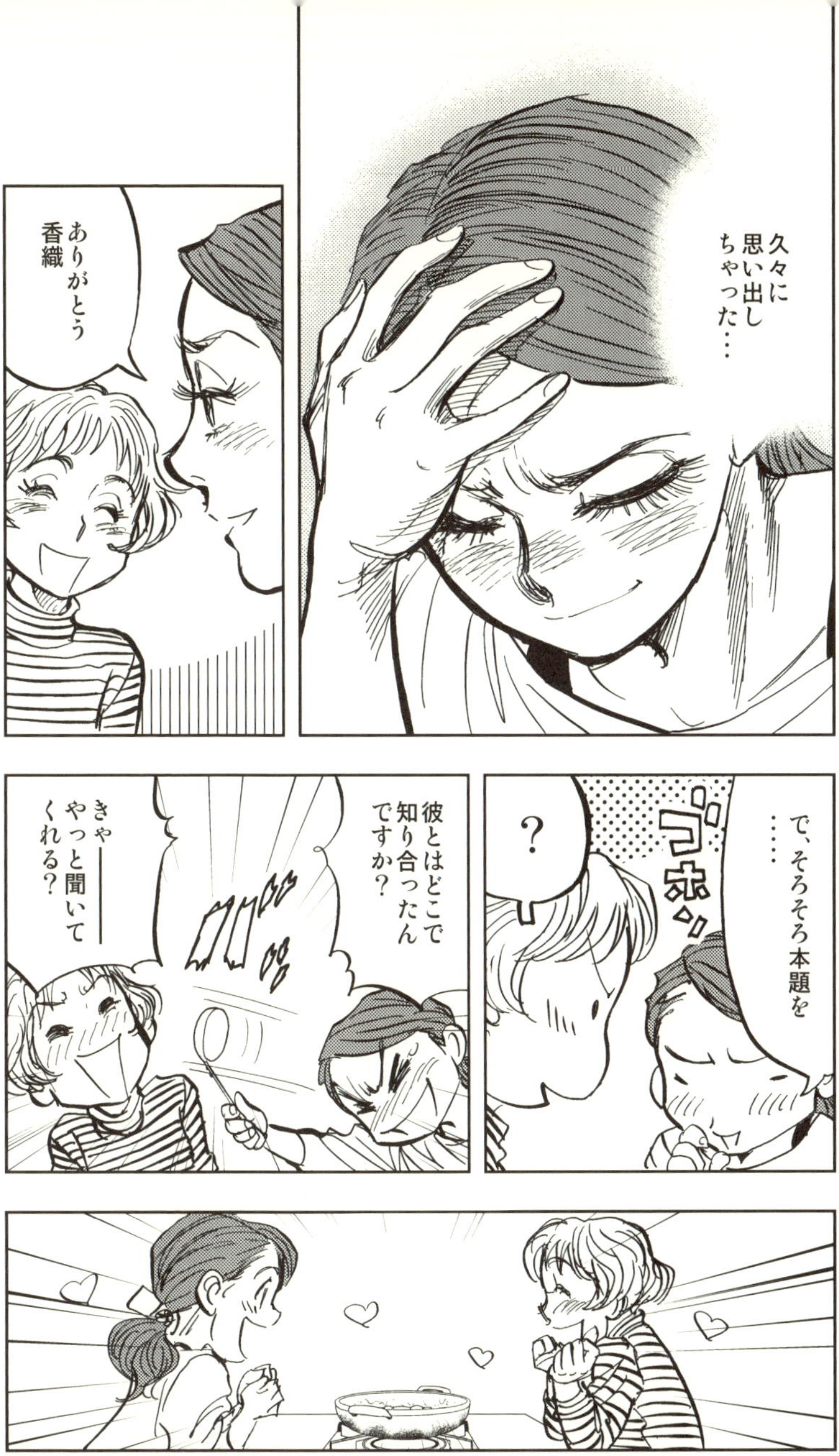

久々に思い出しちゃった…
ありがとう香織
で、そろそろ本題を……
ゴホッ
?
彼とはどこで知り合ったんですか?
きゃ―― やっと聞いてくれる?

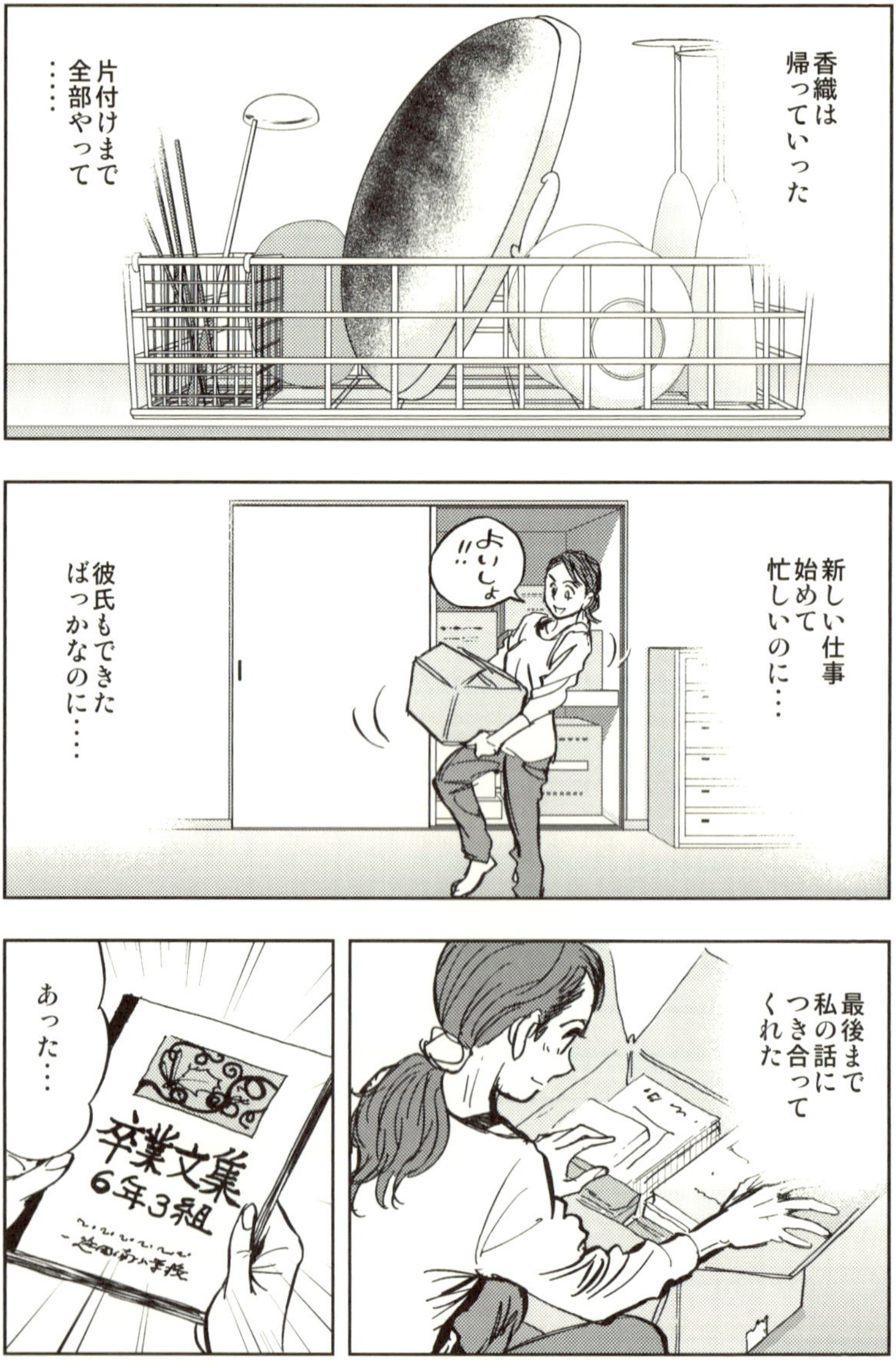
香織は
帰っていった
片付けまで
全部やって
……
新しい仕事
始めて
忙しいのに…
よいしょ!!
彼氏もできた
ばっかなのに……
最後まで
私の話に
つき合って
くれた
あった…
卒業文集
6年3組

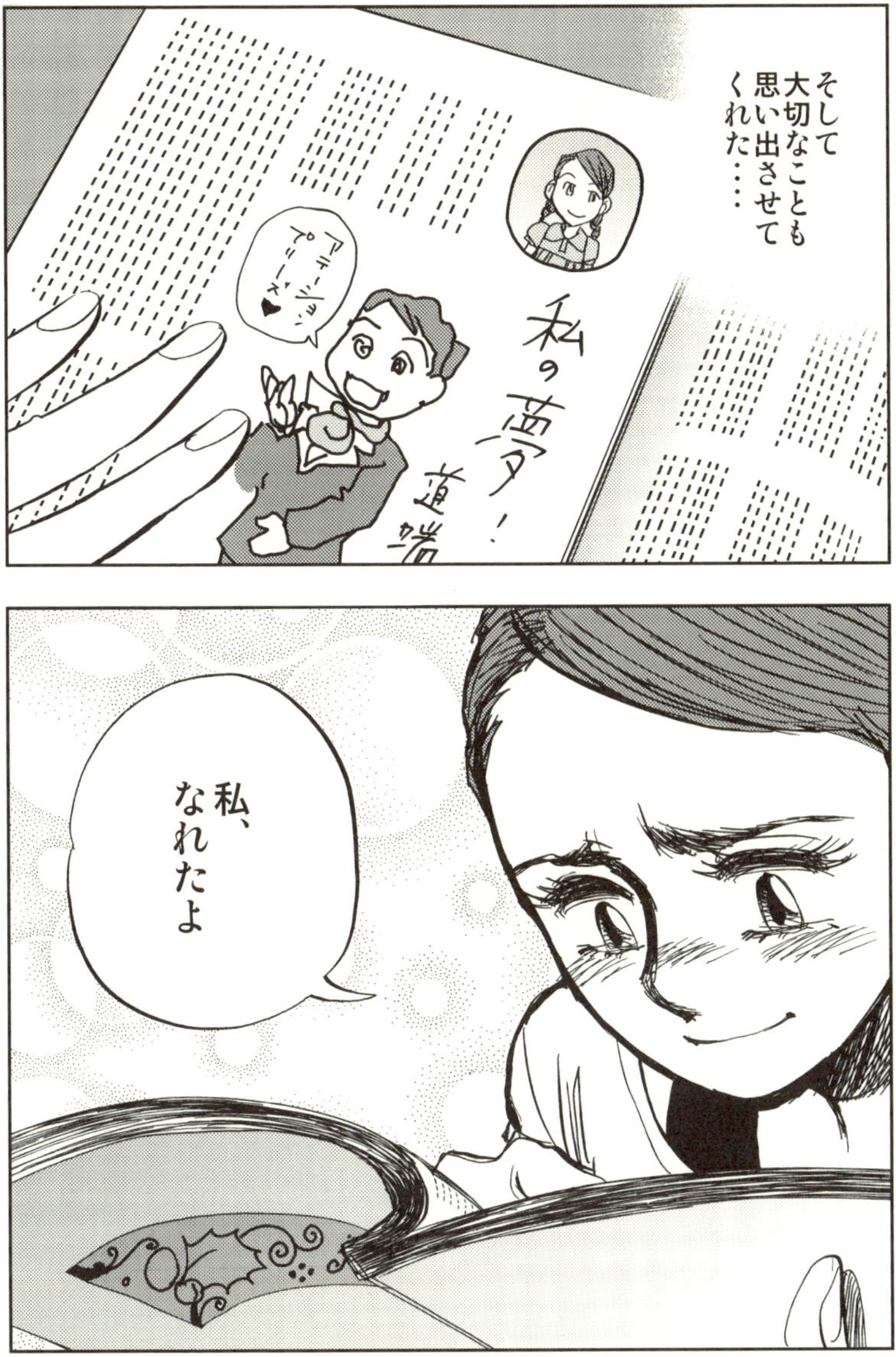
そして
大切なことも
思い出させて
くれた・・・・
アテンションプリーズ♥
私の夢！
道端
私、
なれたよ

解説

04

現実に目を向けよう

認知行動療法はプラス思考をさせる精神療法（心理療法）だと誤解《ごかい》されることがありますが、決してそうではありません。

現実を見ながらしなやかに考えて、問題に適切に対処できるように手助けする方法です。

現実に問題が起きているときにプラス思考をすれば、解決のタイミングを逃して、あとで問題が大きくなって困ることになります。

ですから、問題が起きている可能性があるときには、ちょっと立ちどまって、問題を整理してください。

働いている人であれば仕事や職場の人間関係、学生であれば勉強や部活、そのほかにも家庭の問題や友だちとの問題、いろいろな問題があるでしょう。

問題は一つとは限りません。

考えられる問題をリストアップして、それぞれ対応する必要があるかどうか考えてみてください。

対応する必要がある問題が複数ある場合には、どのような順番で取り組んでいくかも考えてください。

一気に多くの問題を解決したくなるかもしれません。

しかし、それでは力が分散してしまって、効果的に問題に取り組めません。

焦《あせ》らないことです。

まずひとつ、解決できそうな問題に取り組んでください。

そこで問題が解決できると、少し自信がわいてきます。

それに、問題は、たくさんあるように思えても、意外に共通していることが多いものです。

ですから、ひとつ問題が解決できると、そこから次の問題を解決する手がかりが見つかることもよくあります。

解決できそうな問題から、一つひとつ取り組むようにしてください。

問題に取り組むときには、自分にとって何が大切かを忘れないことも大切です。

私たちは、問題を解決しようとすると、目の前の問題に目を奪われて、ほかに目が向かなくなってしまうことがよくあります。

でも、いくら大きな問題が起きたとしても、それは生活の一部です。

そのほかに自分にとって大切なことがたくさんあります。

そのことに気づくと、それまでひどく大きな問題のように思えてきたことが、それほどでもないことに気づくこともあります。

コミックの主人公のひかりは、自分のことを気遣《きづか》ってくれている香織と鍋をつつきながら話す中で、自分がなぜCAになりたいと思ったかを思い出します。

自分の理想を追い求めていく途中には、悩むこともあれば、失敗することもあります。ときには、まわり道しなくてはならないこともあるでしょう。

でも、自分にとって何が大切か、自分の夢は何かを忘れなければ、そうした困難な状況をきっと乗り越えていくことができます。

何かに行き詰まったとき、問題だけでなく、自分にとって大切なことにも目を向けるようにしてください。

解説 05 ストレス対処の基本型

図に示したのは、私が相談にのっているときに利用しているストレス対処の基本型です。これは、私たち誰もがストレスに出会ったときに意識しないで使っている対処法でもあります。

悩んでいる人が少しだけ、この基本型を意

【ストレス対処の基本型】

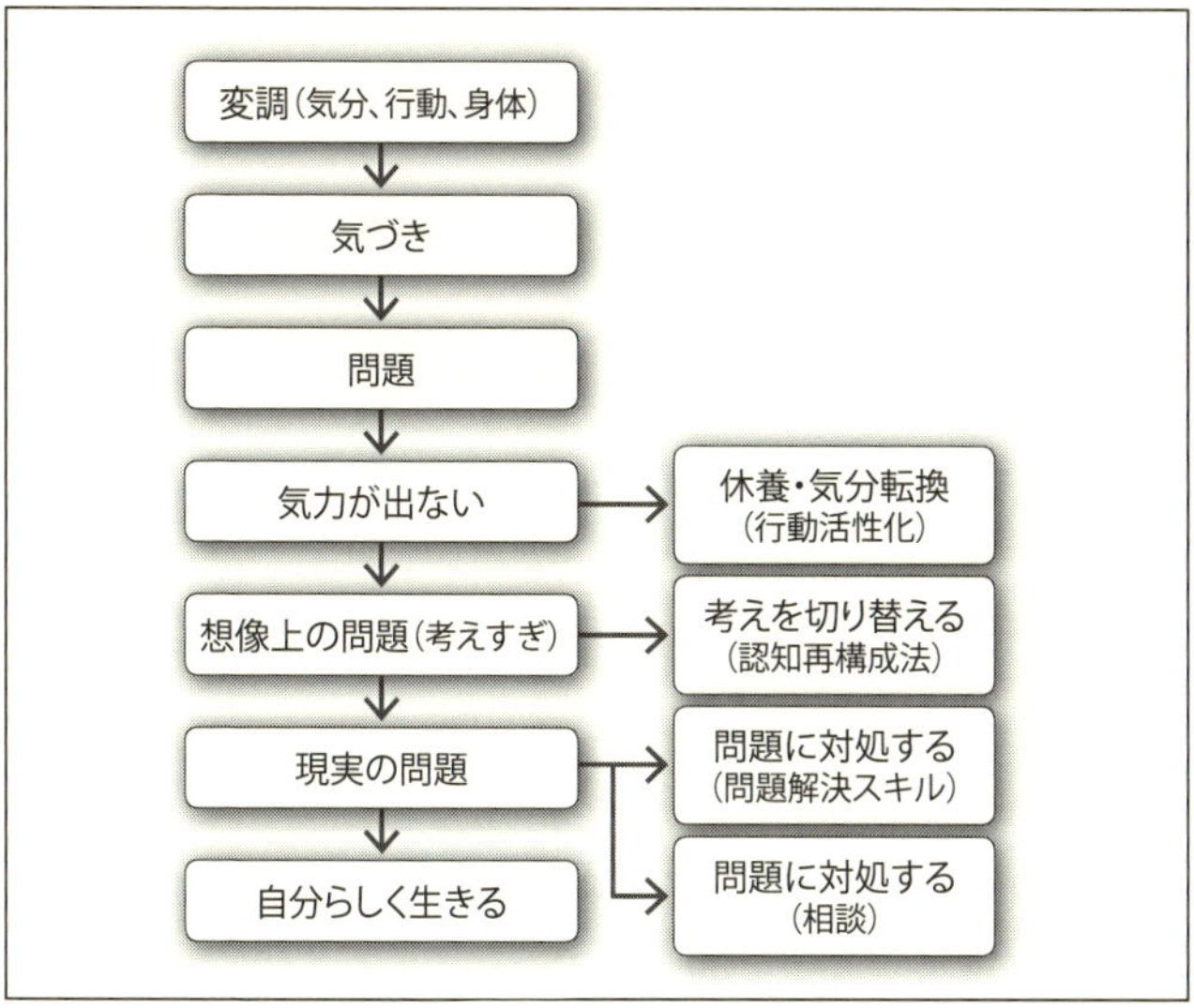
変調（気分、行動、身体）
気づき
問題
気力が出ない
想像上の問題（考えすぎ）
現実の問題
自分らしく生きる
休養・気分転換
（行動活性化）
考えを切り替える
（認知再構成法）
問題に対処する
（問題解決スキル）
問題に対処する
（相談）

識すれば、気持ちがずいぶん軽くなりますし、ストレスに上手に対処できるようになります。

問題に出合ったとき、それを解決しようとするこころの元気が出ないことがあります。そうしたときには、焦らないでひと休みしたほうがよいでしょう。

少し元気が出てきたら、気分転換をして、やる気スイッチを入れるようにしましょう。

それには、生活を振り返って、少しでも気持ちがラクになることや楽しめることを増やしていくようにします。

しばらくして気力が出てきたら、問題に目を向けるようにしてください。

そのときに、「いつも」「何をやっても」と問題を大きくしすぎていないでしょうか。もしも、そうしていることに気づいたときには、現実の問題に取り組めるように考えを切り替えてください。そして、現実の問題に取り組んでいくようにします。

そのときに、一人で頑張りすぎないで、信頼できる人に相談することも大事です。

もちろん、これはあくまでも基本型としての流れで、最初から問題を解決しようという意欲がある場合には、休養をスキップして、次のステップに進みます。考えを切り替えなくても、最初から問題解決に取り組むこともあります。

この本では、「ストレス対処の基本型」に沿って、話を進めていきます。各章の扉に基本型の図を載せていますが、白地の箇所が、その章で取り上げるステップになります。

認知行動療法の面接の基本構造

認知療法・認知行動療法の面接は、基本的に週1回、1回あたり45分から50分で行われます。通常は、面接の前に「うつ尺度」（巻末186頁参照）を記入してもらいます。

認知行動療法の面接で特徴的なものとして、「アジェンダ」設定と「ホームワーク（宿題）」があります。

「アジェンダ」というのは、その面接で話し合うと役に立つ具体的な問題です。

一般的に、1回の面接で、一つか二つのアジェンダを決めて、それにどのように対処するとよいか考えて、それに役に立つ可能性のあるスキルを使ってみます。

そこで使ったスキルを練習したり、話し合った内容を日常生活の中で確認したりするのがホームワークです。認知行動療法ではホームワークを非常に大切にしますが、それは、柔《じゅう》軟《なん》な考え方ができるようになるためには、実生活の中での体験を通した気づきが何にもまして大事だからです。

面接は3つの部分に分けられ、最初に、うつ尺度を簡単に振り返ってから、前回の面接で気づいたことや練習したことを振り返ります。

そして、日常生活で体験したことや工夫したこと、ホームワークの結果を参考にしながら、治療者と一緒に、話し合うと役に立つと考えられる具体的な問題（アジェンダ）を決めます。

アジェンダは面接開始後5分くらいまで、遅くても10分以内に決めるようにします。

その後、25分から30分かけてアジェンダについて話し合います。

そのときには、どのような「考え方（認知）」や「行動」をテーマにしているかを意識して、原則として一つのスキルを使ってみるようにします。どのスキルを使うかは、具体的な問題と、問題になっている認知や行動によって変わってきます。

そして最後の5分から10分で、そのときの面接で学んだことや気づいたことを振り返り、気になったことがあれば治療者に質問します。

そのうえで、この会の面接で学んだことや気づいたことを実生活の中で確認したり練習したりするためのホームワークを決めます。

厚生労働省の認知療法・認知行動療法マニュアルでは、面接や生活の中で気づいたことや学んだことをノートに書きとめておくようにすすめています。気づいたことを書きとめておいて、折々に読み返すと、自然にそれが自分のものになっていきます。

解説

06 ストレスを感じると判断ミスが起きる

認知行動療法でいう「認知」とは何でしょうか。それは、少し堅い言い方をすれば、「情報処理のプロセス」です。

私たちは、出来事に出合ったときに、その出来事を瞬時に判断して対応します。

その場の情報を受けとって、判断し、対応を考えていきます。そのこころの流れが、「認知」です。

同じ出来事でも、人によって判断は違ってきます。ですから、そこで感じる気持ち、そして行動やからだの反応は違ってきます。

毎日の生活の中で、この瞬間的な判断（認知）は、私たちを助けるように働いていますが、ストレスを感じると判断ミスが起きるようになります。そのために、精神的なバランスが崩れてきます。

判断ミスが起きているかどうかは、精神的につらく感じたときに何を考えているか、どのようなイメージが頭の中に浮かんでいるかを振り返ってみると、よくわかります。

このようにそのときどきに頭に浮かんでく

る考えやイメージを、認知行動療法では「自動思考」と呼んで大切にします。

自動思考に、悩みを解決するヒントが隠れていると考えるからです。

ただし、自動思考は必ずしもネガティブな内容のものとは限りません。

コミックの場面を振り返ってみましょう。

ひかりは香織にメールを送って、2日たっても返信が来ないことで落ち込んでいます。

こうしたことが起こったときに、もし「忙しくて返信する余裕がないのかな」と考えれば、気遣いの気持ちが生まれてきます。

しかし、ひかりのように、「やっぱり嫌われたんだ」と考えると、悲しくなってきます。

相手が「怒っているのかな」と考えると、不安になるでしょう。「ひどいじゃないか」と考えると、腹が立ってきます。

このように、自動思考によって、気持ちはまったく違ってきます。

こうした自動思考や気持ちは、行動にも影響します。

気遣うような考えや気持ちが浮かぶと、しばらく待ってから、もう一度いたわりのメールを送るかもしれません。

しかし、自分が嫌われたと考えて悲しくなると、それ以上傷つきたくないという思いが強くなり、閉じこもりがちになります。

閉じこもってしまうと、人間的なふれあい

が減るので、もっと悲しく、寂しくなります。悲観的な考えが浮かびやすくなります。悪循環です。まさにひかりが、その状態でした。

それに、自分の世界に閉じこもってしまうと、自分の考えが正しいかどうか確認できません。問題を解決することもできません。つらくなるばかりです。

自分のこころを守ろうとした結果、逆に自分を苦しめる環境をつくり出してしまうのです。

やっかいなのは、私たちが、こうしたことをほとんど意識しないまま繰り返してしまうことです。私たちは、毎日の生活の中で、自分が何を考え、どのように行動しているか、ほとんど意識していません。そのために、無意識のうちに自分を苦しめるように行動してしまっていることがあるのです。

そうした状態から抜け出すためには、自分の考えが現実的かどうか確認するようにします。

もう一度メールを送ったり、電話をしたりすれば、事情がわかります。

確認して、忙しくて返すひまがなかったことがわかれば、思いすごしだと考えて安心することができます。

しかし、心配して悩んでいる人の多くは、頭の中だけで考えて、確認ができずにいます。

相手が本当に自分のことを嫌っていたり、怒っていたり、想像したとおり、よくない状況が現実のことがあるからです。

そのことがわかるのが心配で現実を確認できないのですが、もし仮にそうした状況だったとしても、現実に目を向けて問題を解決していくほうが、はるかに楽です。

こころの中だけで思い悩んでいたのでは、悩みが続くだけで、問題を解決することはできません。

このように、認知行動療法では、現実に目を向け、しなやかに考えながら問題に対処できるように、こころを整えていきます。

ひかりの場合は、幸いなことに、香織が訪ねてきてくれたことで、「嫌われた」という自分の考えが思いすごしだったことがわかって、安心できました。

第3のステップ 行動で気持ちを刺激する

やる気スイッチの入れ方

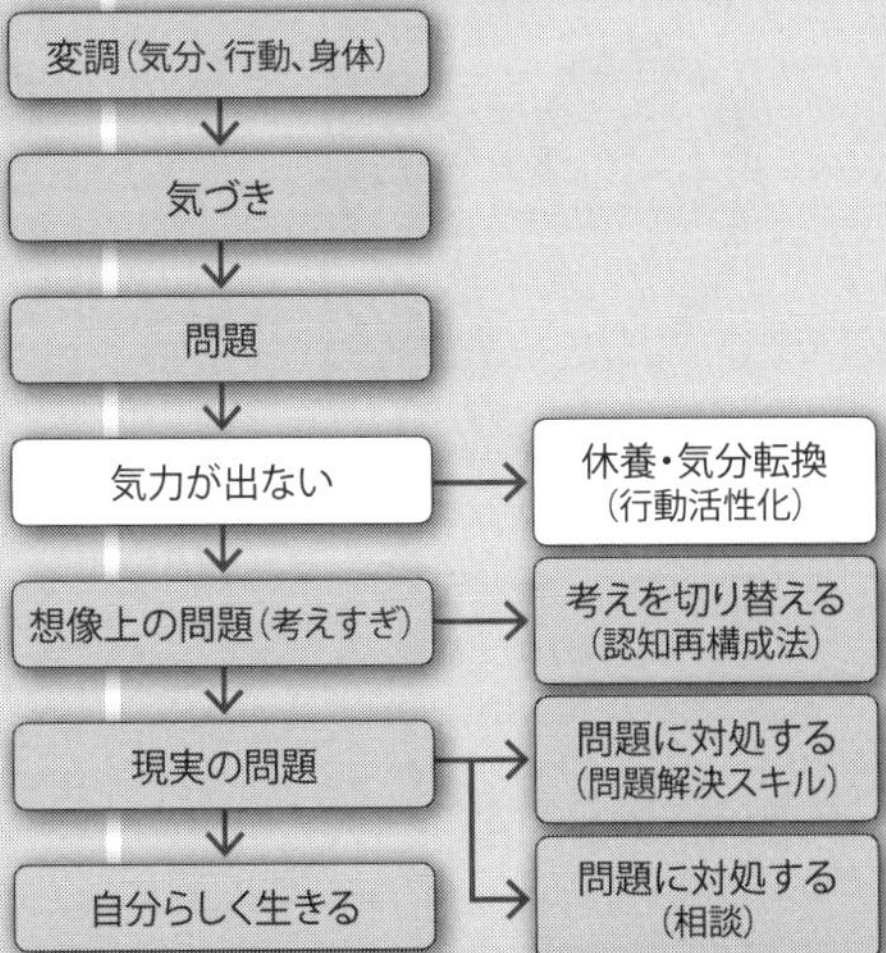
変調（気分、行動、身体）
気づき
問題
気力が出ない
休養・気分転換（行動活性化）
想像上の問題（考えすぎ）
考えを切り替える（認知再構成法）
現実の問題
問題に対処する（問題解決スキル）
問題に対処する（相談）
自分らしく生きる

コミック 3「ここちよい行動を見つける」

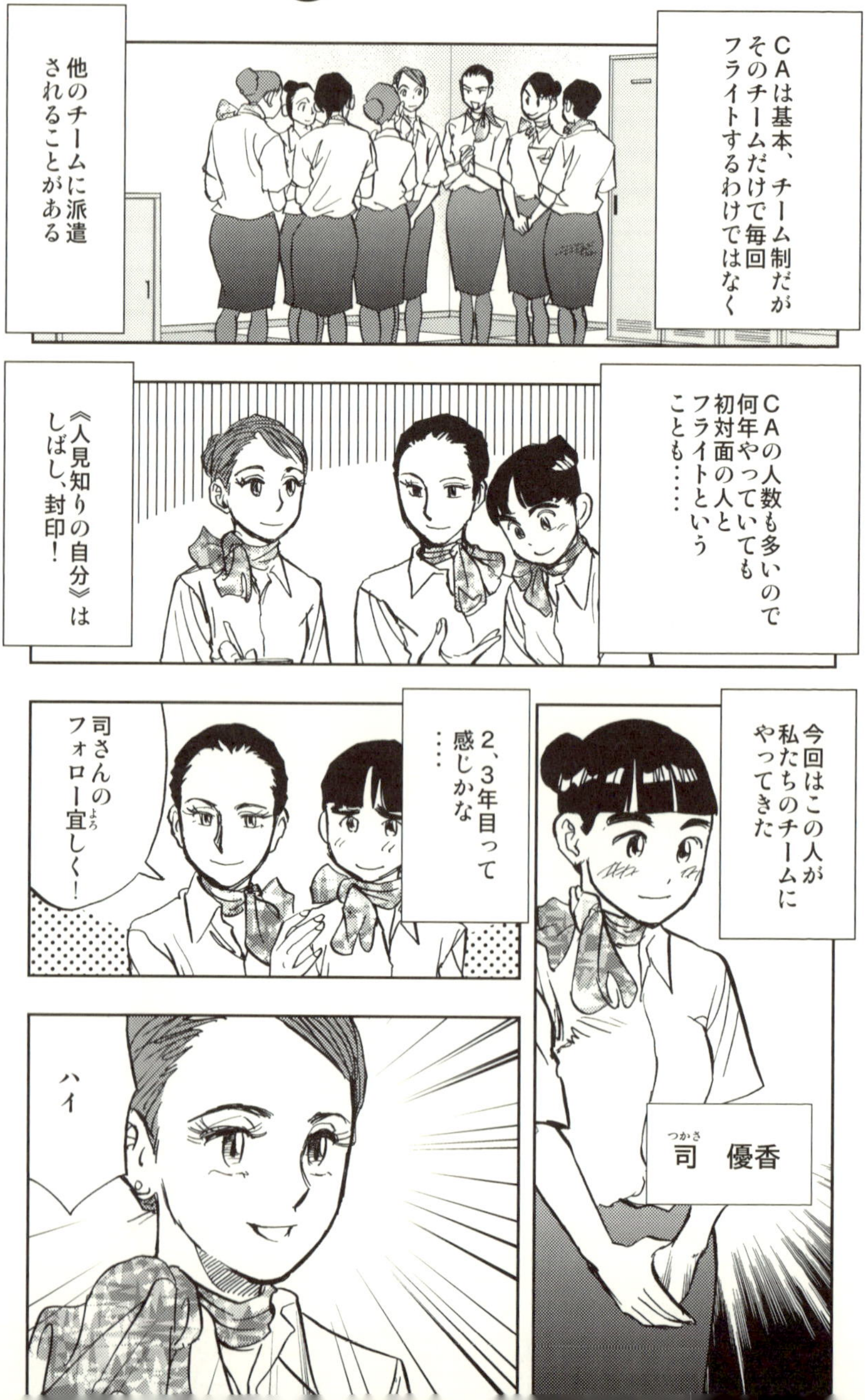
CAは基本、チーム制だがそのチームだけで毎回フライトするわけではなく
他のチームに派遣されることがある
CAの人数も多いので何年やっていても初対面の人とフライトということも……
《人見知りの自分》はしばし、封印！
今回はこの人が私たちのチームにやってきた
司《つかさ》 優香
2、3年目って感じかな……
司さんのフォロー宜《よろ》しく！
ハイ

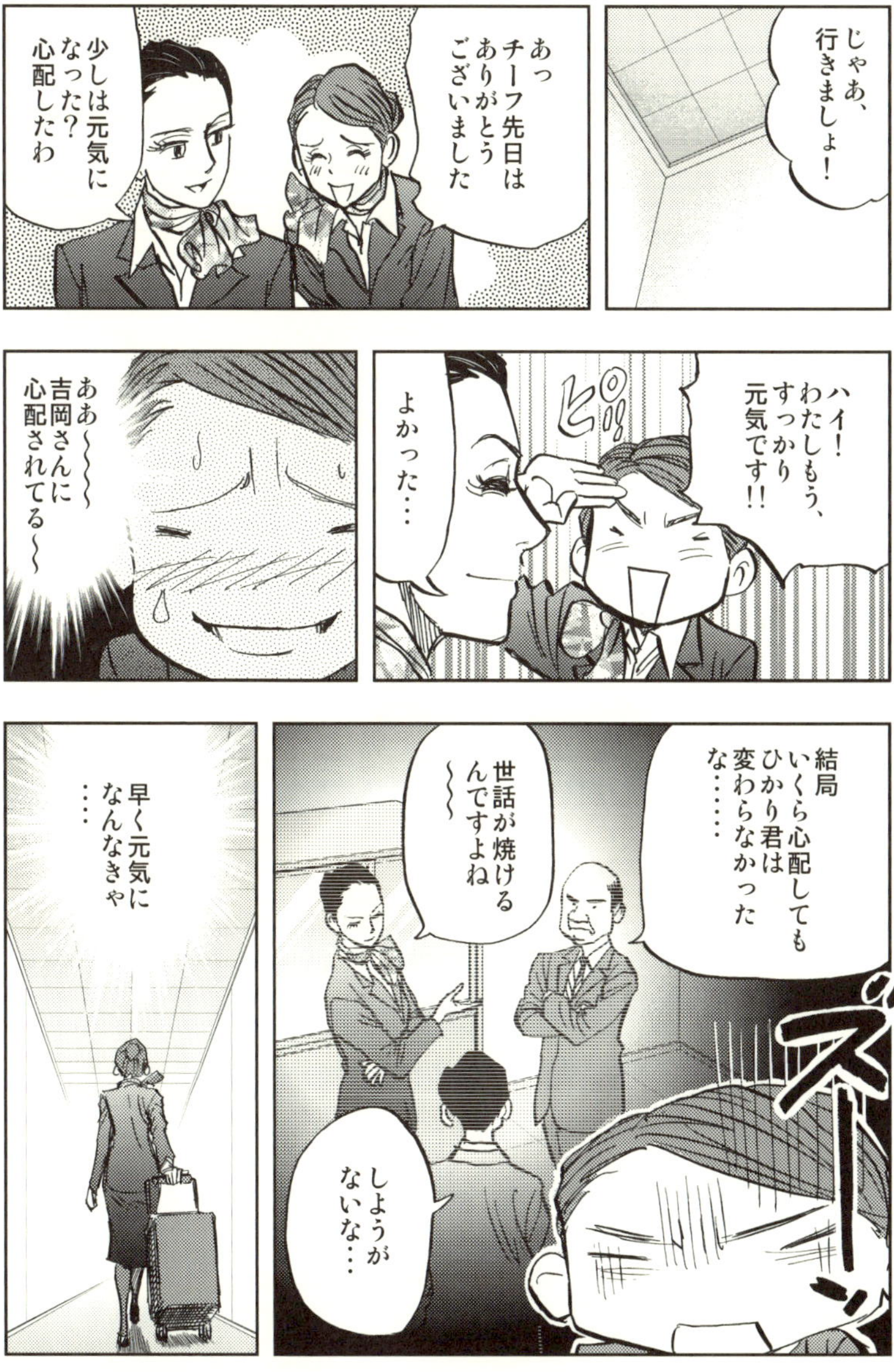
じゃあ、行きましょ！
あっ チーフ先日はありがとうございました
少しは元気になった？心配したわ
ハイ！わたしもう、すっかり元気です!!
よかった…
ああ〜〜〜吉岡さんに心配されてる〜〜
結局いくら心配してもひかり君は変わらなかったな……
世話が焼けるんですよね〜〜
しようがないな…
早く元気になんなきゃ…

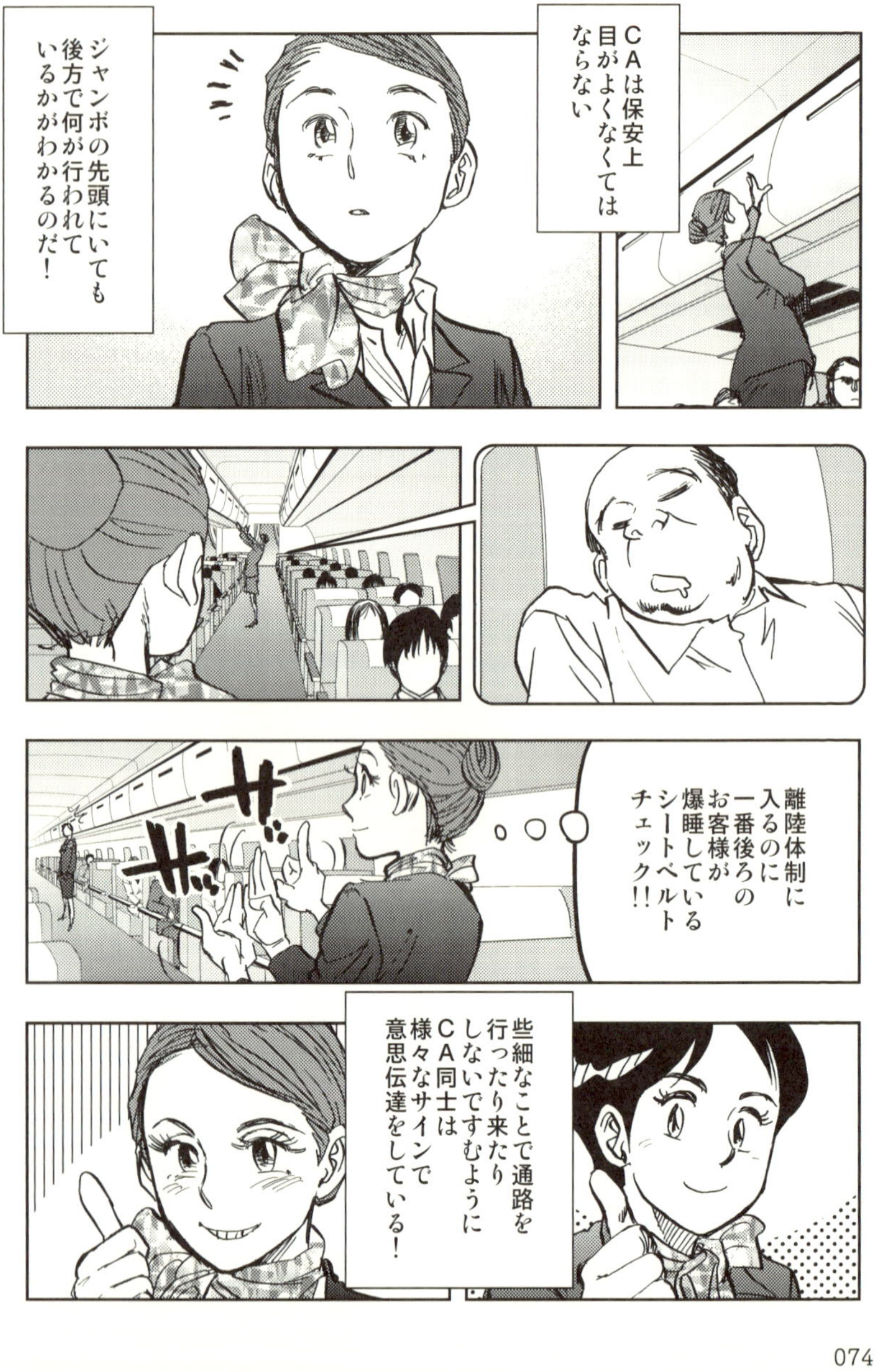
CA は保安上
目がよくなくては
ならない
ジャンボの先頭にいても
後方で何が行われて
いるかがわかるのだ！
離陸体制に
入るのに
一番後ろの
お客様が
爆睡している
シートベルト
チェック!!
サ
サッ
些細なことで通路を
行ったり来たり
しないですむように
CA 同士は
様々なサインで
意思伝達をしている！

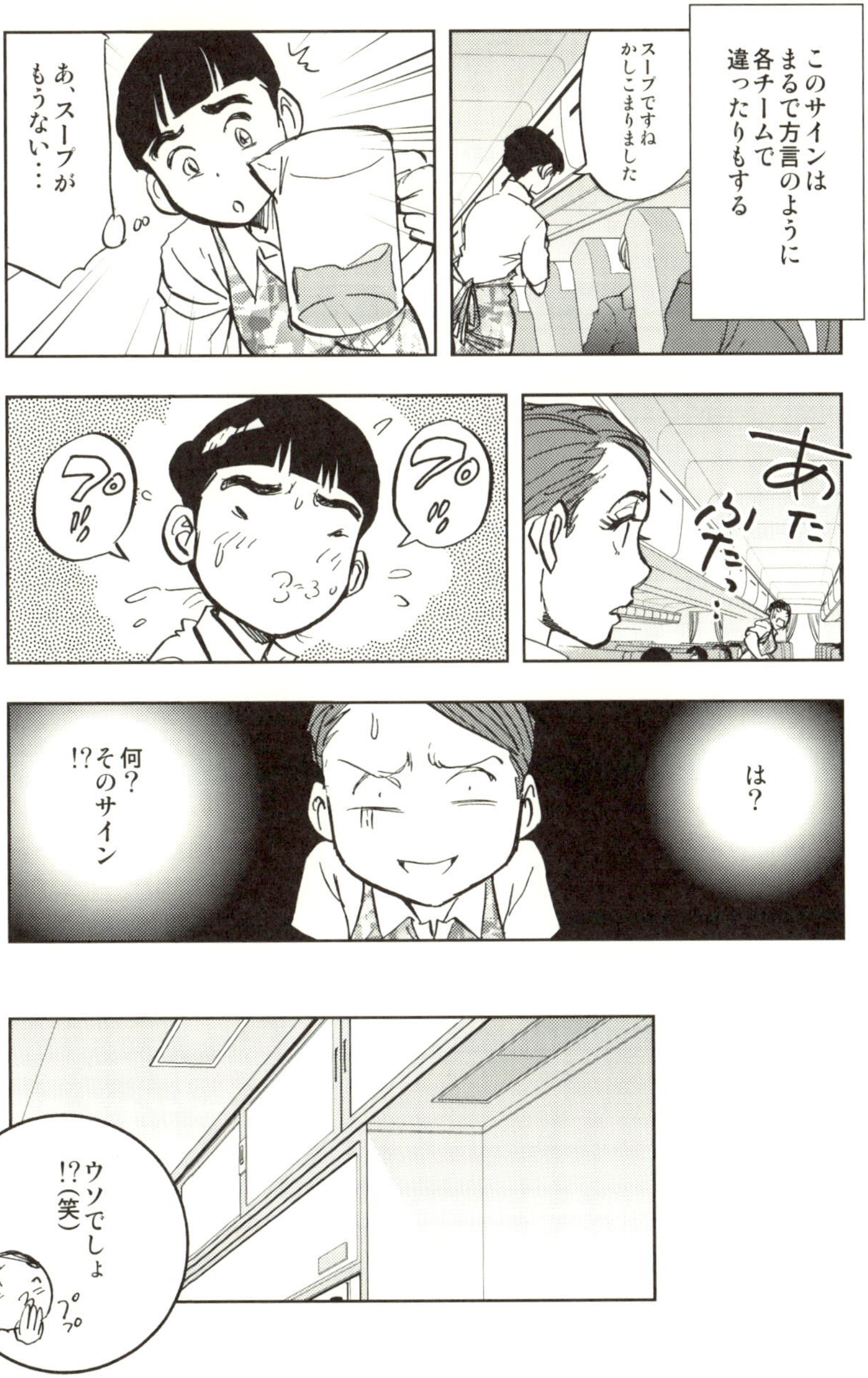
このサインは
まるで方言のように
各チームで
違ったりもする
スープですね
かしこまりました
あ、スープが
もうない…
あたふたっ…
は？
何？
そのサイン!?
ウソでしょ!?(笑)

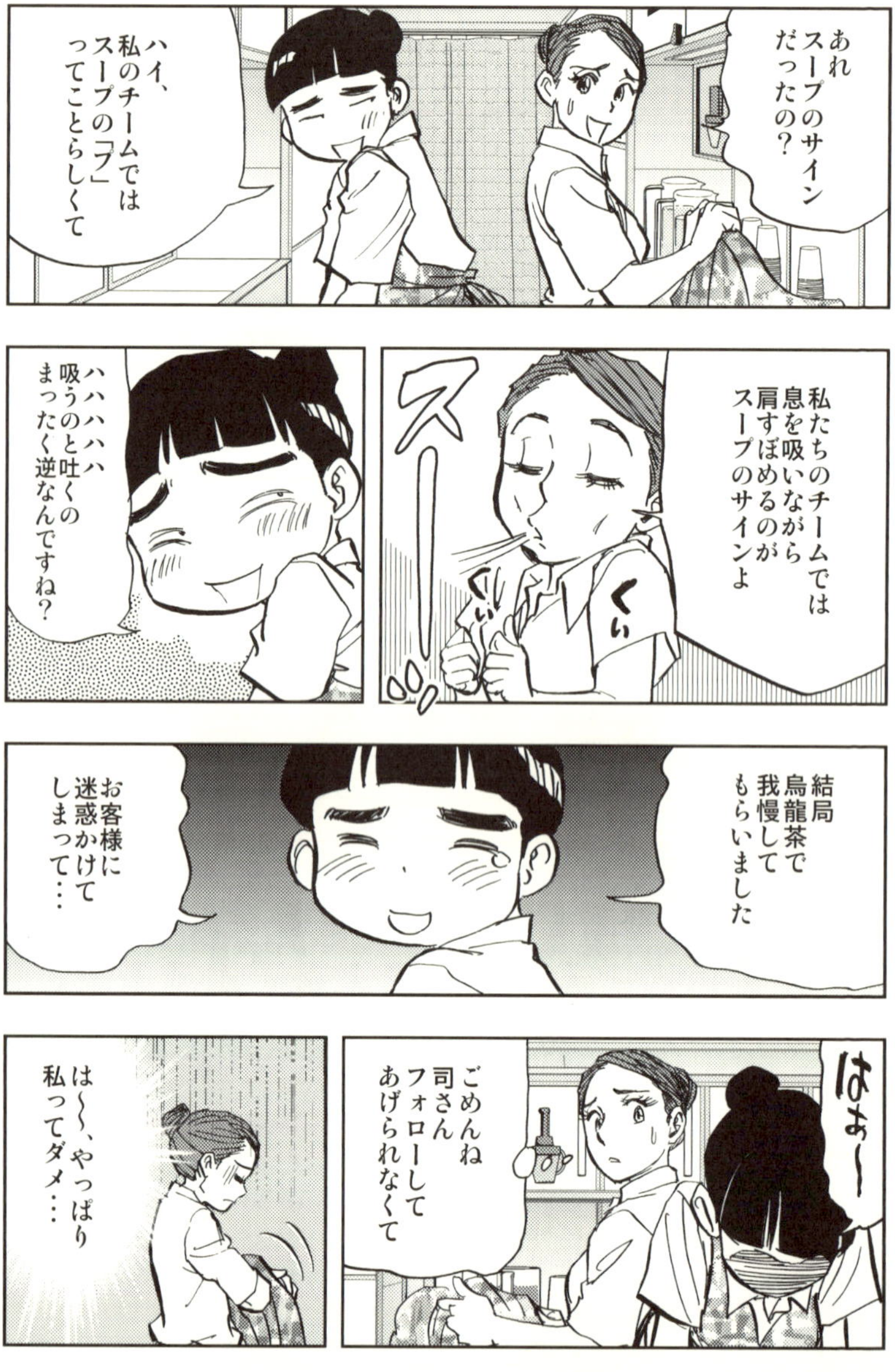

あれ
スープのサイン
だったの？
ハイ、
私のチームでは
スープの「プ」
ってことらしくて
私たちのチームでは
息を吸いながら
肩すぼめるのが
スープのサインよ
スー
くい
くい
ハハハハハ
吸うのと吐くの
まったく逆なんですね？
結局
烏龍茶で
我慢して
もらいました
お客様に
迷惑かけて
しまって…
はぁ～
ごめんね
司さん
フォローして
あげられなくて
は～、やっぱり
私ってダメ…

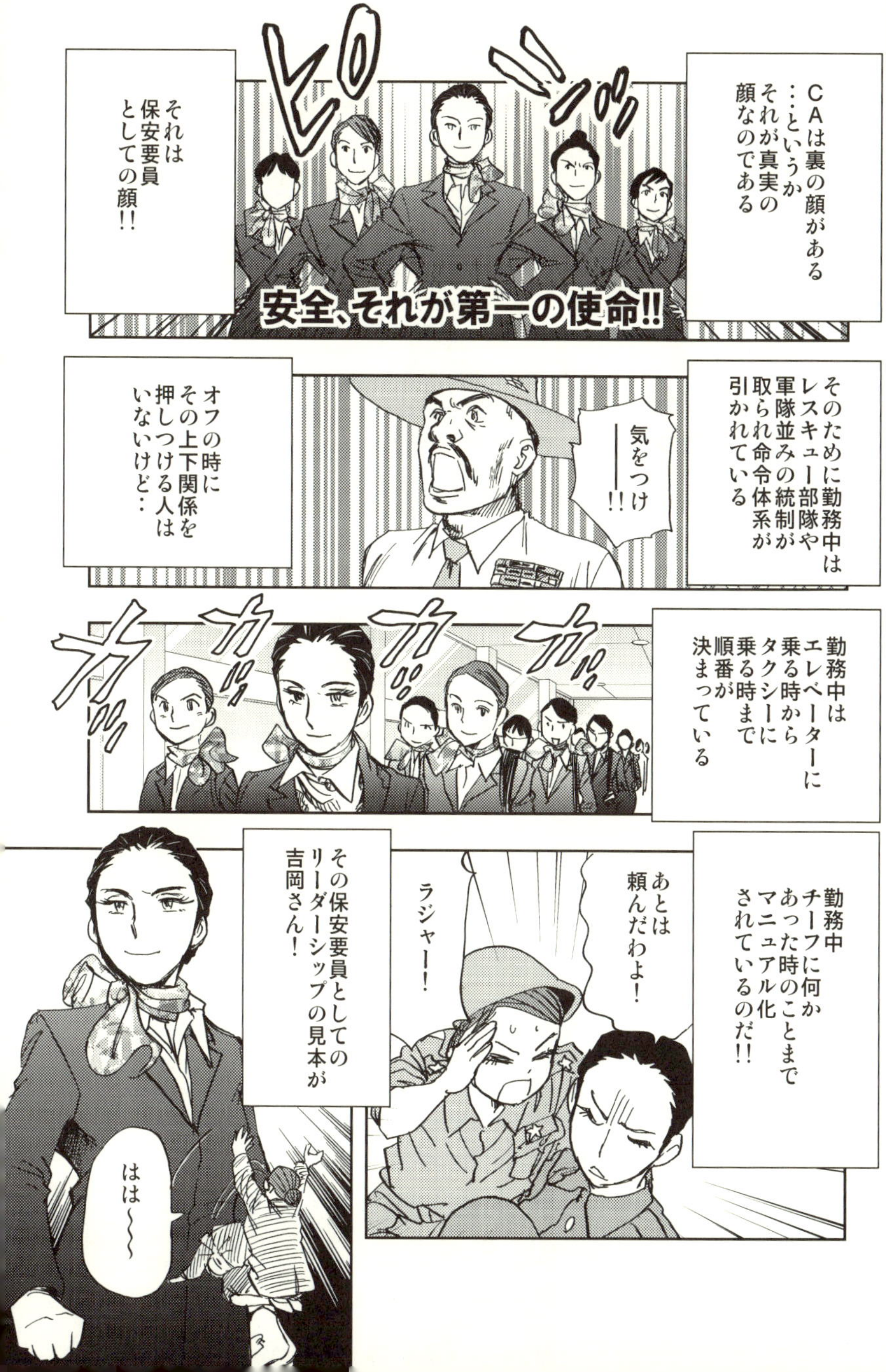
CAは裏の顔がある
…というか
それが真実の
顔なのである
それは
保安要員
としての顔!!
安全、それが第一の使命!!
そのために勤務中は
レスキュー部隊や
軍隊並みの統制が
取られ命令体系が
引かれている
気をつけ
——!!
オフの時に
その上下関係を
押しつける人は
いないけど…
勤務中は
エレベーターに
乗る時から
タクシーに
乗る時まで
順番が
決まっている
勤務中
チーフに何か
あった時のことまで
マニュアル化
されているのだ!!
あとは
頼んだわよ!
ラジャー!
その保安要員としての
リーダーシップの見本が
吉岡さん!
はは～～

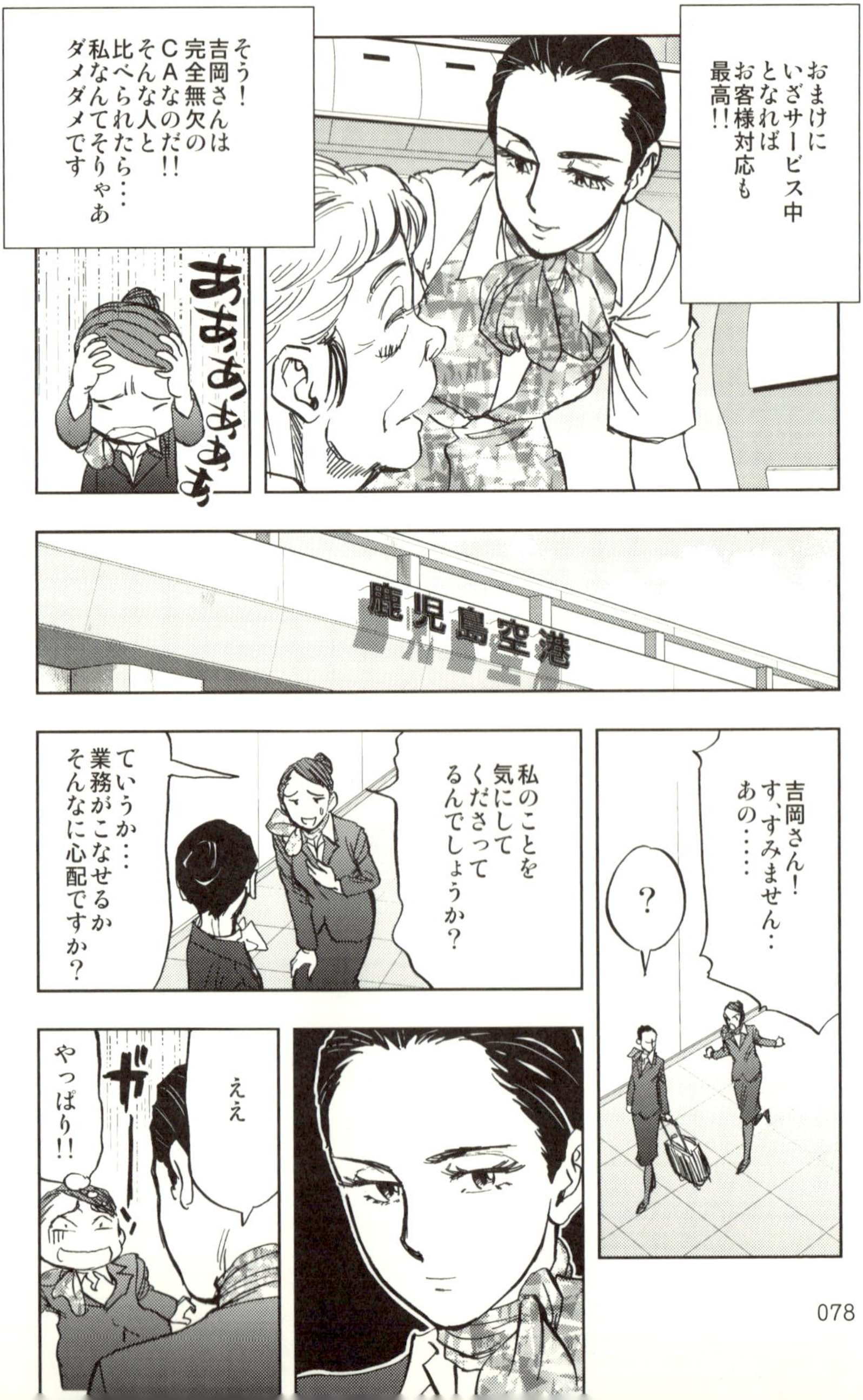

おまけにいざサービス中となればお客様対応も最高!!
そう!吉岡さんは完全無欠のCAなのだ!!そんな人と比べられたら…私なんてそりゃあダメダメです
ああああああ
鹿児島空港
吉岡さん!す、すみません…あの……
?
私のことを気にしてくださってるんでしょうか?
ていうか…業務がこなせるかそんなに心配ですか?
ええ
ガーン
やっぱり!!

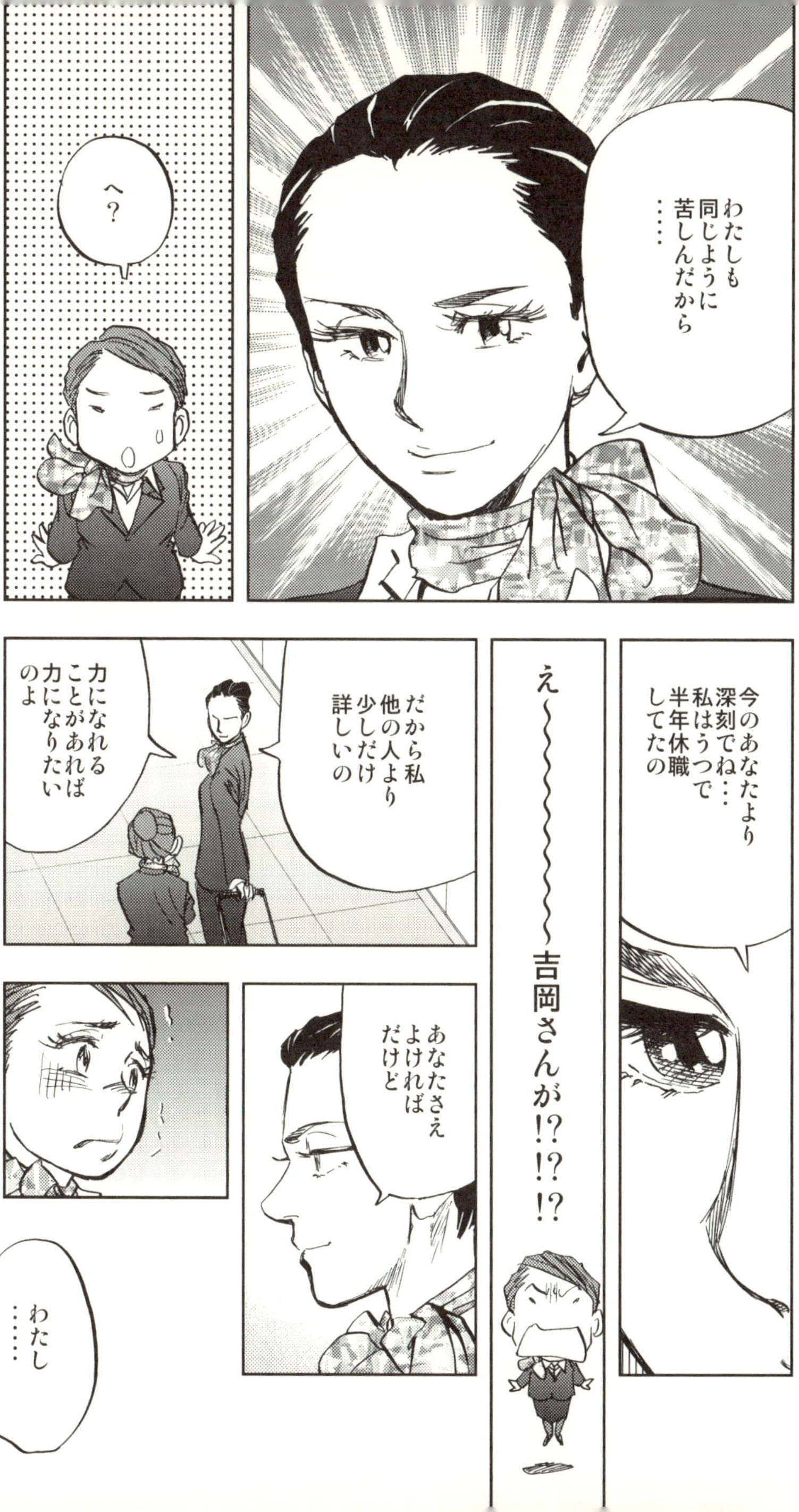
わたしも同じように苦しんだから……
へ？
今のあなたより深刻でね…私はうつで半年休職してたの
え〜〜〜〜〜〜吉岡さんが!?!?!?
だから私他の人より少しだけ詳しいの
力になれることがあれば力になりたいのよ
あなたさえよければだけど
わたし……

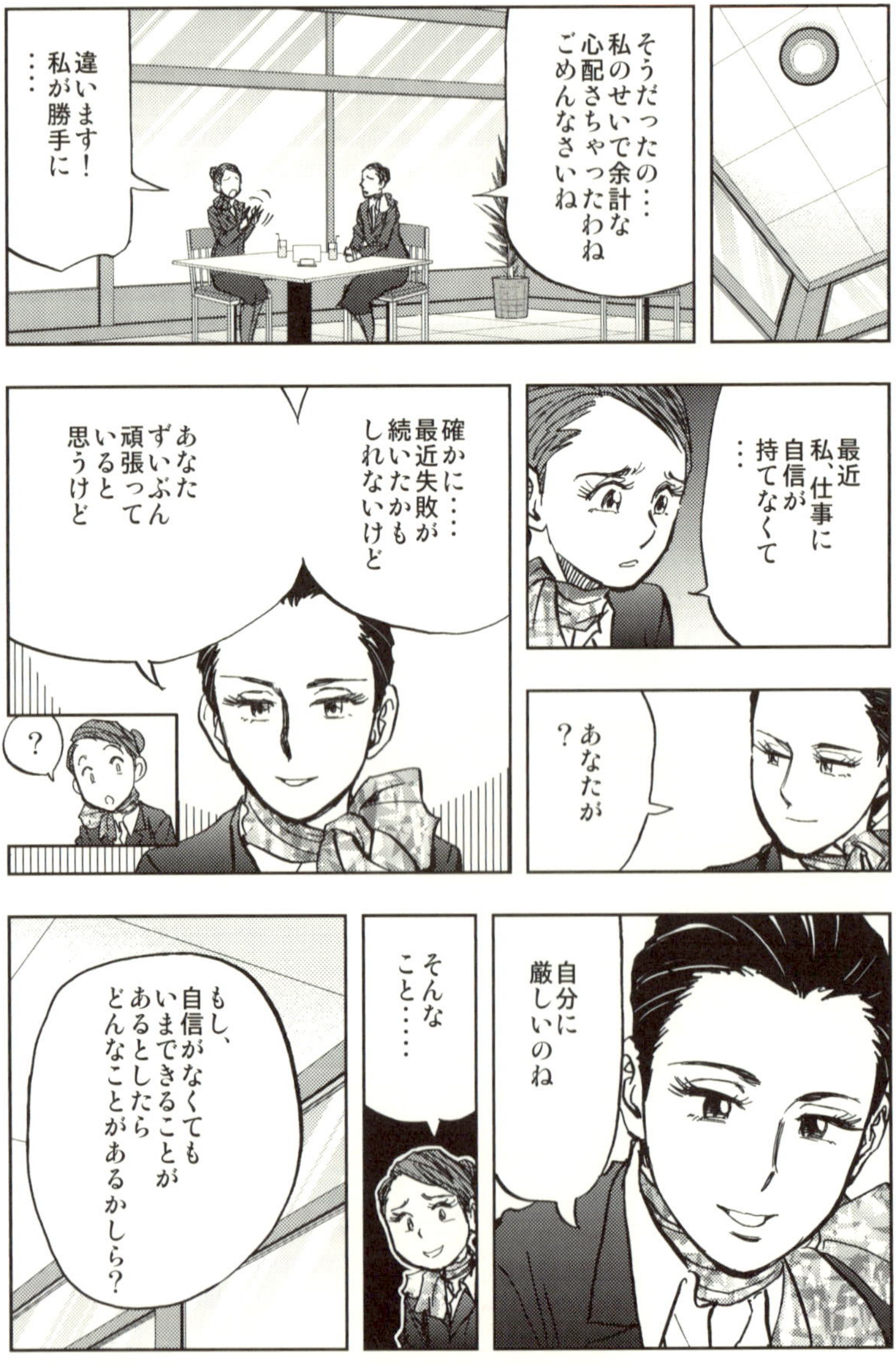
そうだったの…
私のせいで余計な
心配させちゃったわね
ごめんなさいね
違います！
私が勝手に
……
最近
私、仕事に
自信が
持てなくて
……
あなたが
？
確かに……
最近失敗が
続いたかも
しれないけど
あなた
ずいぶん
頑張って
いると
思うけど
？
自分に
厳しいのね
そんな
こと……
もし、
自信がなくても
いまできることが
あるとしたら
どんなことがあるかしら？

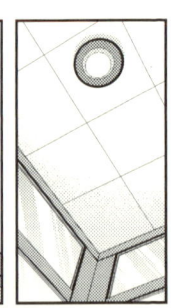

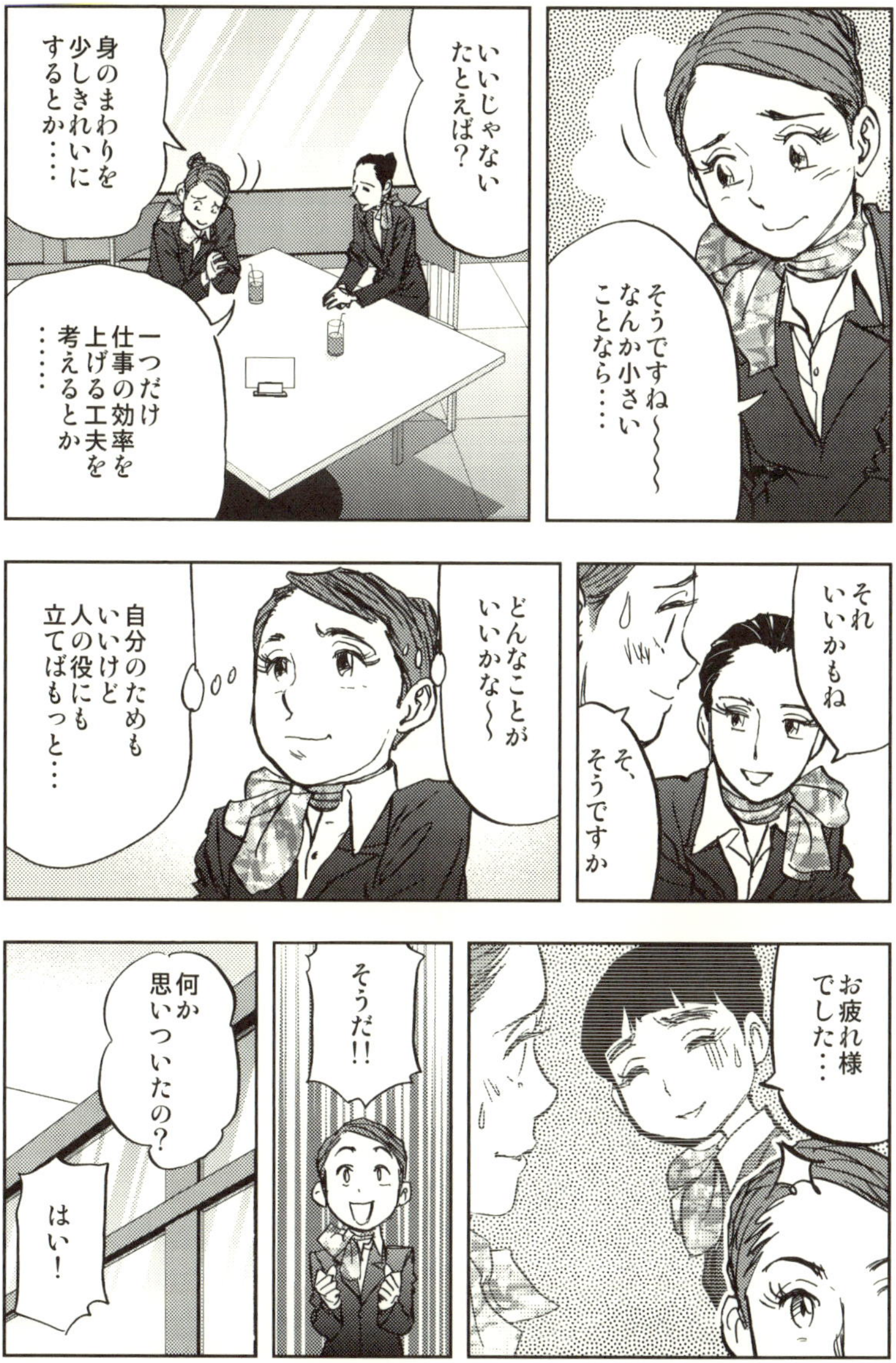
そうですね〜〜〜
なんか小さい
ことなら…
いいじゃない
たとえば？
身のまわりを
少しきれいに
するとか…
一つだけ
仕事の効率を
上げる工夫を
考えるとか
……
それ
いいかもね
そ、
そうですか
どんなことが
いいかな〜
自分のためも
いいけど
人の役にも
立てばもっと…
お疲れ様
でした…
そうだ!!
何か
思いついたの？
はい！

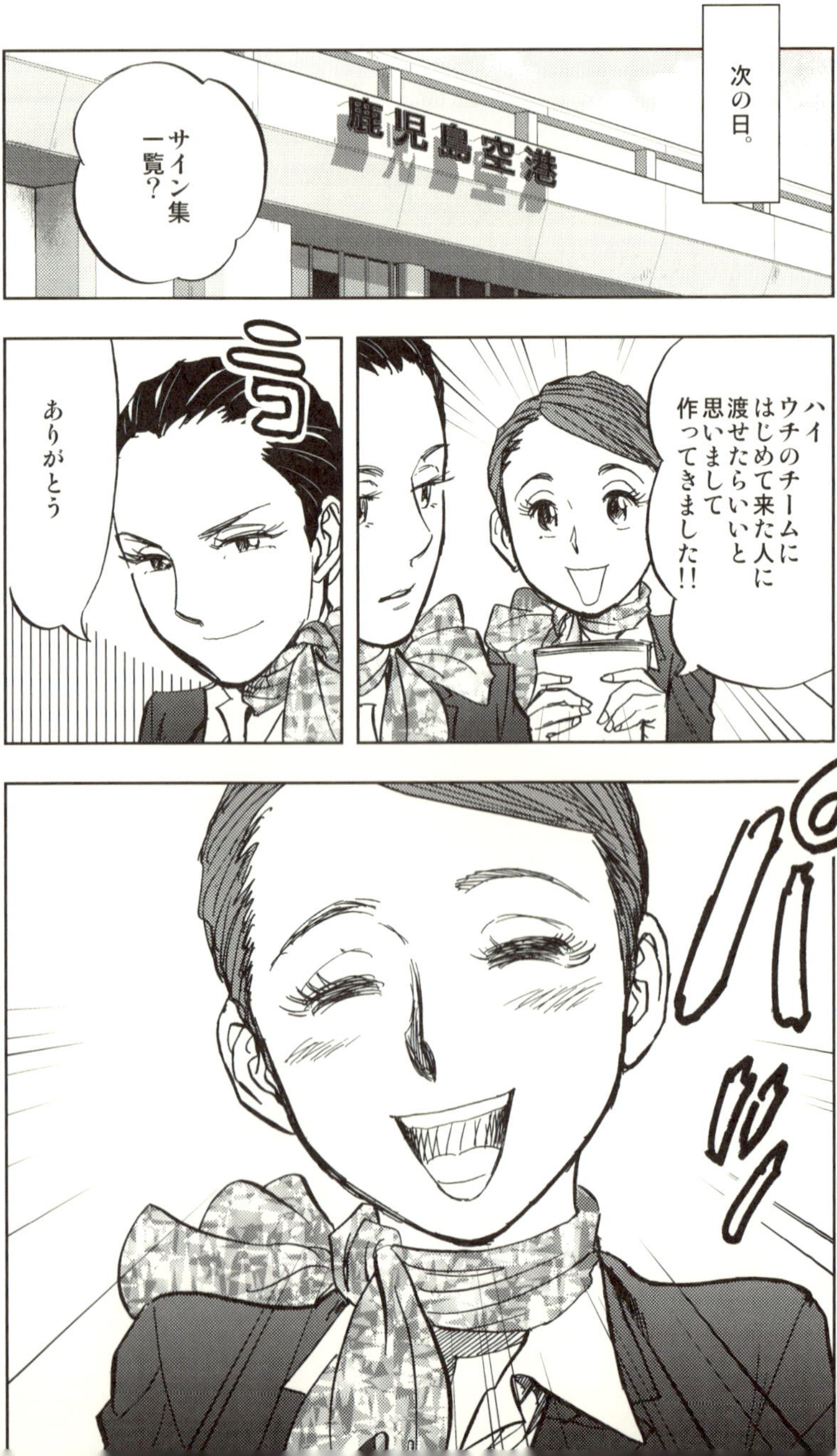
次の日。
鹿児島空港
サイン集
一覧?
ハイ
ウチのチームに
はじめて来た人に
渡せたらいいと
思いまして
作ってきました!!
ありがとう
パッ

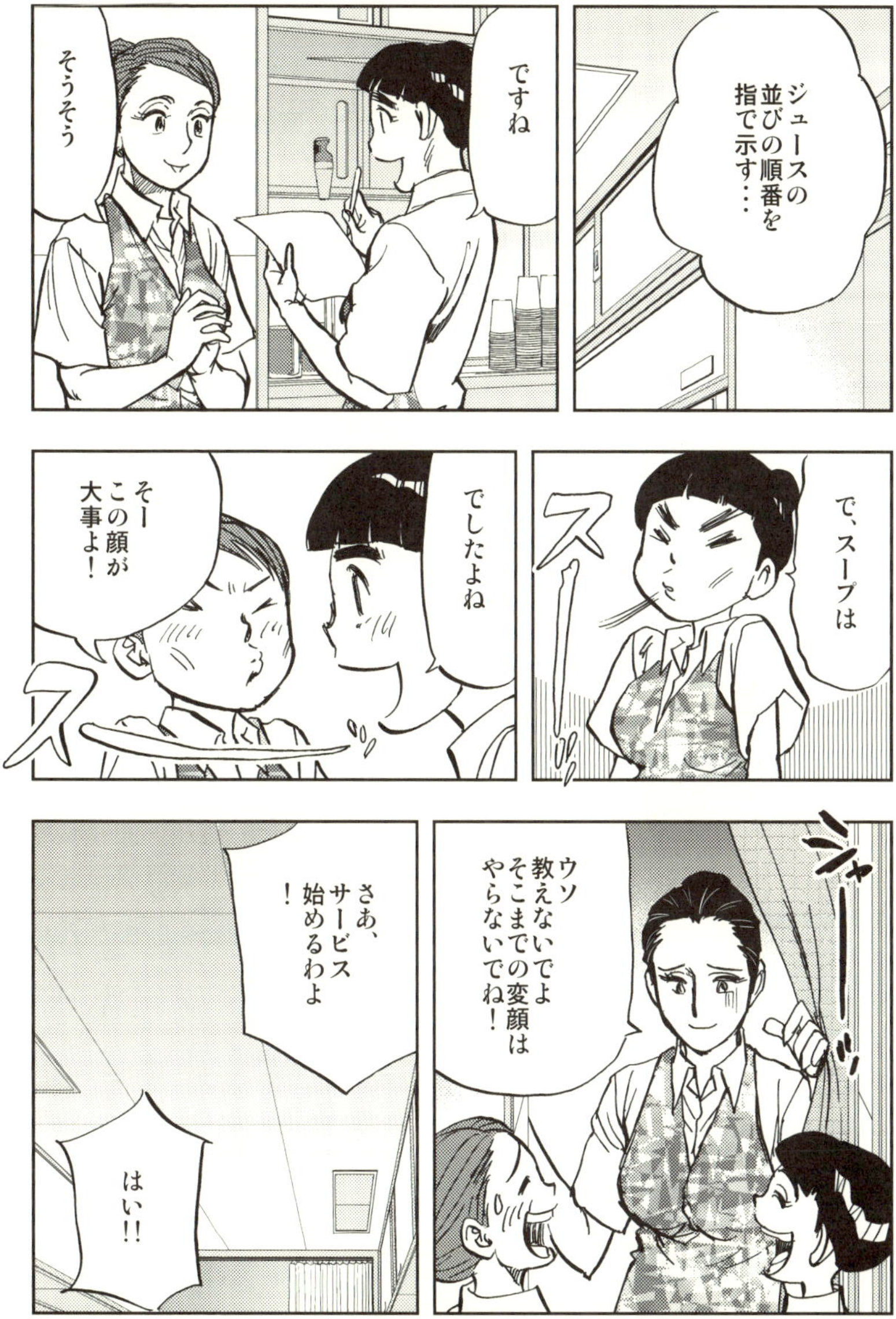
ジュースの並びの順番を指で示す・・・
ですね
そうそう
で、スープは
ス
でしたよね
そー この顔が大事よ！
ス
ジャーーッ
ウソ 教えないでよ そこまでの変顔はやらないでね！
さあ、サービス始めるわよ！
はい!!

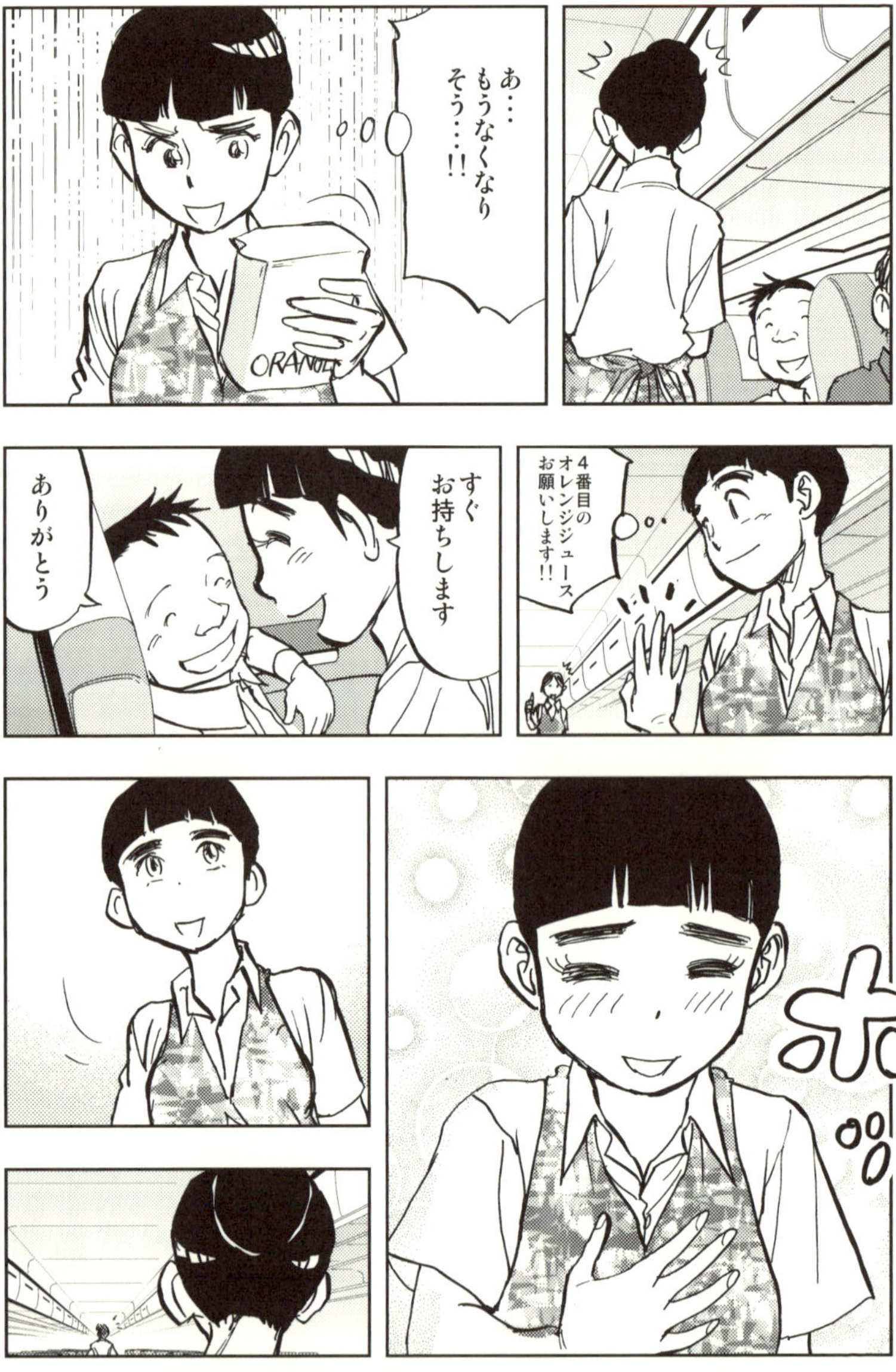
あ…
もうなくなり
そう…!!
4番目の
オレンジジュース
お願いします!!
すぐ
お持ちします
ありがとう

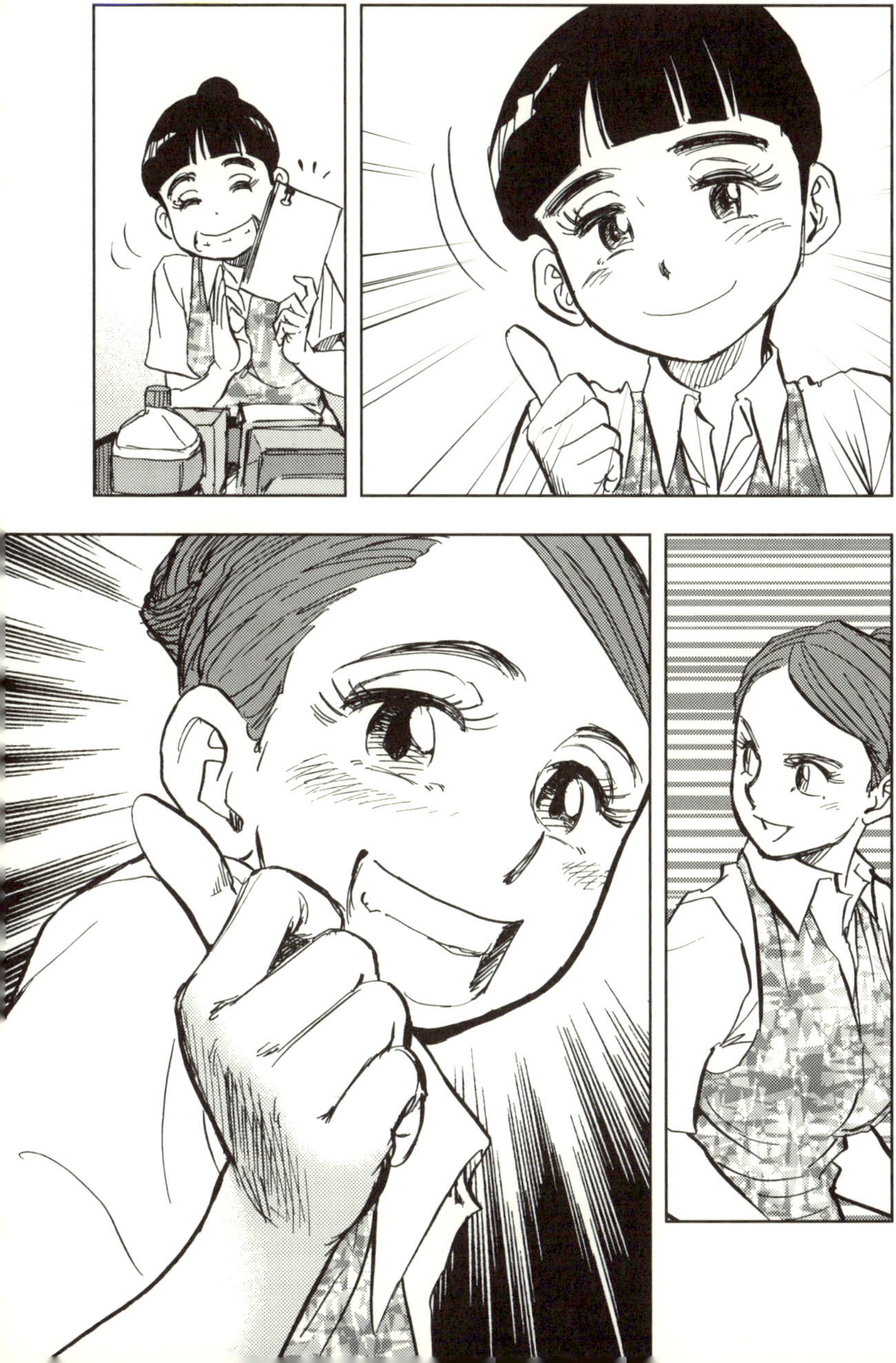

解説

07

やる気スイッチを入れるために
――行動を振り返る

行動を通して、こころを活性化する「行動活性化」と呼ばれる方法について説明します。これはやりがいのある行動や楽しい行動をすることによって、こころを活性化するという認知行動療法のスキルです。

問題があることに気づいたとき、その問題を解決しようという気持ちになっていれば、あとで紹介する問題を解決するスキル（問題解決技法）やしなやかに考えるスキル（認知再構成法）を使えます。

しかし、問題を解決しようという気力が出ないときには、ここで紹介する行動活性化スキルを使います。

私たちは、元気があれば何でもできると考えがちです。しかし、やる気になるまで待っていてもなかなかやる気は出てきません。

とくに、落ち込んでいるときには、「何もできていないのに楽しいことをするなんて申し訳ない」「からだが重いからからだを休めないといけない」などと考えて、何もしないでいることがあります。

また一時的に気持ちを軽くしようとしてテ

レビをぼんやり眺《なが》めたり、アルコールに走ったりすることもあります。

しかし、それで気持ちやからだが楽になるかというと、かえっていろんなことが頭に浮かんで、つらくなることのほうが多いのです。

私たちは気がつかないうちに、自分を苦しめるような行動をとっています。

そうしたときに、「やってよかった」「こころが軽くなった」と思える行動を増やしていくと、こころに元気が戻ってきます。

そうはいっても、私たちは自分がどのような行動をしているか、ほとんど意識していません。

そこで、まず自分の行動を振り返ります。

これを「セルフモニタリング」といいます。

うつ病などの治療では、セルフモニタリングの用紙「週間活動記録表」を使います。「週間活動記録表」には、毎日、「何をしたか」を書き込み、そのときに感じた楽しみや喜び、達成感を、それぞれパーセントで書き込みます。このようにして気持ちが軽くなる行動や、逆に、つらくなる行動がないかどうかを探してみるのです。

しかし、体調がすぐれなかったり、忙しかったりして、このように細かく書くのが難しい場合もあります。

そうしたときには、気持ちが変わったいくつかの行動を書き込んで、「○」「×」「△」で評価してもよいでしょう。

私が監修している「こころのスキルアップ・

トレーニング：うつ・不安ネット」のウェブサイト（http://www.cbtjp.net/）では、気持ちが晴れたものを「晴れ」、気持ちが変わらない行動を「曇り」、とてもつらくなった行動を「雨」で書き込んで、あとで「晴れ」の行動が何か、「曇り」の行動が何か、それをまとめて表示できるようにしてあります。

そうすることで、意識しないで繰り返している自分の行動を振り返って、どのような行動が、こころを軽くしていて、どのような行動をすると気持ちがつらくなるかに気づけるようになります。

こころの天気図

1時間ごとを目安に何をしたのか主な活動を書いてみましょう。活動を一つずつに活動開始時刻と活動内容を記録し、その結果、どのように気持ちが変化したのか「こころの変化天気図マーク」から選択してみましょう。そうすると活動内容などに応じて、自分の「こころの変化天気図マーク」内容の傾向がわかってきます。

［こころの変化天気図］
（1）気持ちが晴れた  （2）気持ちが少し軽くなった  （3）気持ちは変わらない 
（4）気持ちが少しつらくなった  （5）気持ちがとてもつらくなった 

時間	行動	こころの変化天気図［○でかこむ］
		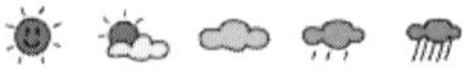
		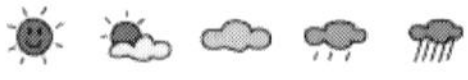
		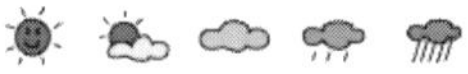
		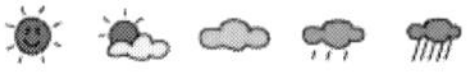
		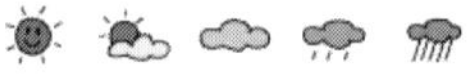

認知行動療法活用サイト「こころのスキルアップ・トレーニング」行動活性化スキル練習
（http://www.cbtjp.net/）

週間活動記録表

週間活動スケジュール　各時間における自分の活動を記入し、各活動について自分が感じた克服感（m）すなわち達成感と、快感（p）すなわち楽しさの度合いを、0～10の尺度を用いて評点化します。評点0は克服感や快感が皆無であったことを表し、評点10は克服感や快感が最高であったことを表します。

	8:00 am	9:00 am	10:00 am	11:00 am	12:00 pm	1:00 pm	2:00 pm
日曜日							
月曜日							
火曜日							
水曜日							
木曜日							
金曜日							
土曜日							

『こころが晴れるノート――うつと不安の認知療法自習帳』（創元社）

解説

08

行動計画を立てる
——できることから少しずつ

「活動記録表」に書き込んだあとは、その内容を振り返って、どのような行動をどの時間帯にすれば気持ちが晴れそうかを考えてみてください。

「日常的にしないといけないこと」「どうしてもやらなければいけないこと」と同時に、「楽しめる活動」や「やりがいのある活動」「こころが軽くなる活動」を少しずつ増やしていくようにしましょう。

次に、行動計画を立てるときのポイントを説明します。

まず、できることから、少しずつ始めていってください。ハードルを高くして理想的な状態を基準に判断しないようにしてください。

自分にできる具体的な計画を立てるようにします。自分にできる行動計画というのは、ほかの人を巻き込まないという意味です。

友だちと仲よくしたいと考えて、友だちとお茶をするという計画を立てるとします。しかし、この計画は、友だちの都合が悪ければうまくいかない可能性があります。

ですから、このように他の人の都合によっ

て左右される行動ではなく、自分の行動だけで成果が決まる行動を選ぶようにします。つまり「友だちとお茶をする」ではなく、「友だちをお茶に誘う」というような行動をとる計画を立てるのです。

また、大きな活動計画を立てるのではなく、小さい活動に分けて計画するようにします。

家の掃除をするときには、まず机の上を片づける、次に一つの部屋の不要なものをゴミにまとめる、その部屋を片づける、といった具合に順番に掃除の計画を立てます。

そのようにしていけば、「どうせ何をやっても無駄だ」といった考えが変わってきて、次の行動に目が向くようになります。

コミックの中で、チーフパーサーの吉岡は、できそうなことを、ひかりが見つけられるように話を進めています。ひかりも、「小さいことなら」と言って、自分にできそうなことを考えていっています。

行動のリスト

◆いままでやってみて楽しかった・やりがいのあった活動から選ぶ

【何かする活動】

・気分転換（映画を観る、コンビニで漫画を買う）、息抜き（カフェでランチをする）、買い物（洋服を買う）、整理整頓（机の上を整理する）、部屋を飾る（花を活ける）、運動（散歩する）、ずっと先延ばしにしていたことをする（支払いを済ませる、メールの返事を送る）、手作業（手芸）、芸術（音楽を聴く、絵を観る）、人と連絡を取る（長らく会っていない友人に連絡を取る）、遊び（子どもとキャッチボールをする）、生き物を飼う、植物を育てる

【何もしない活動】

・何もしない（ぼーっと空を眺める）、楽しい体験（お風呂にゆっくり入る、お風呂に入浴剤を入れる、お香を焚《た》く）

◆いままでやったことのない活動

【暗い気分にそぐわない活動】

・自分が持っている一番明るい色の服を着る、鼻歌を歌う、無理せず、自分に正直になる（嫌な先輩からの飲み会の誘いを断る）、自分にご馳走する（前から気になっていたお洒落なカフェに入る）

◆五感を使う活動

・触覚（マッサージを受ける、陶芸をする、犬や猫を触ったり抱いたりする）
・味覚（最近テレビで評判のスイーツを食べる、コーヒーを飲む）
・嗅覚（花の香りをかぐ、香水を変える）
・聴覚（ＣＤを聴く、母親に電話する）
・視覚（夜空を眺める、昔の写真を見る）

生活を振り返っても気持ちが楽になる行動が見つからないときには、これまでやってみて楽しかった行動ややりがいのあった行動、好きだった行動を探します。

行動リスト

いままでやったことのある行動から選ぶ	
◇過去に気分が改善した行動を思い出してみましょう	
何かをする行動	・気分転換(漫画を読む、違った道を通る) ・息抜き(カフェに行く) ・買い物(洋服を買う) ・整理整頓(かばんの中を整理する) ・自分の家、部屋を飾る(花を生ける) ・先延ばしにしていたことを片付ける(メールに返事をする) ・手作業(手芸をする)、芸術(絵を描く) ・遊び(キャッチボールをする) ・生き物を飼う、育てる(植物の水やり)
何もしない行動	・何もしない(ぼーっと空を眺める) ・何か遊び心のあること(「～が楽しかった」を言い合う) ・楽しい体験(ゆっくり風呂に入る、入浴剤を入れる、お香を焚く)
いままでやったことのない行動から選ぶ	
いままで やったことのない行動	・暗い気分にそぐわない、実際にできそうなことをする (持っているいちばん明るい服を着る、鼻歌を歌う、スキップする) ・楽しそうな人を見つけて同じ行動をする (わざとにこにこする、子どもと鬼ごっこをする、カラオケに行く) ・自分にご馳走する(入ったことのないレストランを予約する)
五感を意識的に使う行動 (とくに臭覚、味覚、触覚)	・臭覚(香水を変える、海辺で潮の匂いを嗅ぐ) ・味覚(食べたことがない高いチョコレートを食べる) ・触覚(マッサージを受ける、クレヨンで絵を描く) ・聴覚(落語のCDを聴く、母に電話して声を聴く) ・視覚(昔の写真を眺める、流れ星を探す)

運動をしたり、好きな音楽を聴いたりしてもよいでしょう。五感を使う活動も役に立ちます。触覚や味覚、さまざまな感覚を刺激する行動です。いままでやったことのない活動から選ぶ、というのも一つの方法です。

逆に何もしない行動で、気持ちが楽になることもあります。ボーッと空を眺めたり、お風呂にゆっくり入ったり、そうしたことも気持ちを軽くするかもしれません。行動リストの表を参考にしてください。

解説

09 行動計画を実行する

――「できる」「できない」が問題ではない

行動をしたあとには、その結果を評価します。1日のどこかの時間で、ちょっと計画を振り返ってみる時間をもつようにしてください。ここで大事なことは、できたか、できなかったかではありません。

情報を集めて、その体験を次の計画に生かすようにします。

うまくいったとすれば、何がよかったのでしょうか。うまくいかなかったとすれば、何がうまくいかなかったのでしょうか。

そうした振り返りを通して、できることを少しずつ増やしていくようにします。

「行動活性化」で行う行動は実験です。どの行動が役に立つかは行動してみないとわかりません。もちろん実験なので、事前の計画や準備も大切です。

実験の場合、大切なのは、成功か失敗かではなく、データを集めることです。データを積み重ねていくと、多くのことがわかってきます。

第4のステップ

考えを切り替える

悲観的な考えから自由になるスキル

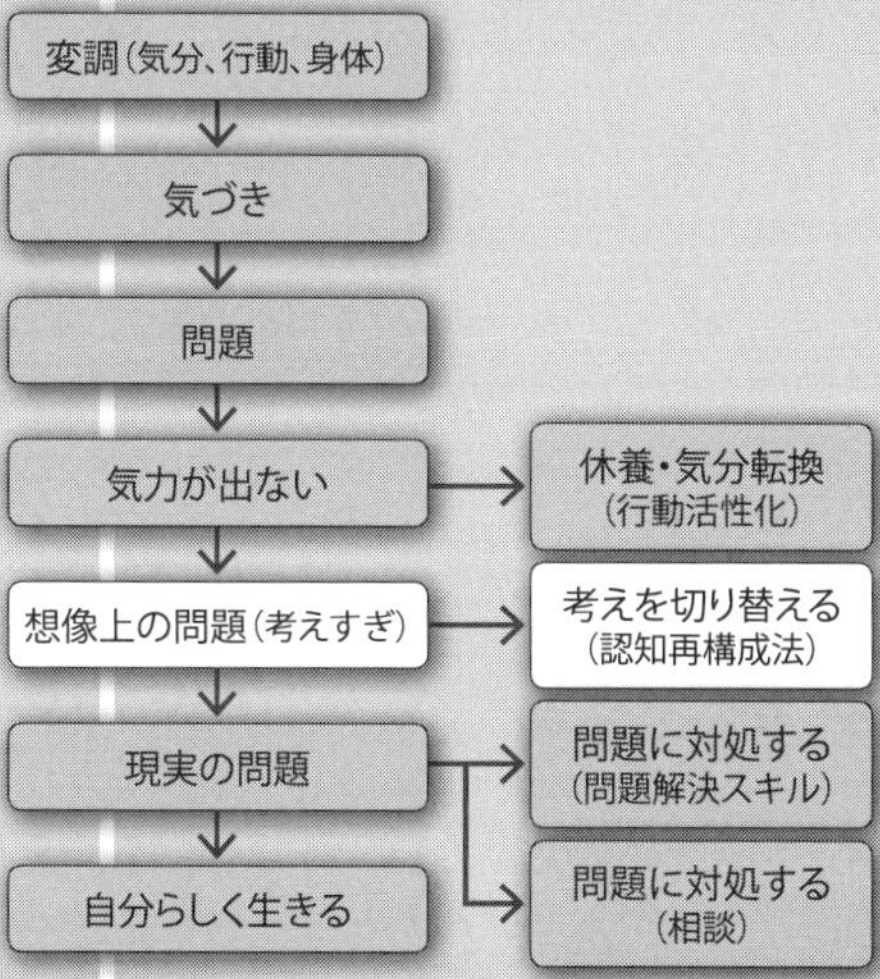

変調（気分、行動、身体）
気づき
問題
気力が出ない
休養・気分転換
（行動活性化）
想像上の問題（考えすぎ）
考えを切り替える
（認知再構成法）
現実の問題
問題に対処する
（問題解決スキル）
問題に対処する
（相談）
自分らしく生きる

コミック 4 「自動思考と適応的思考」

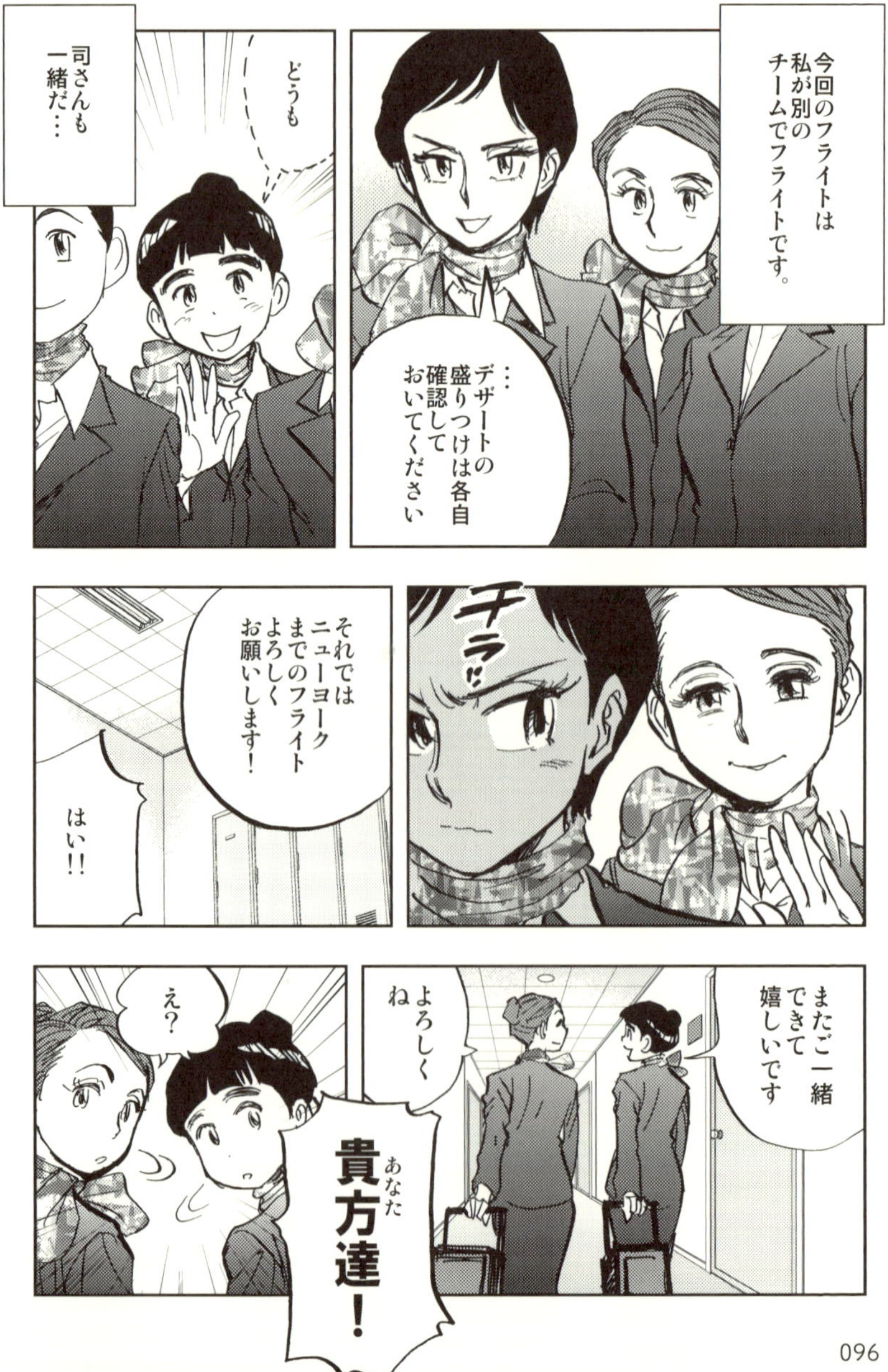

今回のフライトは私が別のチームでフライトです。
…デザートの盛りつけは各自確認しておいてください
どうも
司さんも一緒だ…
チラ!!
それではニューヨークまでのフライトよろしくお願いします!
はい!!
またご一緒できて嬉しいです
よろしくね
貴方達《あなた》!
え?

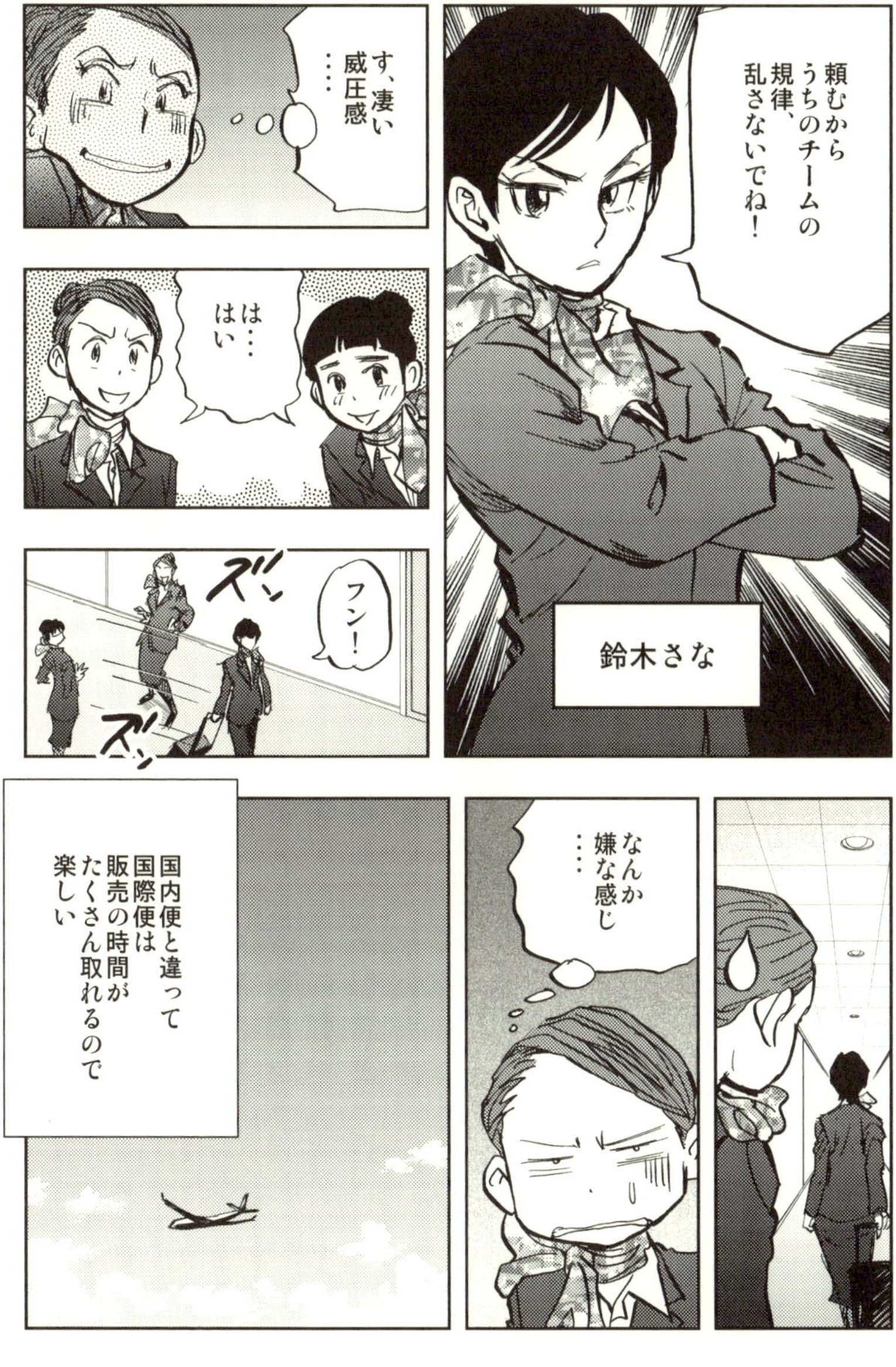
頼むから
うちのチームの規律、乱さないでね！
鈴木さな
す、凄い威圧感……
は…はい
ズン
フン！
ズン
なんか嫌な感じ……
国内便と違って国際便は販売の時間がたくさん取れるので楽しい

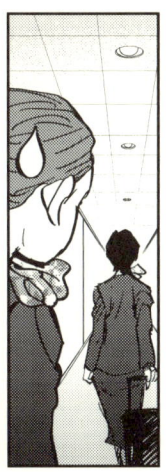

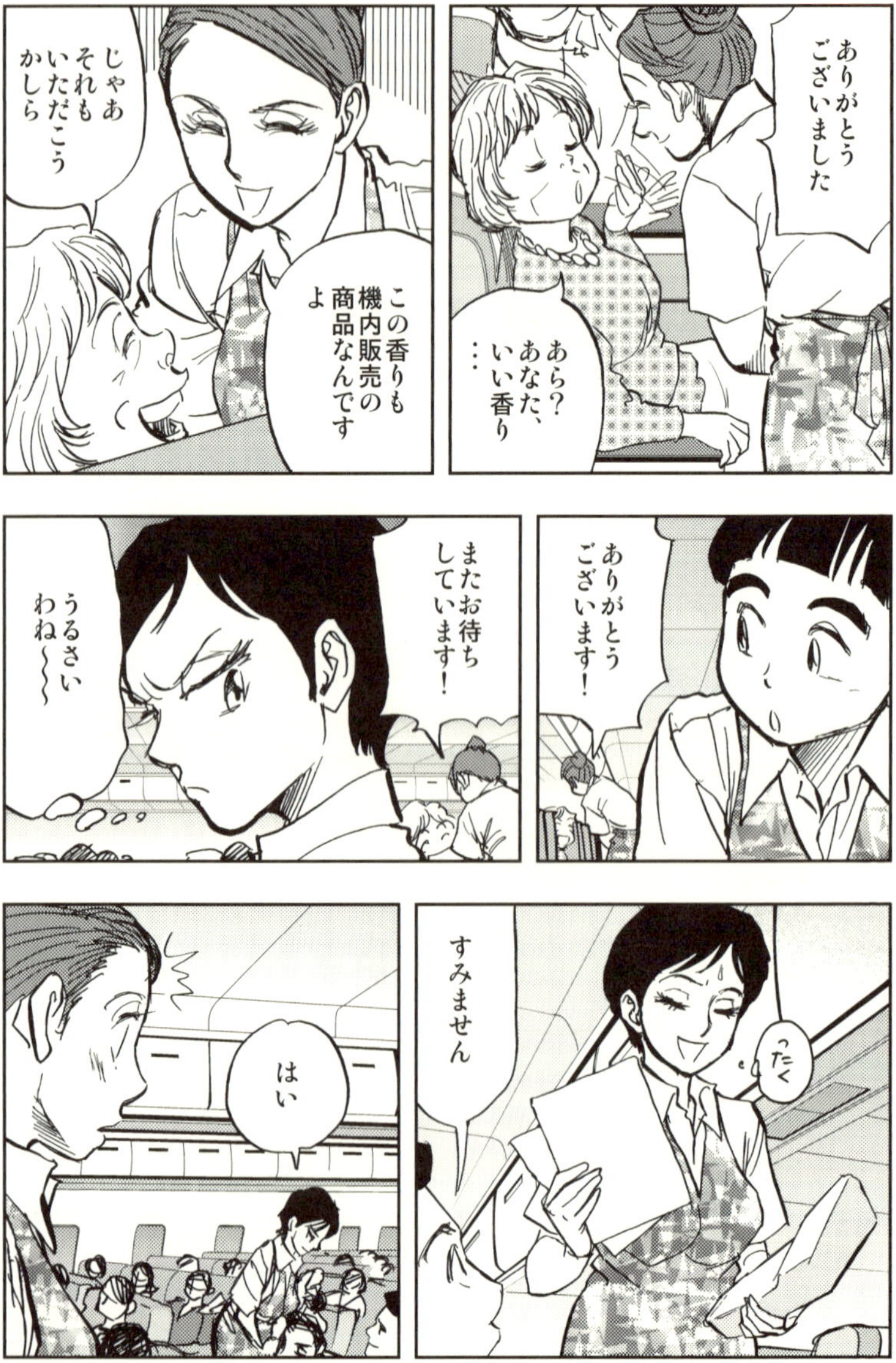
ありがとうございました
あら？あなた、いい香り…
この香りも機内販売の商品なんですよ
じゃあそれもいただこうかしら
ありがとうございます！
またお待ちしています！
うるさいわね〜〜
すみません
ったく
はい

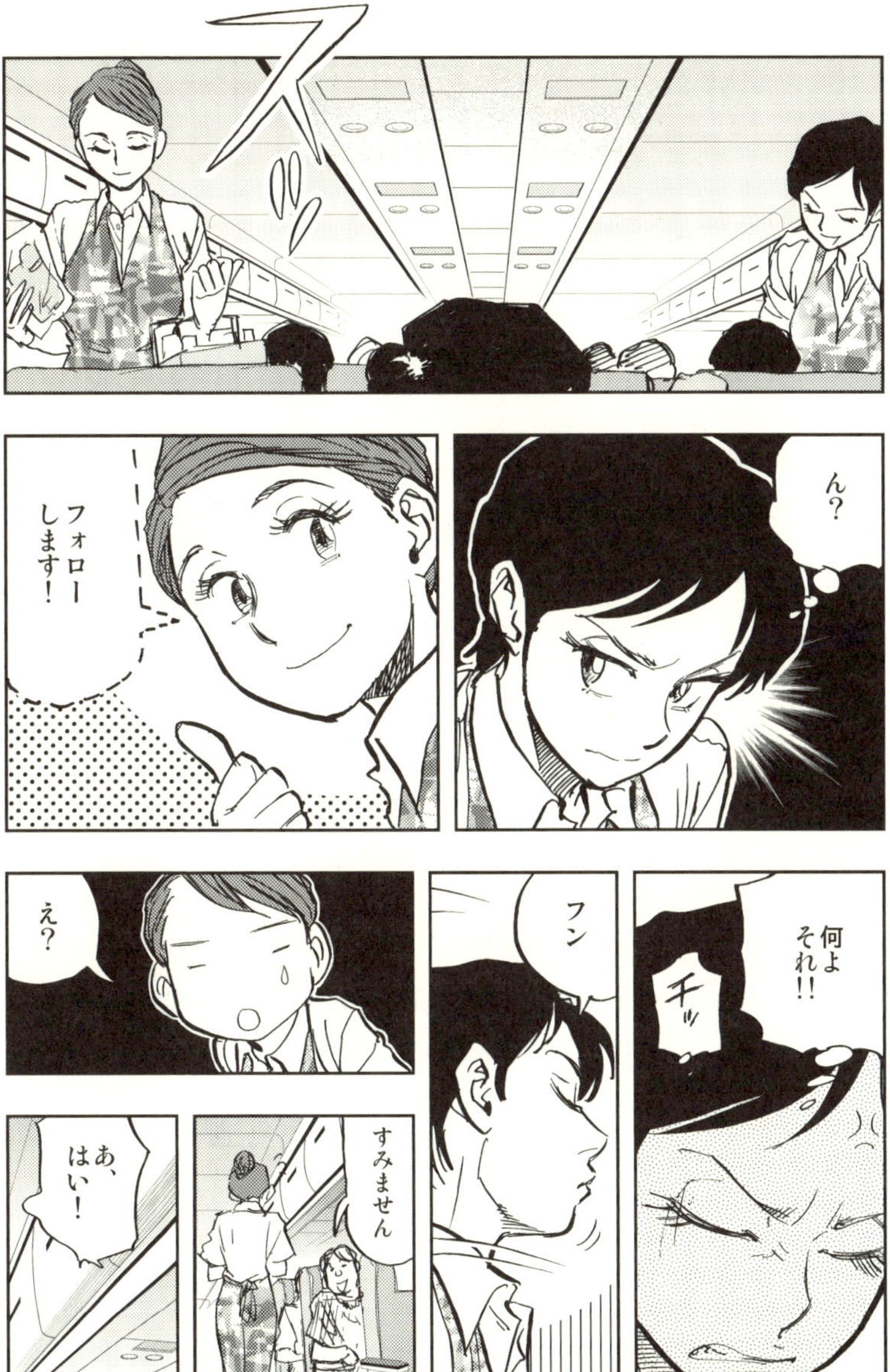
ス
ん？
フォロー
します！
何よ
それ!!
チッ
フン
え？
すみません
あ、
はい！

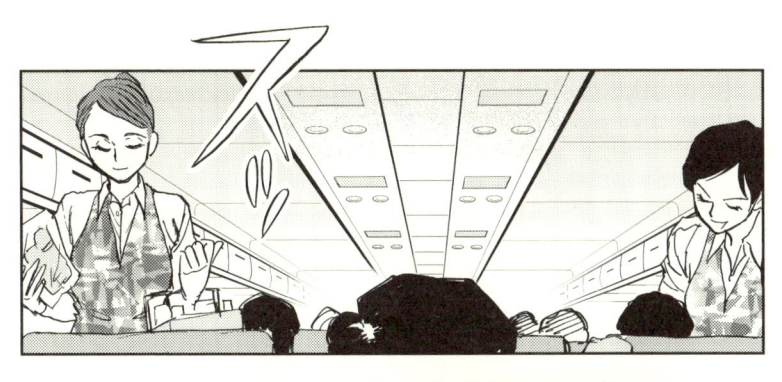

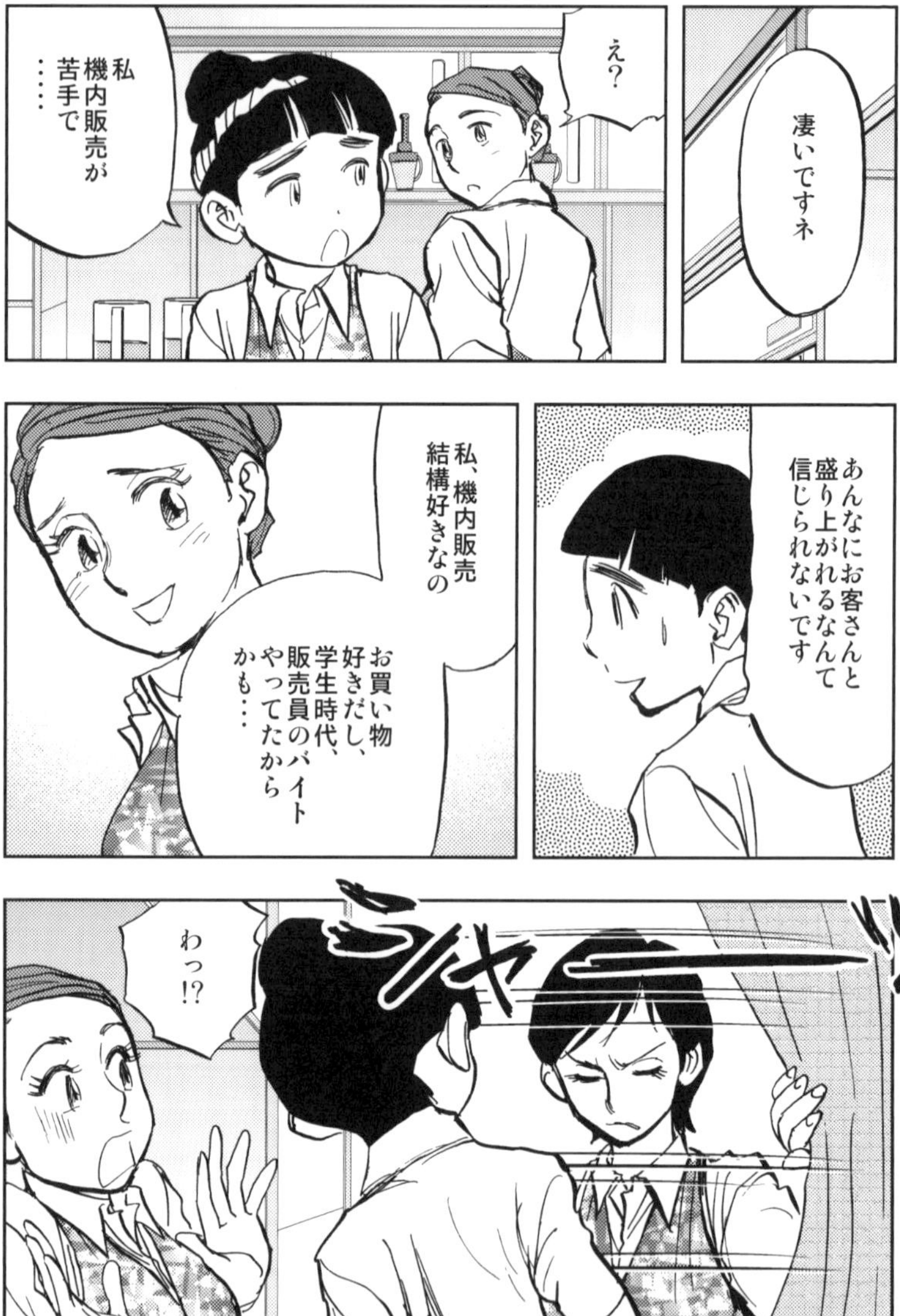
凄いですネ
え？
私
機内販売が
苦手で
……
あんなにお客さんと
盛り上がれるなんて
信じられないです
私、機内販売
結構好きなの
お買い物
好きだし、
学生時代、
販売員のバイト
やってたから
かも…
シャーーッ
わっ!?

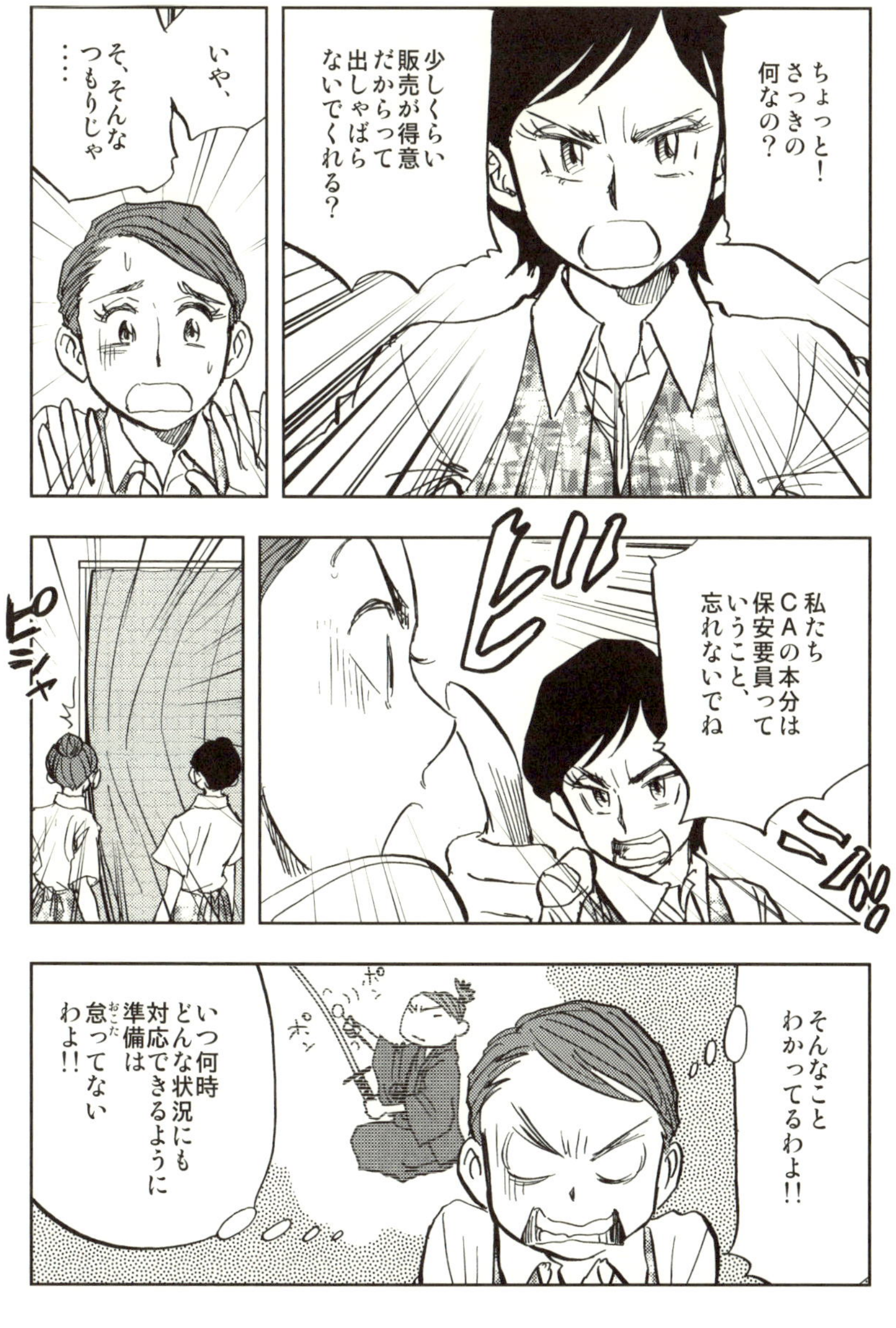
ちょっと！
さっきの何なの？
少しくらい販売が得意だからって出しゃばらないでくれる？
いや、
そ、そんなつもりじゃ……
私たちCAの本分は保安要員っていうこと、忘れないでね
ピシャ
そんなことわかってるわよ!!
いつ何時どんな状況にも対応できるように準備は怠《おこた》ってないわよ!!

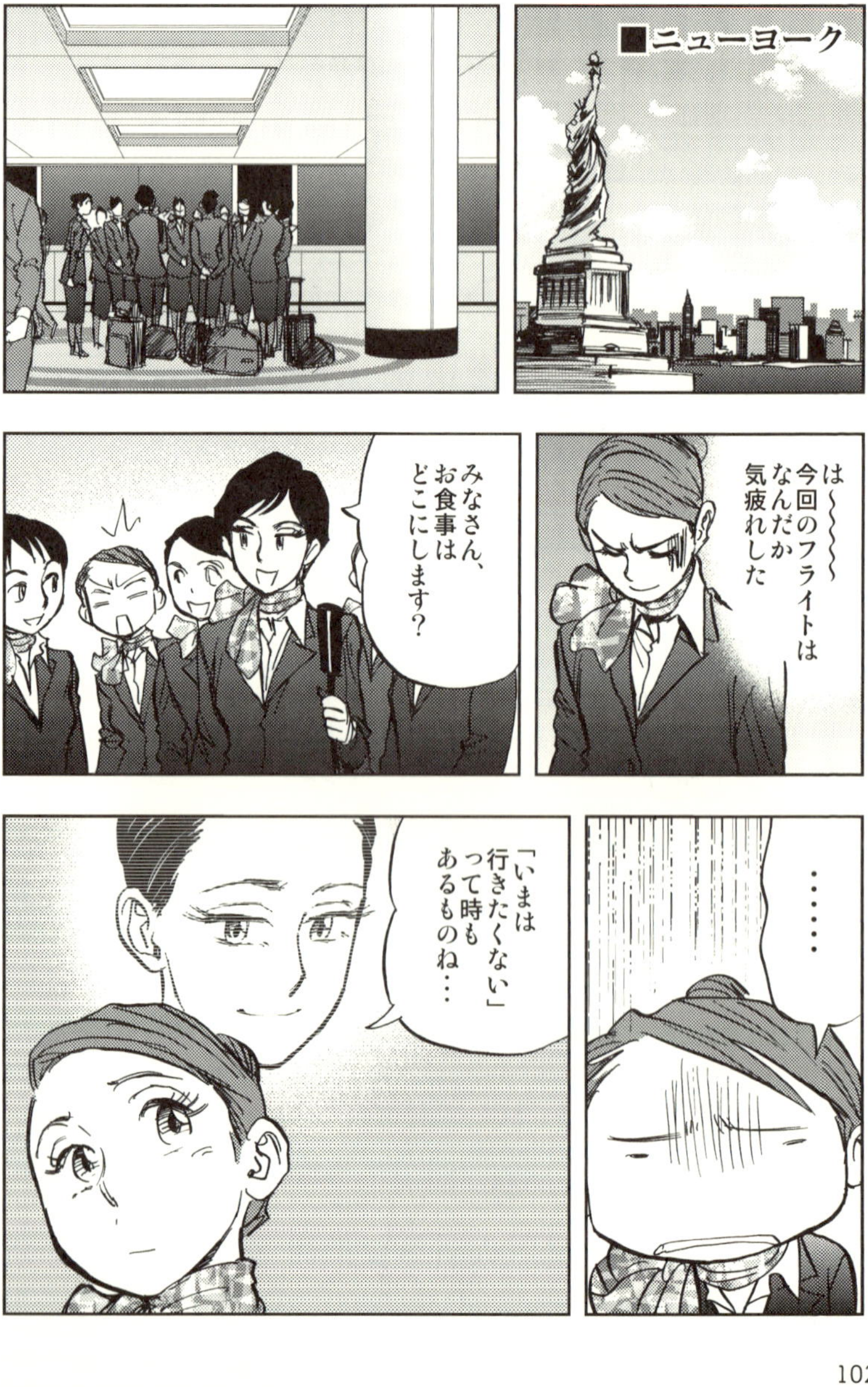
■ニューヨーク
みなさん、お食事はどこにします？
は〜〜〜〜今回のフライトはなんだか気疲れした
……
「いまは行きたくない」って時もあるものね…

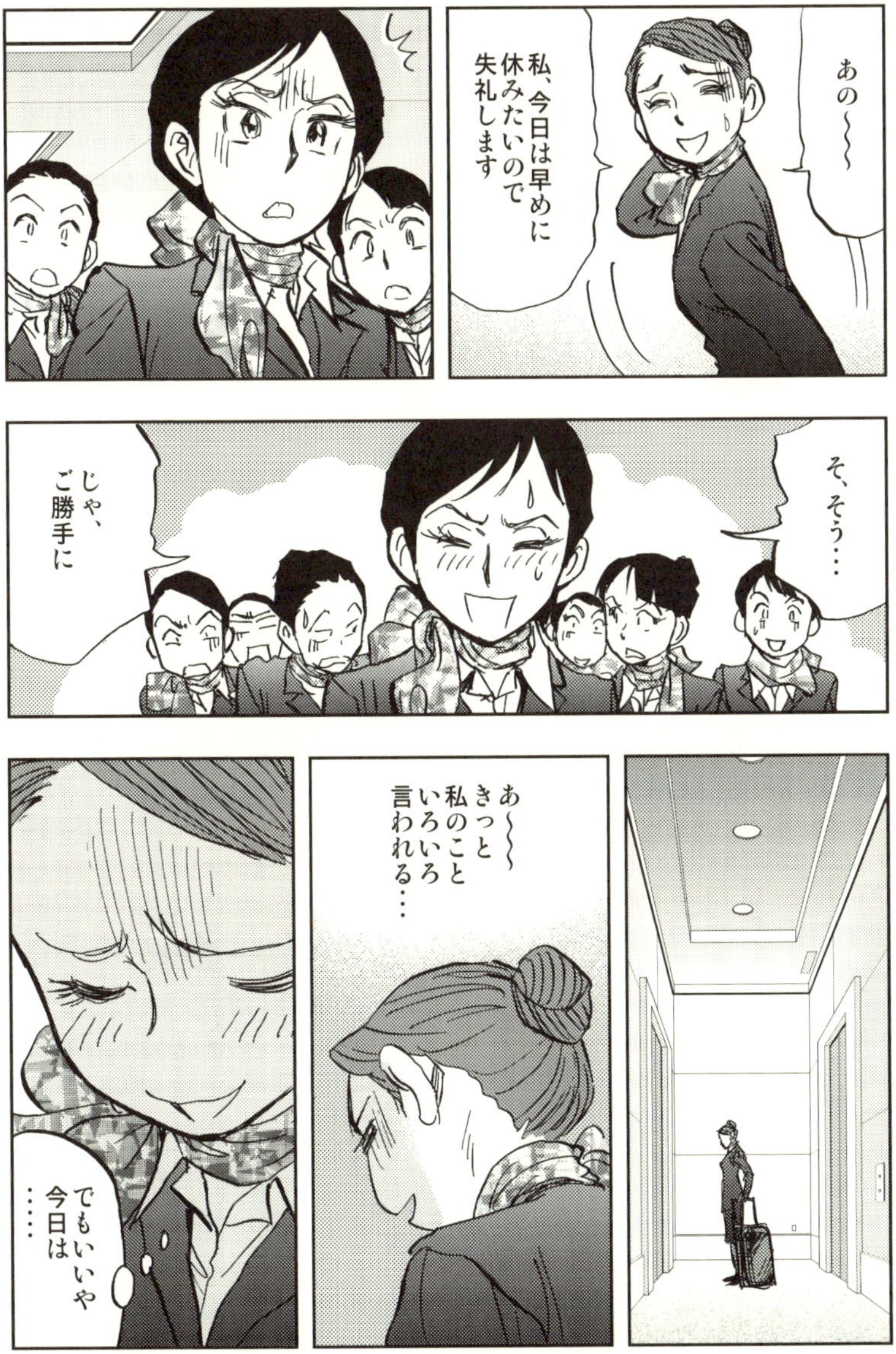

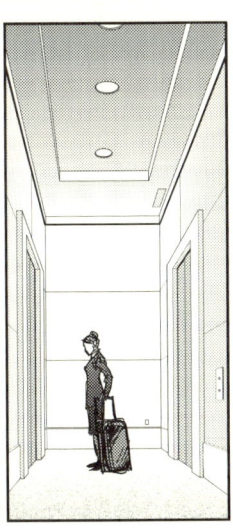

あの〜〜〜
私、今日は早めに休みたいので失礼します
そ、そう・・・
じゃ、ご勝手に
あ〜〜〜きっと私のこといろいろ言われる・・・
でもいいや今日は・・・・・

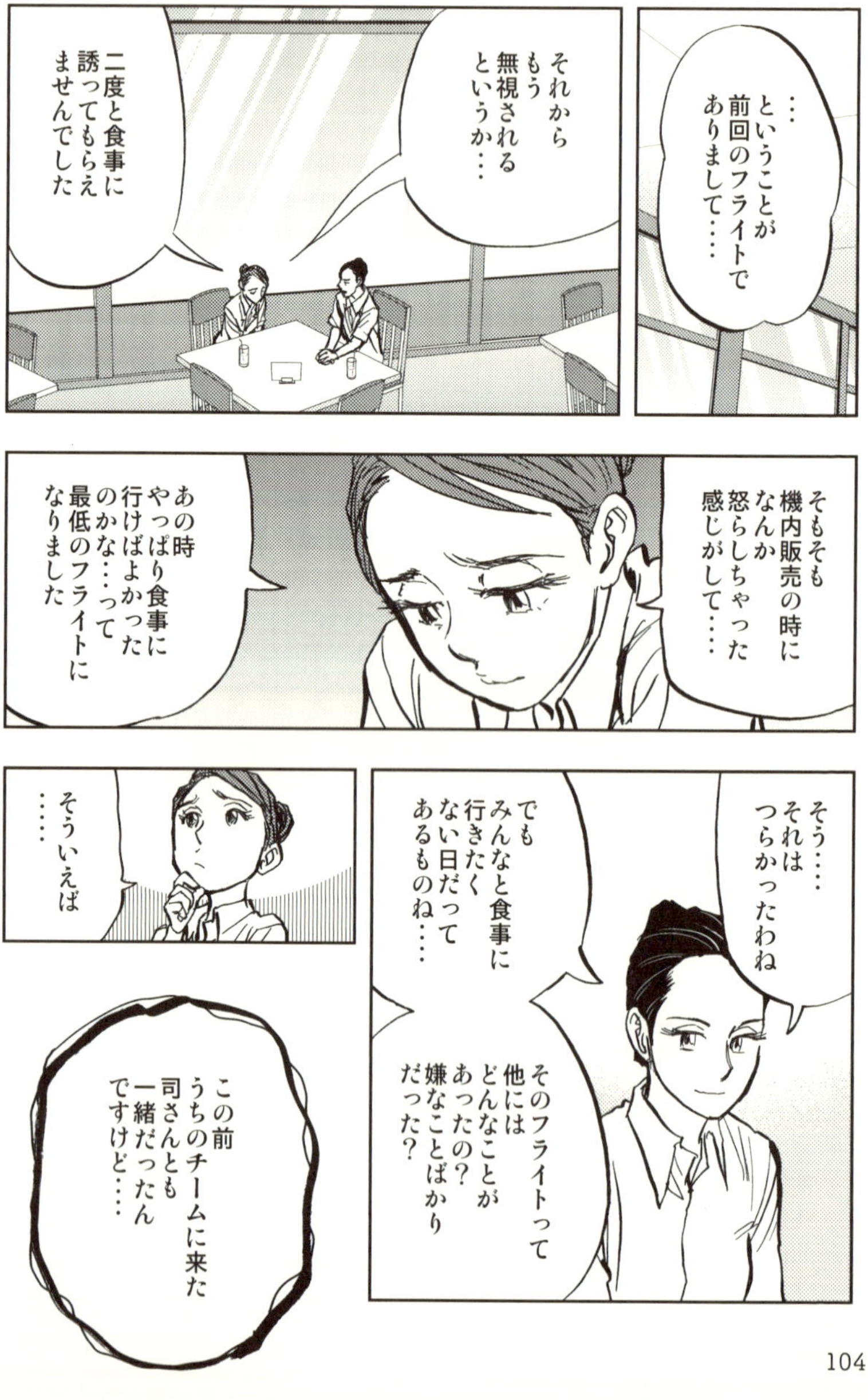
…ということが前回のフライトでありまして…
それからもう無視されるというか…
二度と食事に誘ってもらえませんでした
そもそも機内販売の時になんか怒らしちゃった感じがして…
あの時やっぱり食事に行けばよかったのかな…って最低のフライトになりました
そう…それはつらかったわね
でもみんなと食事に行きたくない日だってあるものね…
そのフライトって他にはどんなことがあったの？嫌なことばかりだった？
そういえば……
この前うちのチームに来た司さんとも一緒だったんですけど…

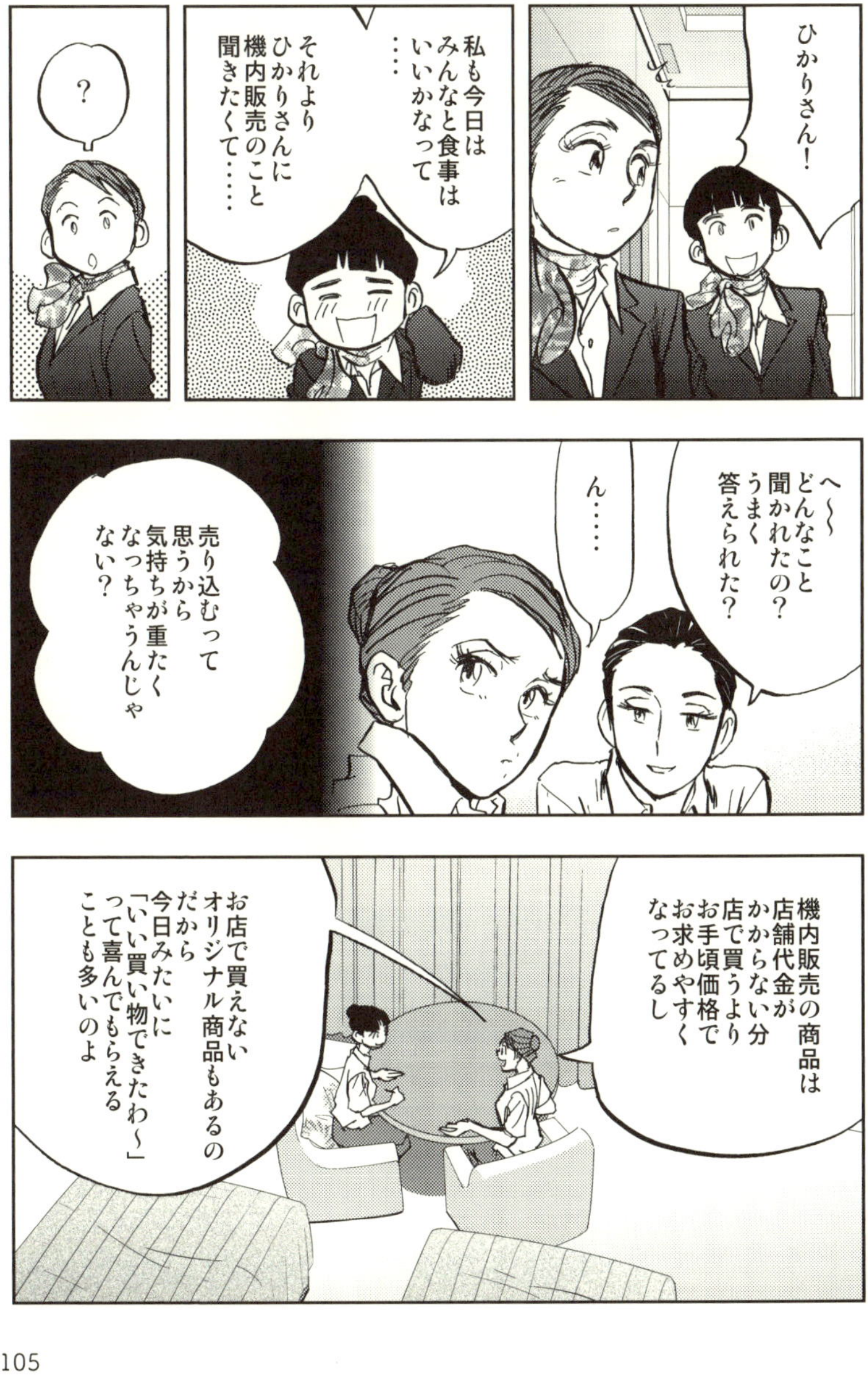
ひかりさん！

私も今日はみんなと食事はいいかなって…

それよりひかりさんに機内販売のこと聞きたくて……

？

へ〜どんなこと聞かれたの？うまく答えられた？

ん……

売り込むって思うから気持ちが重たくなっちゃうんじゃない？

機内販売の商品は店舗代金がかからない分店で買うよりお手頃価格でお求めやすくなってるし
お店で買えないオリジナル商品もあるのだから今日みたいに「いい買い物できたわ〜」って喜んでもらえることも多いのよ

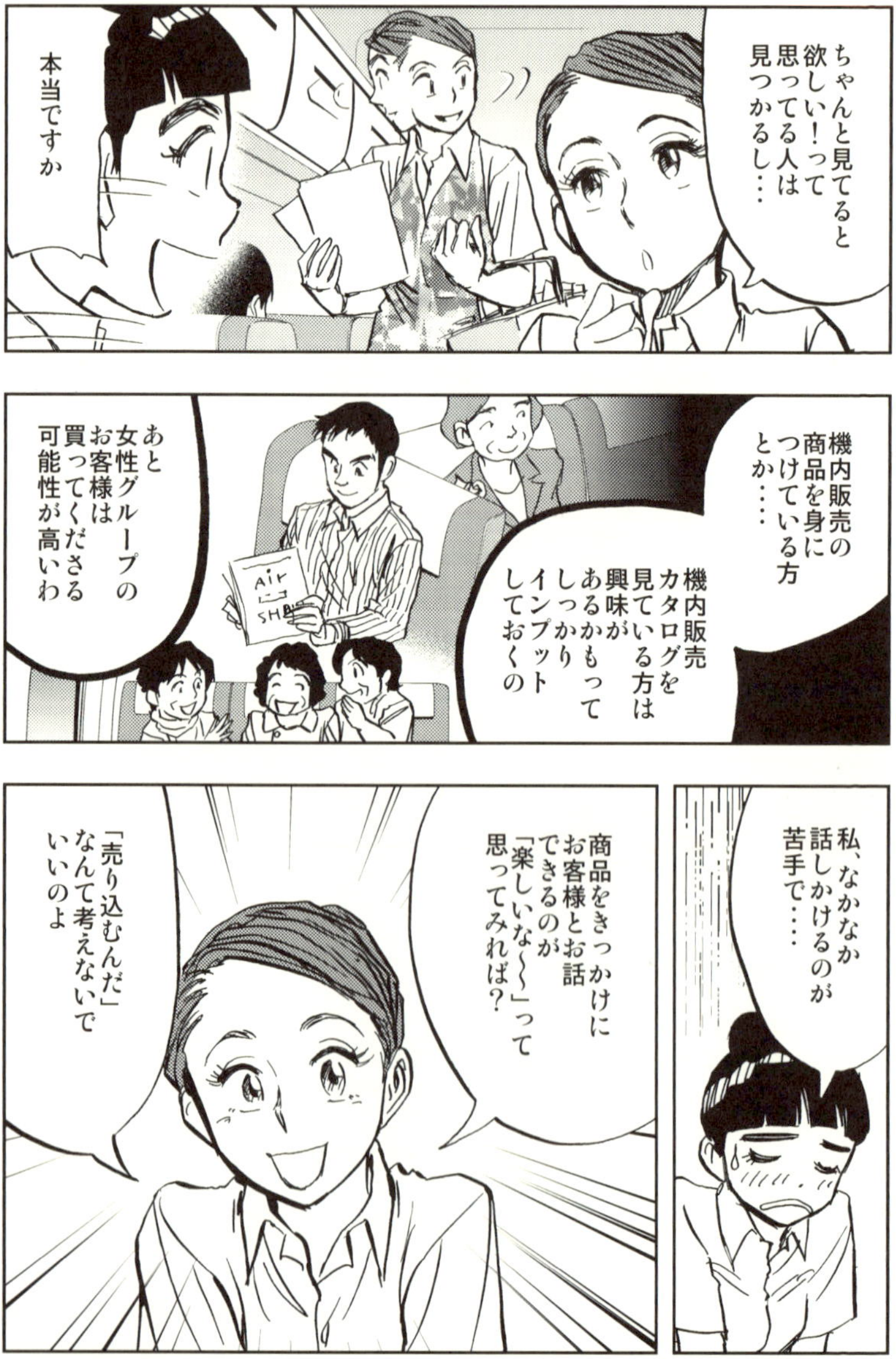
ちゃんと見てると欲しい！って思ってる人は見つかるし・・・
本当ですか
機内販売の商品を身につけている方とか・・・・
機内販売カタログを見ている方は興味があるかもってしっかりインプットしておくの
あと女性グループのお客様は買ってくださる可能性が高いわ
私、なかなか話しかけるのが苦手で・・・・
商品をきっかけにお客様とお話できるのが「楽しいな～」って思ってみれば？
「売り込むんだ」なんて考えないでいいのよ

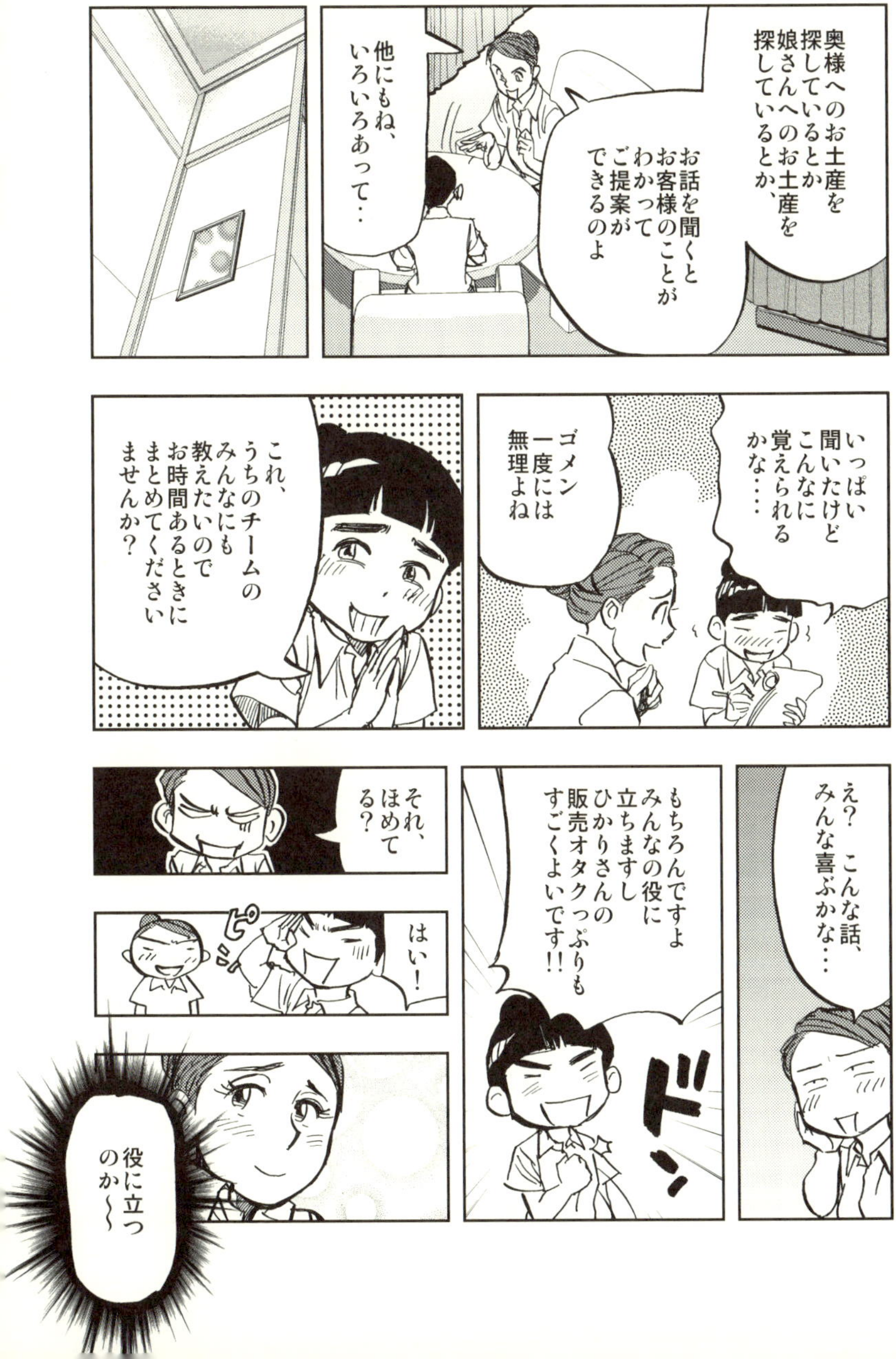

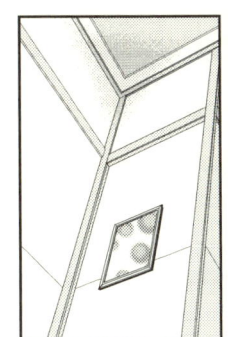

奥様へのお土産を探しているとか娘さんへのお土産を探しているとか、
お話を聞くとお客様のことがわかってご提案ができるのよ
他にもね、いろいろあって・・
いっぱい聞いたけどこんなに覚えられるかな・・・・
ゴメン一度には無理よね
これ、うちのチームのみんなにも教えたいのでお時間あるときにまとめてくださいませんか？
え？ こんな話、みんな喜ぶかな・・・
もちろんですよみんなの役に立ちますしひかりさんの販売オタクっぷりもすごくよいです!!
ドンッ
それ、ほめてる？
はい！
ピシッ
役に立つのか～

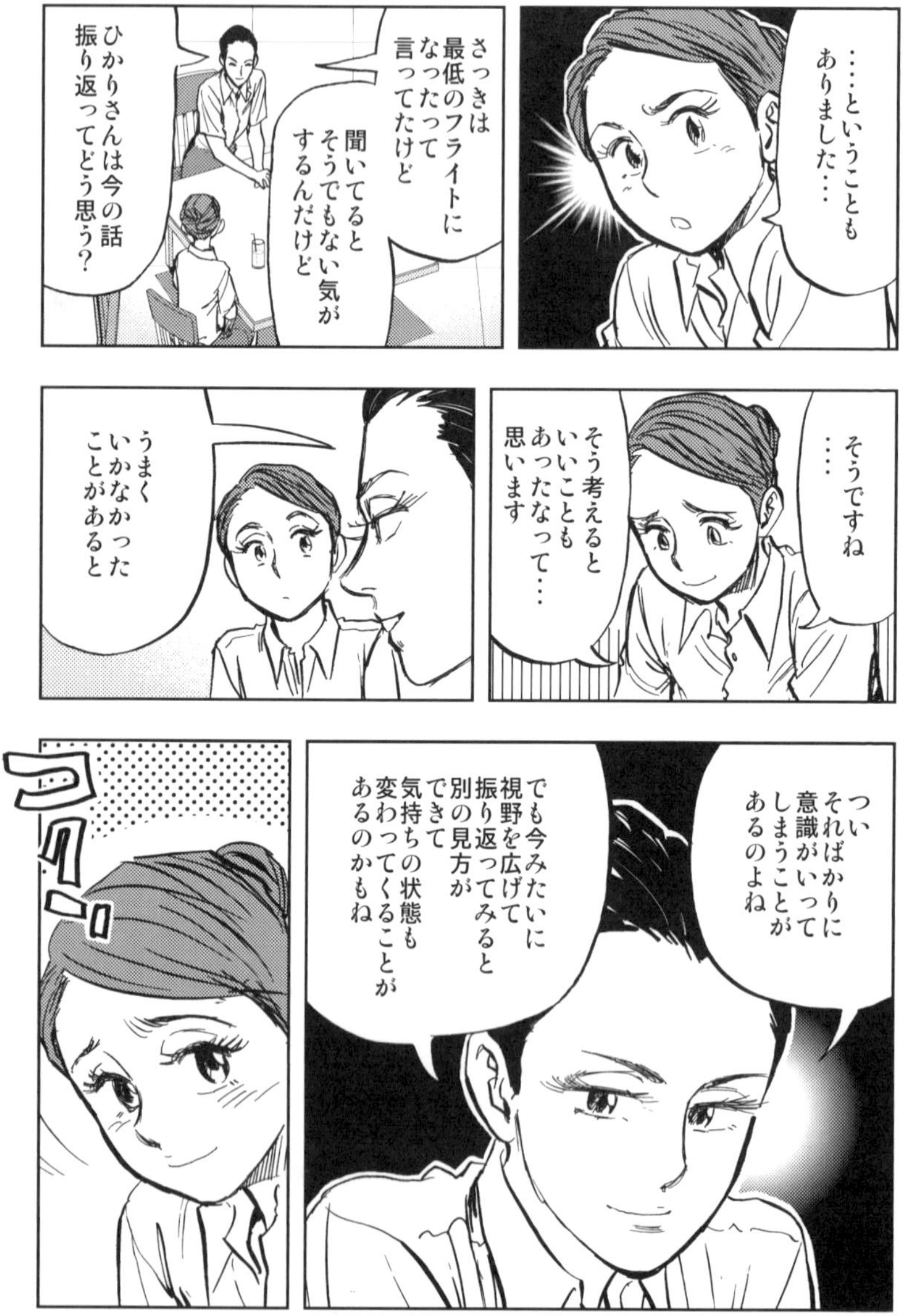
……ということもありました……
さっきは最低のフライトになったって言ってたけど
聞いてるとそうでもない気がするんだけど
ひかりさんは今の話振り返ってどう思う?
そうですね……
そう考えるといいこともあったなって……思います
うまくいかなかったことがあると
ついそればかりに意識がいってしまうことがあるのよね
でも今みたいに視野を広げて振り返ってみると別の見方ができて気持ちの状態も変わってくることがあるのかもね
コクリ

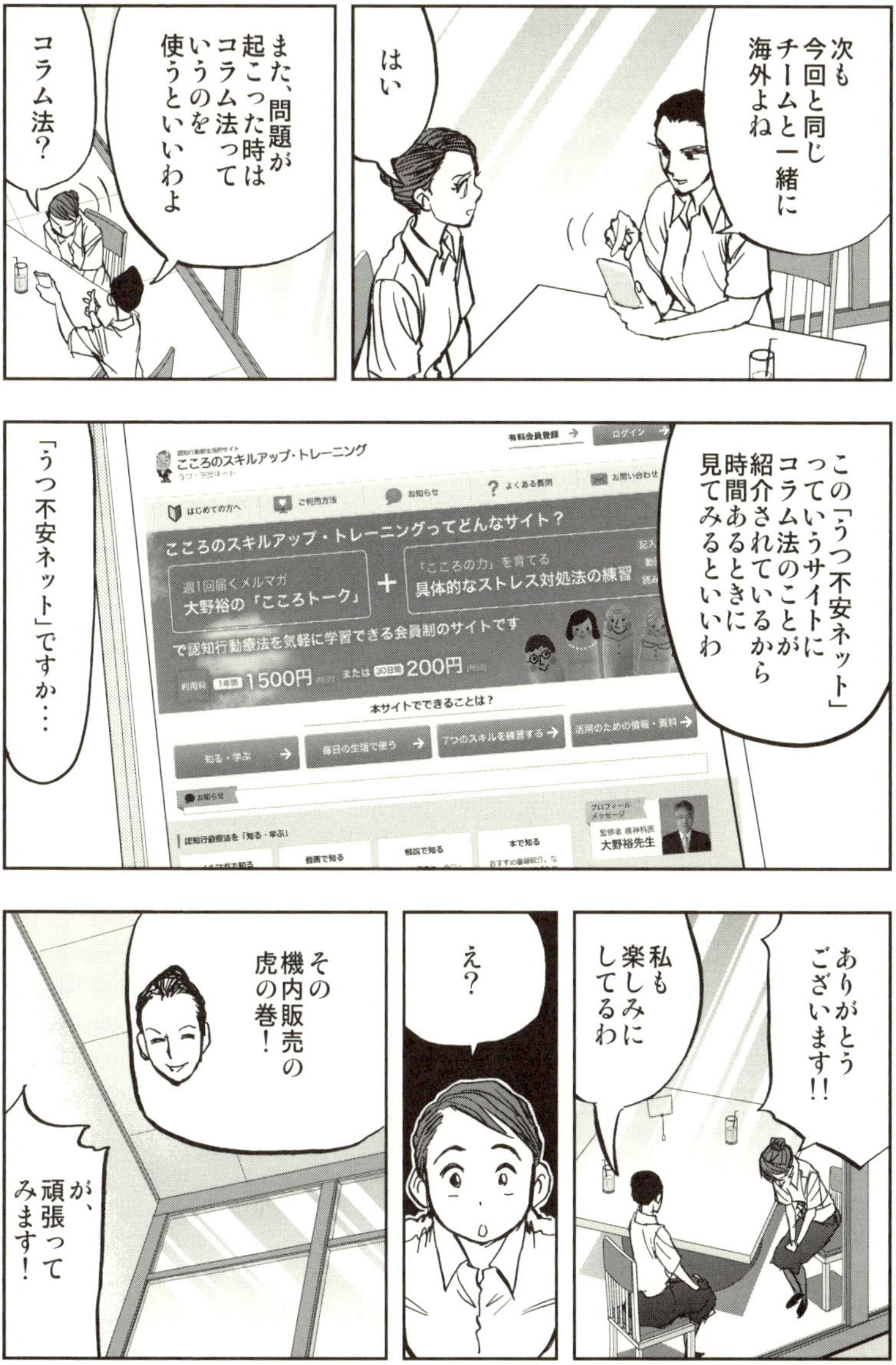
次も今回と同じチームと一緒に海外よね
はい
また、問題が起こった時はコラム法っていうのを使うといいわよ
コラム法？
この「うつ不安ネット」っていうサイトにコラム法のことが紹介されているから時間あるときに見てみるといいわ
こころのスキルアップ・トレーニング
有料会員登録
ログイン
はじめての方へ
ご利用方法
お知らせ
よくある質問
お問い合わせ
こころのスキルアップ・トレーニングってどんなサイト？
週1回届くメルマガ
大野裕の「こころトーク」
「こころの力」を育てる
具体的なストレス対処法の練習
で認知行動療法を気軽に学習できる会員制のサイトです
1500円
または
200円
本サイトでできることは？
知る・学ぶ
毎日の生活で使う
7つのスキルを練習する
活用のための情報・資料
監修者 精神科医
大野裕先生
「うつ不安ネット」ですか…
ありがとうございます!!
私も楽しみにしてるわ
え？
その機内販売の虎の巻！
が、頑張ってみます！

解説

10

認知再構成法（コラム法）——しなやかに考えて、こころを軽くする

　ここでは、しなやかに考えられるようになるコツについて紹介します。専門的には「認知再構成法（コラム法）」と呼ばれている方法です。

　落ち込んでいるときには、自分を責《せ》めていたり、まわりの人との関係をマイナスに考えたり、将来のことを悲観的に考えたりしています。

　つらい出来事を体験したそのときに、頭に浮かんだ考え、つまり自動思考を書き出してみると、それだけでもずいぶん楽になります。

　書くのが苦手な人は、話しながら考えを解きほぐしていってもよいでしょう。

　でも、実際に書いてみると、書いているときに問題点が整理できたり、問題が見えてきたりします。

　また、書いたものをあとで見返してみると、新しいアイディアが浮かんできたり、新しい見方ができるようになったりすることがあります。

　そのときに他の人からの意見をもらうと、もっといろんなことがわかってくることもあ

ります。

　このように、考えを書き出してみることには意味があるのです。

　その一つが「コラム」を使う方法です。コラム法にはいくつかのフォーマットがありますし、それぞれが、自分で使いやすいかたちにつくり替えられることもあります。

　ここでは、

（第1のコラム）状況
（第2のコラム）気分
（第3のコラム）自動思考
（第4のコラム）根拠《こんきょ》
（第5のコラム）反証《はんしょう》
（第6のコラム）適応的思考
（第7のコラム）いまの気分

の7つの項目を書き込む7つのコラム法を紹介します。

　113頁の表が7つのコラム法で、それぞれのコラムに書き込んでいくと、気持ちが楽になってきます。

　これだけ見ると、何か特別なことをするように思えますが、決してそうではありません。友だちと悩みを話しているときの会話の流れを、わかりやすくまとめたものです。

　友だちがつらそうな表情をしていると、私たちは、「何かあったの」と、「状況」を聞きます。「状況」を聞きながら、「大変だったね」「つらかっただろうね」と共感すると、いろいろな「気分」——気持ちや考えが語られます。

それに対して、あれこれ話をしながら、考えを整理していきます。いろいろな状況が見えてきて、気持ちが軽くなっていきます。こうした会話の流れを使いやすい型にしたものがコラムと言うこともできます。決して特別なものではないのです。

認知行動療法でよいかたちで考えが切り替わって気持ちが軽くなるときの対話の流れも同じです。

コミックでは、吉岡がコラム法の考え方を使いながら、ひかりが自分の考えを整理する手助けをしています。

このように、信頼できる人と一緒に、考えの整理ができればよいのですが、そうした人が身近にいないときには、コラム法を使うと自分で考えと気持ちの整理ができます。

その意味で、私はコラム法を、一人二役の方法と呼んでいます。自分が信頼できる人や専門家に変わって、自分の相談にのれる方法という意味です。

ですから、この流れを「型」として頭に入れておくと、悩んだときに自分で自分の考えを振り返って、しなやかに考え、こころを軽くすることができます。

最初はぎこちないかもしれませんが、練習をすれば次第にスキルが身についてきて、自然に書き込めるようになってきます。そして、最終的には、動揺したときに、ちょっと立ちどまって、頭の中で考えを整理することもできるようになります。

７つのコラム（自動思考記録表）

① 状況	どのようなことが起こりましたか？
② 気分（%）	どのような気持ちですか？
③ 自動思考	どのような考えが頭に浮かびましたか？
④ 根拠	考えを裏付ける事実は何ですか？
⑤ 反証	反対の事実はありますか？
⑥ 適応的思考	しなやかに考えると？
⑦ いまの気分（%）	気分は変わりましたか？

ただ、考えを切り替えたからと言って、すぐに気持ちが楽になるわけではありません。

適応的思考を書き出してはみたものの、どうも腑に落ちないということもあるでしょう。

そうしたときには、新しい考えがどの程度現実的か、実際の生活の中で確認したほうがよいでしょう。

そのように、実生活の中で確認したり検証したりすることを、認知行動療法では「ホームワーク（宿題）」と呼んで重視しています。認知療法の創始者であるアーロン・ベック先生も、「肌で体験することが大事だ」と私に強調していました。

認知行動療法は、決して頭の体操ではなく、体験重視型の精神療法（心理療法）なのです。

また、考え方を変えても、問題が残っていれば、こころの重さは残ります。

こころが折れそうにもなります。

しかし、そうしたときでも、次に進む道筋が見えてくれば、踏ん張ることができます。

こころの中で激しい雨が降っているとき、コラム法をつかって、スッキリした青空が広がれば、それに越したことはありません。しかし、仮に晴れ間が出てこなくても、西の方の空が少し明るくなってくれば、こころが少し軽くなってきます。

コラム法は、そのように、先に希望が持てるようにする方法なのです。

7つのコラムの記入のしかた

◆状況

具体的な場面を切り取ります。「いつもこうなんです」ではなく、困った特定の場面を書き出すようにします。

人前でプレゼンをして困った場面や、人間関係で傷つくような体験をした場面など、気持ちが動揺した一場面をストップモーション、ないしはスナップショットのように取り出します。その意味で、気分や感情は「自動思考(認知)」を振り返るきっかけになります。

ですから、認知行動療法の創始者のアーロン・ベック先生は、「認知に到る王道は感情である」と言っています。

◆気分(感情)

そのときに体験している気分を書き出して、その強さをパーセントで表現します。気分は、一つのこともあれば、複数のこともあります。パーセント表記は、考えられるもっとも強い気分を100%、まったく存在しない場合に0%として、その程度を評価します。

このようにパーセントで表示するのは、そ

れによって自分の感情をいくらか客観的にとらえ直すことができるようになるからです。

なぜなら、そのようなときには「つらくてしようがない」「どうしようもなく悲しい」と、あいまいなかたちで感情をとらえていることが多く、そのようなとらえ方をしてしまうと、ますますつらく、ますます悲しく感じるようになってしまうからです。

また、このように数値化しておけば、適応的思考を考えたあとに気持ちが軽くなったかどうかがわかり、その適応的思考がしっくりくるものであるかどうか判断する手がかりにすることができます。

ここで気をつけておきたいのは、そのとき体験している気分がすべてよくないというわけではないということです。

親しい人と別れないといけないときに悲しくなったり、新しいことを始める前に不安になったり、ひどいことをされて腹が立ったりするのは自然なことです。

そうした気持ちまで抑え込んでしまうのは、決して望ましいことではありません。

気分は自分が置かれている状況に対する警告の意味があります。

ですから、そうした気持ちをありのままに受けとめて、自分が置かれている状況を振り返って、現実的な問題があれば対処していくようにします。

しかし、悩んでいるときには、その気持ちが強くなりすぎているものです。その場合には考えが極端になって柔軟に考えられなくなっていることが多いので、自動思考に目を向けて現実に沿ってしなやかに考えてみるようにしていきます。

◆自動思考

気分が動揺したときに、頭に浮かんでいた考えやイメージを、具体的に書き出します。

考えと気分を区別するのは難しいのですが、一般に、気分は単語で表現され、考えは文章で表現されると考えるとわかりやすいでしょう。

たとえば、「悲しい」「不安だ」「腹立たしい」「イヤだ」というように、単語で表現されるのは気分です。

一方で、「自分はダメな人間だ」「他の人は自分のことを困った人間だと思っているだろう」「この先、何もよいことはない」というように、考えは文章で表現されます。

そのときの考えやイメージを書き込むときには、主語を入れるように意識してください。日本語は、話し言葉では主語を入れないことが多いのですが、そのために問題があいまいになることがあるからです。

自動思考がうまく把握《はあく》できないときには、

① 自分についてどのように考えたか

② 周囲の人との関係についてどのように考えたか

③ 将来についてどのように考えたかを見返してみるとよいでしょう。

自動思考に気づきやすくなります。

うつの状態のときに、私たちは、(1)自分に対して、(2)周囲との関係に対して、(3)将来に対して悲観的になっているからです。これを、専門的には、「否定的認知の三徴」と言います。

ですから、「私は……」「人(上司)は……」「これから……」という単語を最初に頭に浮かべて、それに続く文章を考えると、自動思考を思い出しやすくなります。

このときに、いくつかの考えが出てきている場合には、その複数の考えを書き出すようにします。

ただ、そのすべての考えを検討するのは難しいので、気分に一番影響している考え(ホットな自動思考)を、一つ選び出して検討するようにします。

このときに、気分と考えに関連性があるか、対応に無理がないかどうか考えておきましょう。

例をあげてみましょう。

「自動思考」の欄に「ひどいことをされた」、気分の欄に「落ち込んだ」と書き込んだとします。しかし、「ひどいことをされた」と考えると腹が立つはずです。

そのときに落ち込んだとすれば、「誰も自分のことはわかってくれない」など、その気持ちを引き出した「別の考え」があるはずです。

ですから、「気分」と「自動思考」を考えた段階で、それが対応しているかどうか確認してみてください。

そのときに、「認知」と「感情」、「行動の特徴的な関係」を理解していると役に立ちます。

一般に、感情は「悲しみ」「不安」「怒り」「喜び」の4つに分けられ、そのそれぞれの感情に特徴的に対応する考え（認知）と行動があります。

「何かを失った」と考えると悲しい気持ちになり、閉じこもりがちになってきます。悲しい気持ちは、「喪失」という認知や「閉じこもり行動」と関係しています。

「失敗するのではないか（危険だ）」と考えると不安になりますし、その状況や人を避けるようになります。「不安」は、「危険」という認知、そして「回避行動」と関係しています。

「ひどい」と考えると腹が立ち、態度や言葉がとげとげしくなります。「怒り」は、不当だという認知、攻撃的な行動と関係しています。


【例】上司に緊急の書類を提出したときに、上司が顔を上げないで仕事を続けていた。
・上司に嫌われた→悲しみ、閉じこもり
・上司が怒っている→不安、回避
・ひどい上司だ→怒り、攻撃

◆根拠と反証
7つのコラム法では、次に、「根拠」と「反証」を書き出します。それは現実に目を向けるためです。

ですから、ここにはあくまでも、「事実」だけを書き込むようにしてください。

前にも指摘しましたが、自分の解釈《かいしゃく》を入れないで、事実をできるだけ冷静に書くようにします。

「根拠」は、そのように考えた背景となる事実です。当然、そのように考えることになった事実はあるはずで、「〜だから〜と考えた」と書いてみればわかります。

一方、「反証」を探すのが困難だと言われることも少なくありません。

たしかにそうなのですが、私は、「反証探し」のポイントを、「現在・過去・未来」とまとめています。

そのように、気持ちが動揺した現実の場面を細かく見直すと、見落としていた現実が目に入ってきて、その中に反証が含まれていることがあります（現在）。

また、今回の体験に似た過去の体験を振り返ってみると、そこにも反証が含まれていることがあります（過去）。

「いまはうまくいっていないが、過去にはこういうことができていた」とか、逆に「過去にはうまくできなかったが、いまは少しずつできるようになっている」など、過去に目を向けると、変化が見えてくるなど、別の視点が入ってきます。

それでも反証が見つからない場合には、実験的に行動をしてみて、自分の考え（自動思考）が適切かどうか、確認します（未来）。

たとえば、人間関係で困っているときには、ある行動をしたときに相手がどう反応するか観察したり、どのように感じたか聞いてみたりして確認をすることが役に立ちます。

これを行動実験と言い、証拠を自分でつくり出す作業です。

こうして、反証が見つかってくれば、それまでの思い込みから解放されて気持ちが楽になってきます。

そうは言っても、根拠になった問題はきちんと解決しなければなりません。ですから、可能であれば、実体験の中で新しい考えの妥当性を再検討するようにします。

◆適応的思考

適応的思考というのは、次につながる、しなやかで現実的な考えのことです。適応的思考を導きだすためには、「根拠」と「反証」のところに書いた文章を、「しかし」でつなげてみるとよいでしょう。バランスのよい考え方が見えてきます。それだけで気持ちが楽になることがよくあります。

ただ、悩んでいるときには、「しかし」の前後が逆になっていることがあるので注意しましょう。「こういういいこともある。しかし、よくないこともある」と、よいことを否定するようになるとつらくなるので、よいことはあとに持ってくるようにしましょう。

どうしても根拠や反証が浮かばないというときもあります。そうしたときには、根拠探し、反証探しに、あまりエネルギーを使わないで、適応的思考を直接書き出すようにしてもよいでしょう。

　そのときに役立つ方法を、次にいくつか紹介します。この方法は、根拠と反証を参考にしながら適応的思考を書き込んだ後に、もっとしっくりくるように書き換えるときにも使えます。

　その一つが、「シナリオ法」です。最悪のシナリオと最良のシナリオを考えてみると、ほどほどの現実的なシナリオが見えてくることがあります。

「他の人だったら、どのようにアドバイスしてくれるだろう」「他の人が同じ状況にいたらどのようにアドバイスするだろう」と第三者の立場になって考えてみたり、以前の自分だったら、どのように考えるだろうと、元気なときの自分になって考えてみたりするのも役に立ちます。

　これはいずれも、もう一人の自分が自分を見るようにするという方法で、「分身の術」と言った患者さんがいました。

「適応的思考」を考えるときには、自分にとって大切なことは何かを、あらためて考えてみるとよいでしょう。

　私たちは、悩んでいるときには、問題に目を奪われてしまって、何が大事かを見失って、そのためにつらくなっていることがよくあるからです。

　また、「適応的思考」を考えたからといって、必ずしもまったくスッキリするわけではありません。「適応的思考」とは、前述したように、次につながる考えです。

コラムを書き込む目的は、考えを変えて少し気持ちを楽にして、現実的な問題を認識し、その問題にきちんと向き合えるようになることです。

ですから、会社での人間関係や仕事、家庭や友人関係での課題が見えてくるのが、まず第一歩です。そのうえで解決策を考え、少しずつ前に進んでいけるきっかけづくりに、このコラムを使ってください。

◆いまの気分

気分（感情）の欄で書き込んだ気分が、変化したかどうかを確認します。ただ、考えを切り替えたからといって、気分がスッキリするわけではありません。ここでは、いくらかでも気持ちが楽になり、問題に目を向けて解決に向かえるようにすることです。

コラムの記入に慣れてくれば、根拠や反証を書き込まなくても、自然に、しなやかな考え方ができるようになります。それを私は、「かんたんコラム」と名づけて、7つのコラム法を使う「こころが晴れるコラム」と共に、認知行動療法活用サイト「こころのスキルアップ・トレーニング：うつ・不安ネット」で使えるようにしています。このサイトでは根拠と反証を書き込むと、適応的思考の案が表示されるようになっています。

第5のステップ

問題解決力を高める

問題から自由になるスキル

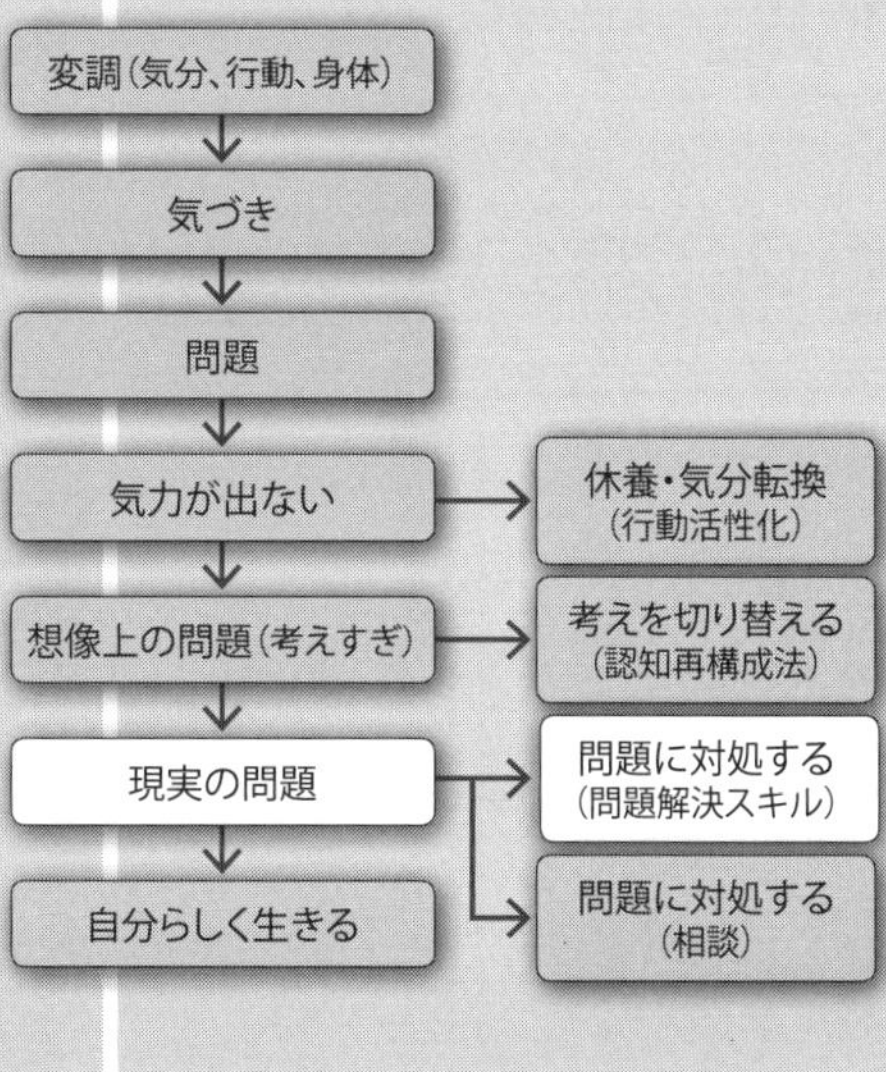

変調（気分、行動、身体）
気づき
問題
気力が出ない
休養・気分転換
（行動活性化）
想像上の問題（考えすぎ）
考えを切り替える
（認知再構成法）
現実の問題
問題に対処する
（問題解決スキル）
自分らしく生きる
問題に対処する
（相談）

コミック 5「実践！問題解決」

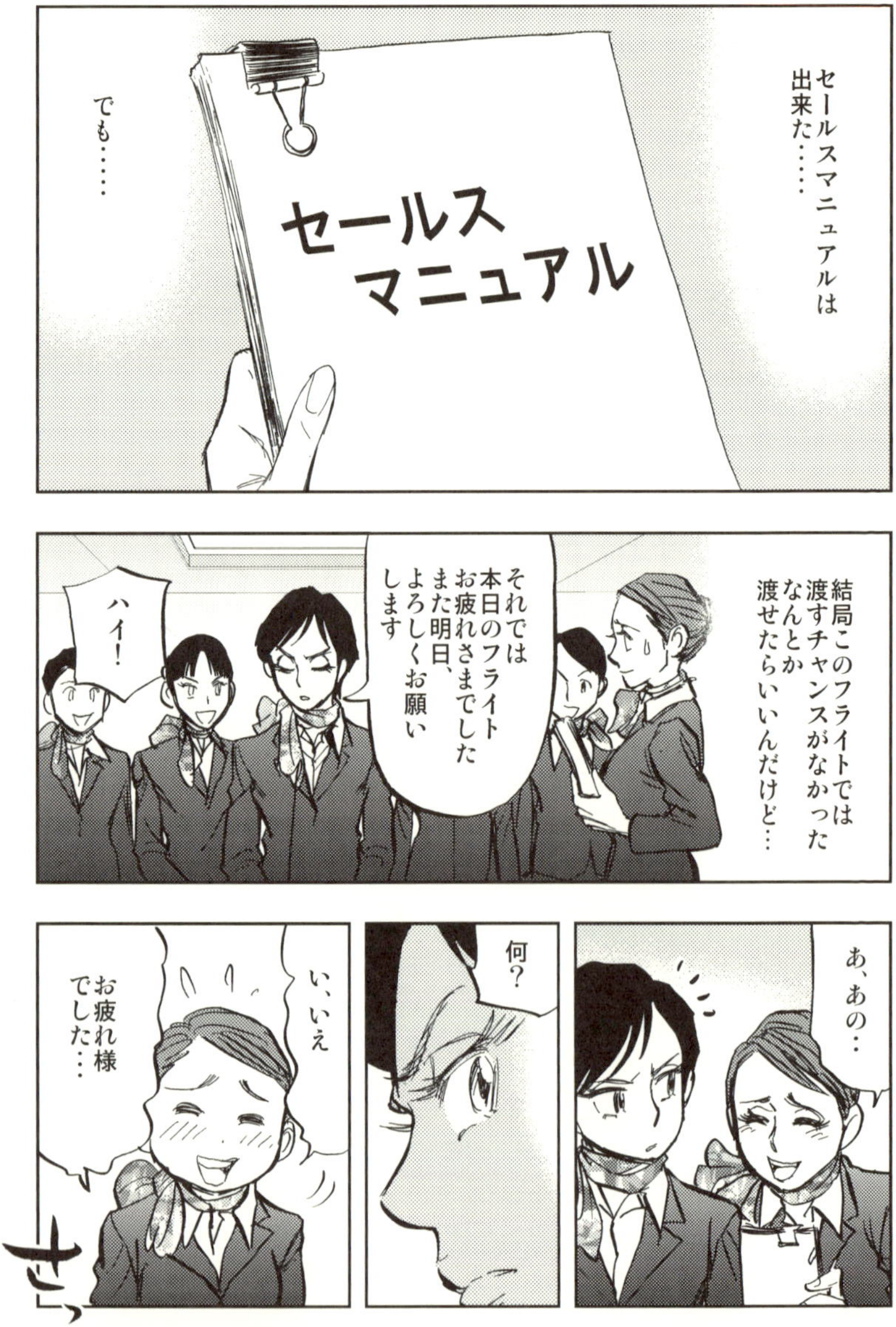
セールスマニュアルは出来た……
セールスマニュアル
でも……
結局このフライトでは渡すチャンスがなかったなんとか渡せたらいいんだけど…
それでは本日のフライトお疲れさまでしたまた明日、よろしくお願いします
ハイ！
あ、あの…
何？
い、いえ
お疲れ様でした…
さっ

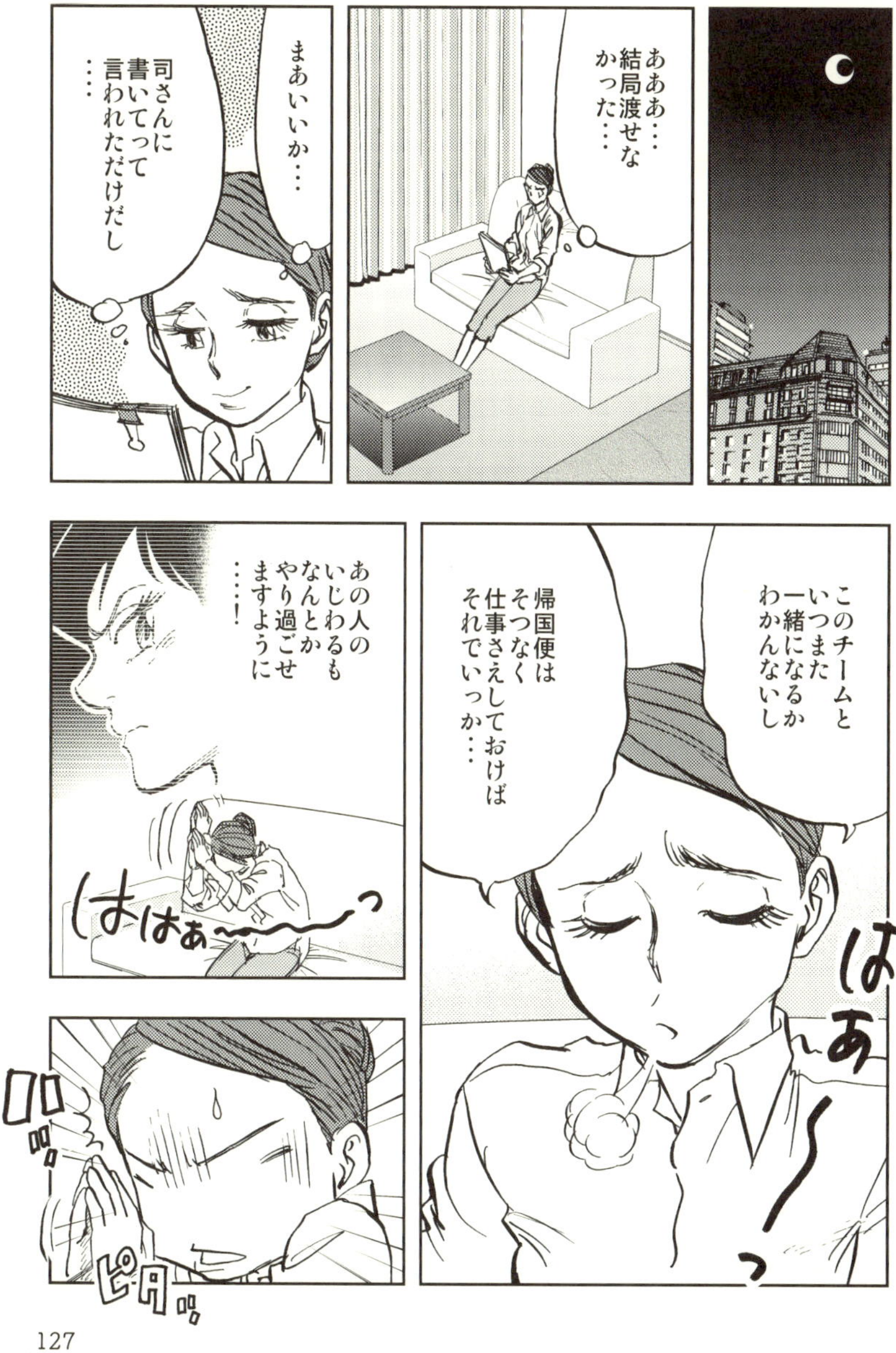
あああ…結局渡せなかった…
まあいいか…
司さんに書いてって言われただけだし……
このチームといつまた一緒になるかわかんないし
帰国便はそつなく仕事さえしておけばそれでいっか…
はあ〜っ
あの人のいじわるもなんとかやり過ごせますように……!
ははぁ〜〜〜っ
ピタ

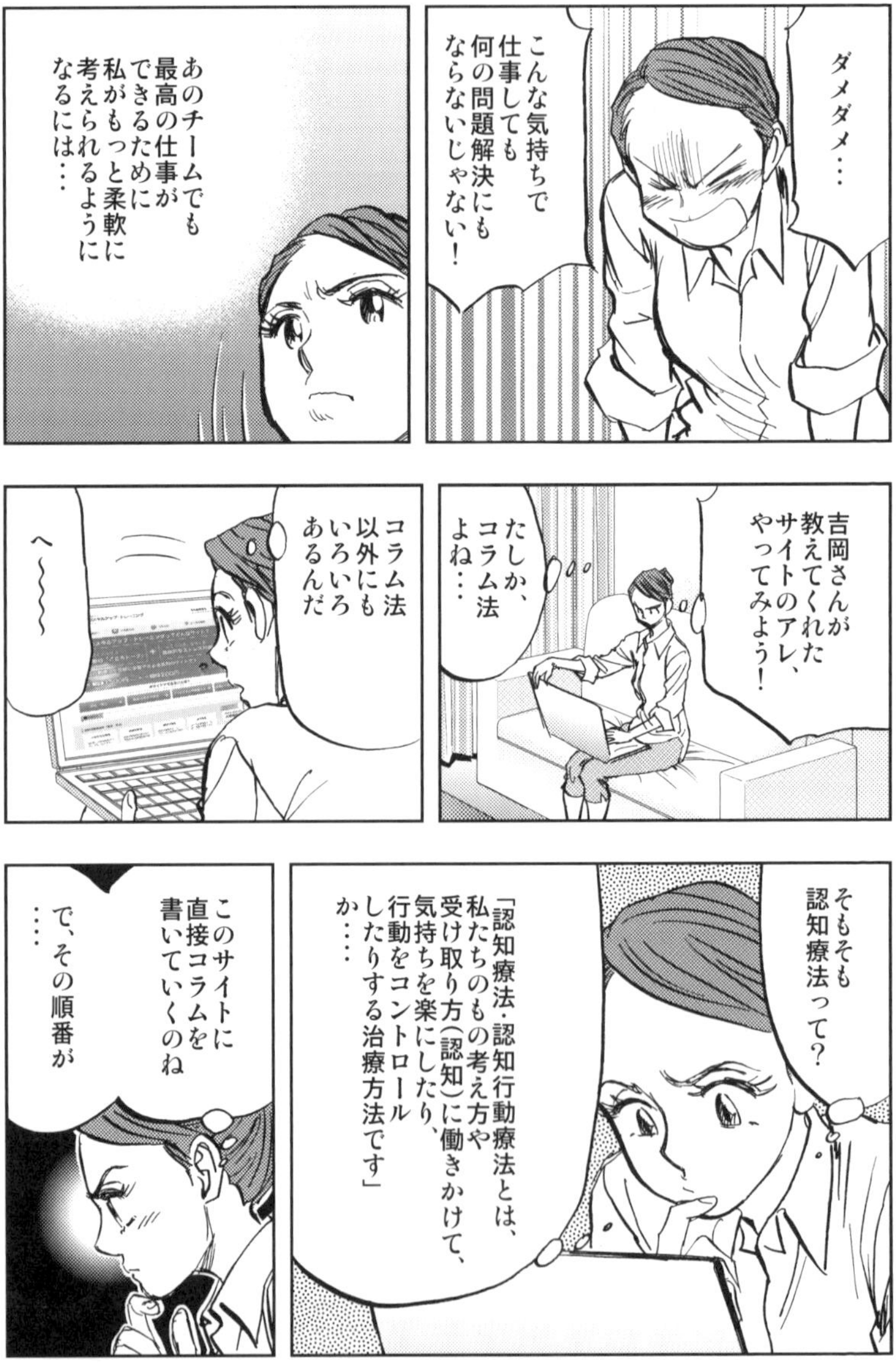
ダメダメ……

こんな気持ちで仕事しても何の問題解決にもならないじゃない！

あのチームでも最高の仕事ができるために私がもっと柔軟に考えられるようになるには…

吉岡さんが教えてくれたサイトのアレ、やってみよう！

たしか、コラム法よね…

コラム法以外にもいろいろあるんだ
へ〜〜〜〜

そもそも認知療法って？

「認知療法・認知行動療法とは、私たちのもの考え方や受け取り方（認知）に働きかけて、気持ちを楽にしたり、行動をコントロールしたりする治療方法です」か……

このサイトに直接コラムを書いていくのね
で、その順番が……

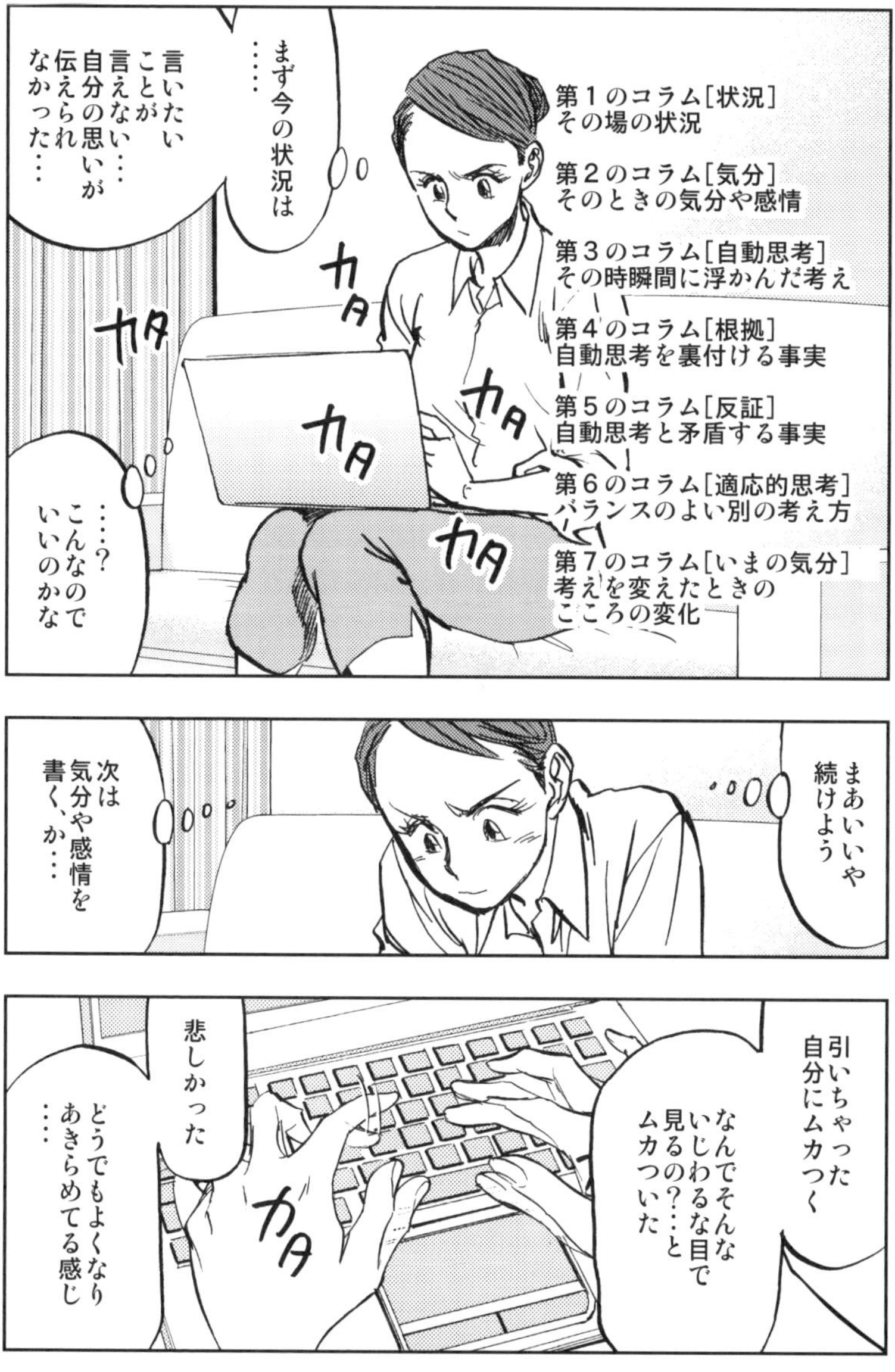
第1のコラム［状況］
その場の状況
第2のコラム［気分］
そのときの気分や感情
第3のコラム［自動思考］
その時瞬間に浮かんだ考え
第4のコラム［根拠］
自動思考を裏付ける事実
第5のコラム［反証］
自動思考と矛盾する事実
第6のコラム［適応的思考］
バランスのよい別の考え方
第7のコラム［いまの気分］
考えを変えたときのこころの変化
まず今の状況は……
言いたいことが言えない…自分の思いが伝えられなかった…
カタ
カタ
カタ
カタ
カタ
…？こんなのでいいのかな
まあいいや続けよう
次は気分や感情を書く、か…
引いちゃった自分にムカつく
なんでそんないじわるな目で見るの？…とムカついた
悲しかった
どうでもよくなりあきらめてる感じ…
カタ

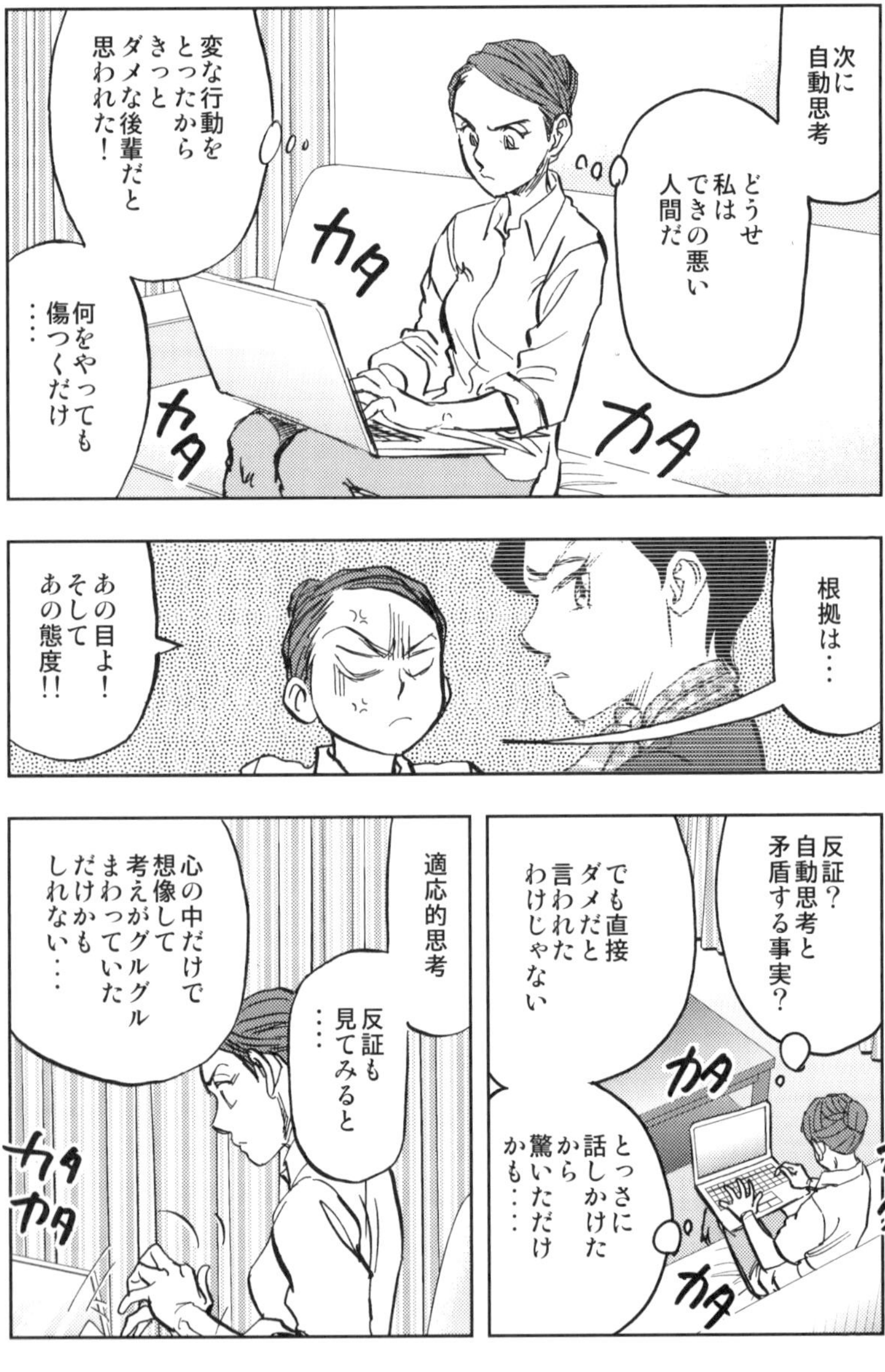

次に自動思考
どうせ私はできの悪い人間だ
変な行動をとったからきっとダメな後輩だと思われた！
何をやっても傷つくだけ・・・
カタ
カタ
カタ
根拠は・・・
あの目よ！そしてあの態度!!
反証？自動思考と矛盾する事実？
でも直接ダメだと言われたわけじゃない
とっさに話しかけたから驚いただけかも・・・
カタ
カタ
カタ
適応的思考
反証も見てみると・・・
心の中だけで想像して考えがグルグルまわっていただけかもしれない・・・
カタカタ

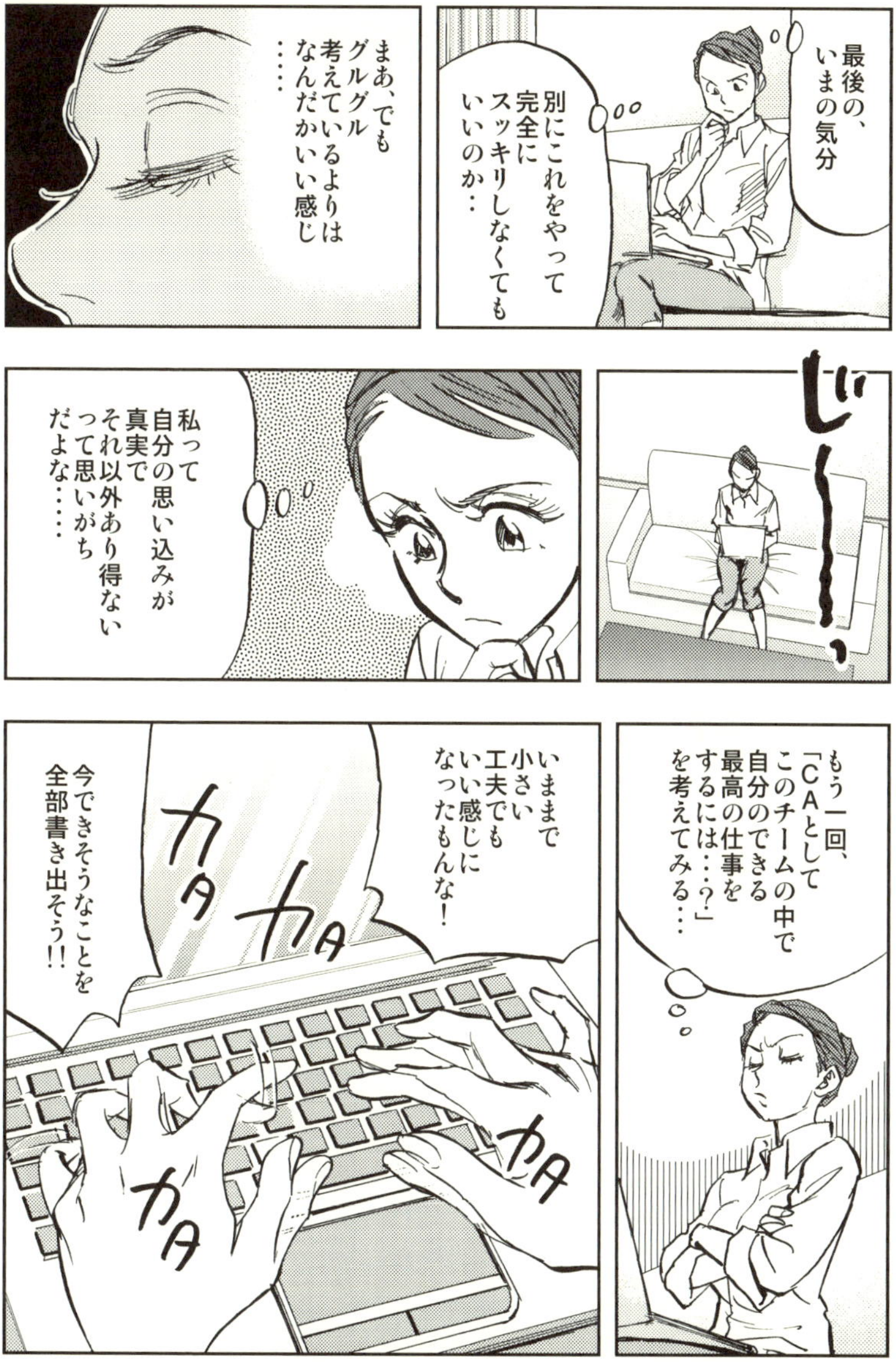
最後の、いまの気分
別にこれをやって完全にスッキリしなくてもいいのか・・
まあ、でもグルグル考えているよりはなんだかいい感じ……
じ〜〜!
私って自分の思い込みが真実でそれ以外あり得ないって思いがちだよな……
もう一回、「CAとしてこのチームの中で自分のできる最高の仕事をするには・・?」を考えてみる・・・
いままで小さい工夫でもいい感じになったもんな!
今できそうなことを全部書き出そう!!
カタ カタ
カタ カタ

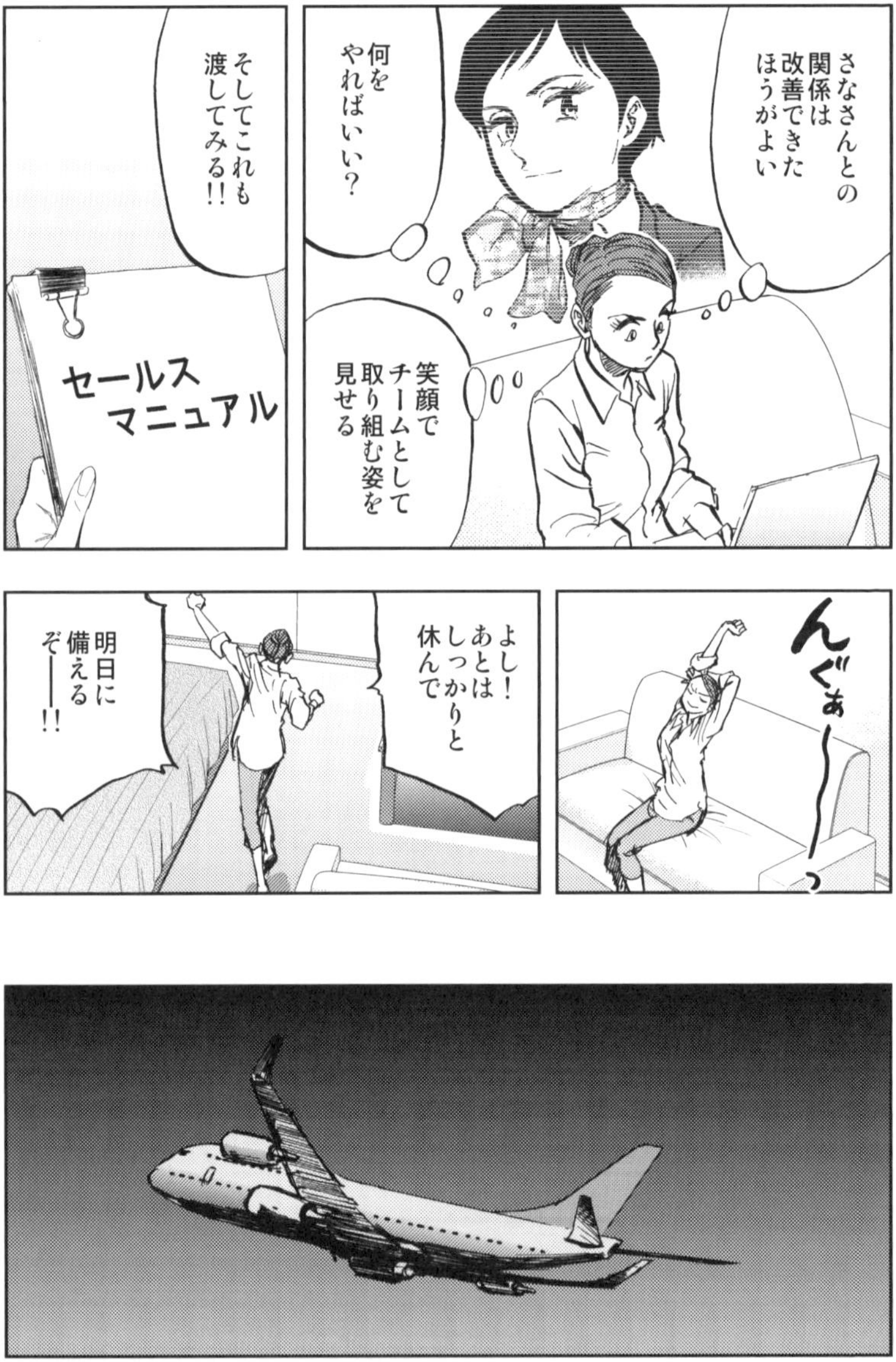
さなさんとの関係は改善できたほうがよい
何をやればいい？
笑顔でチームとして取り組む姿を見せる
そしてこれも渡してみる!!
セールスマニュアル
んぐぁ～～っ
よし！あとはしっかりと休んで
明日に備えるぞ――!!

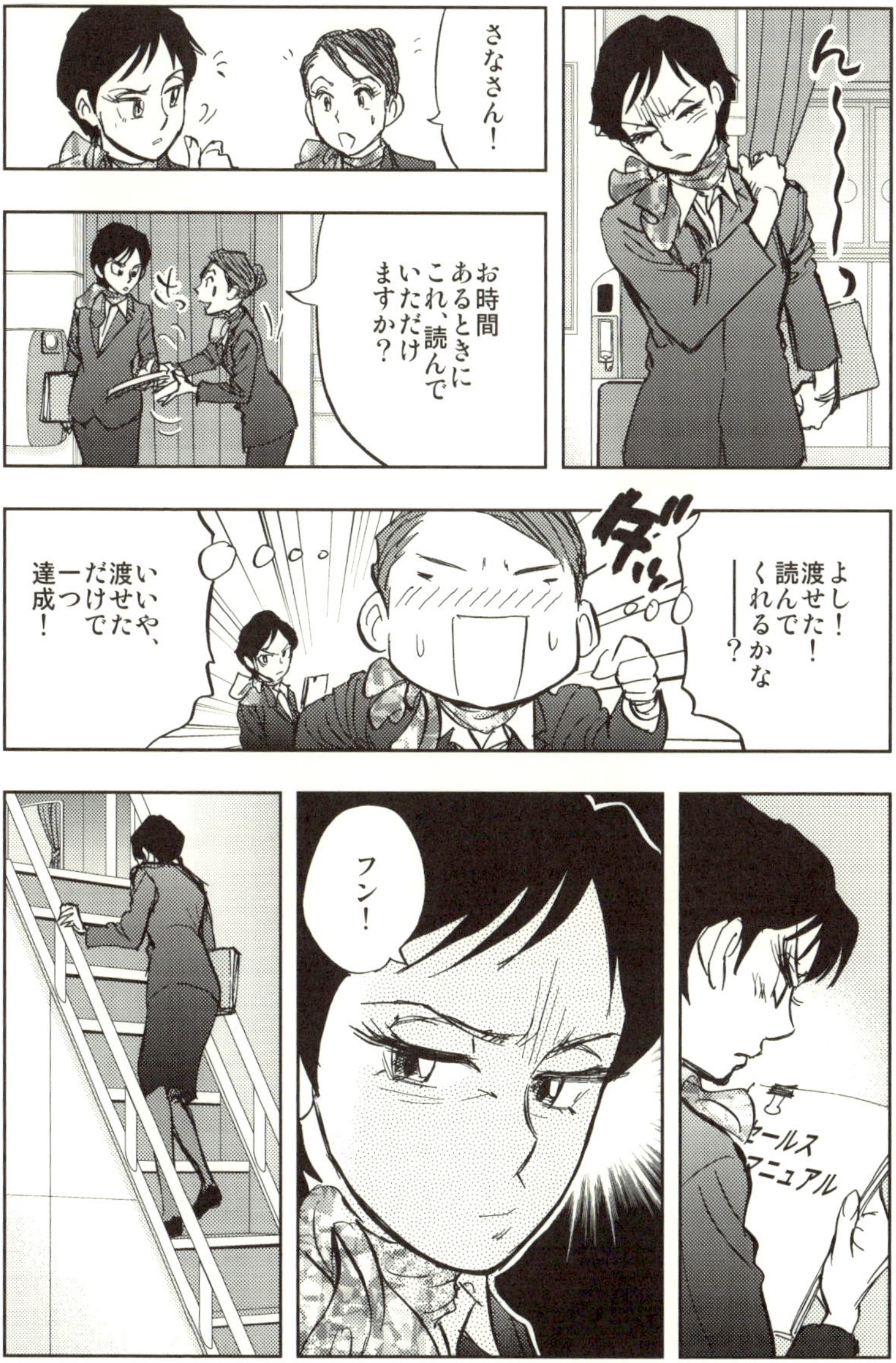
ん〜〜〜〜っ
さなさん！
お時間あるときにこれ、読んでいただけますか？
よし！渡せた！読んでくれるかな——？
いいや、渡せただけで一つ達成！
フン！
セールスマニュアル

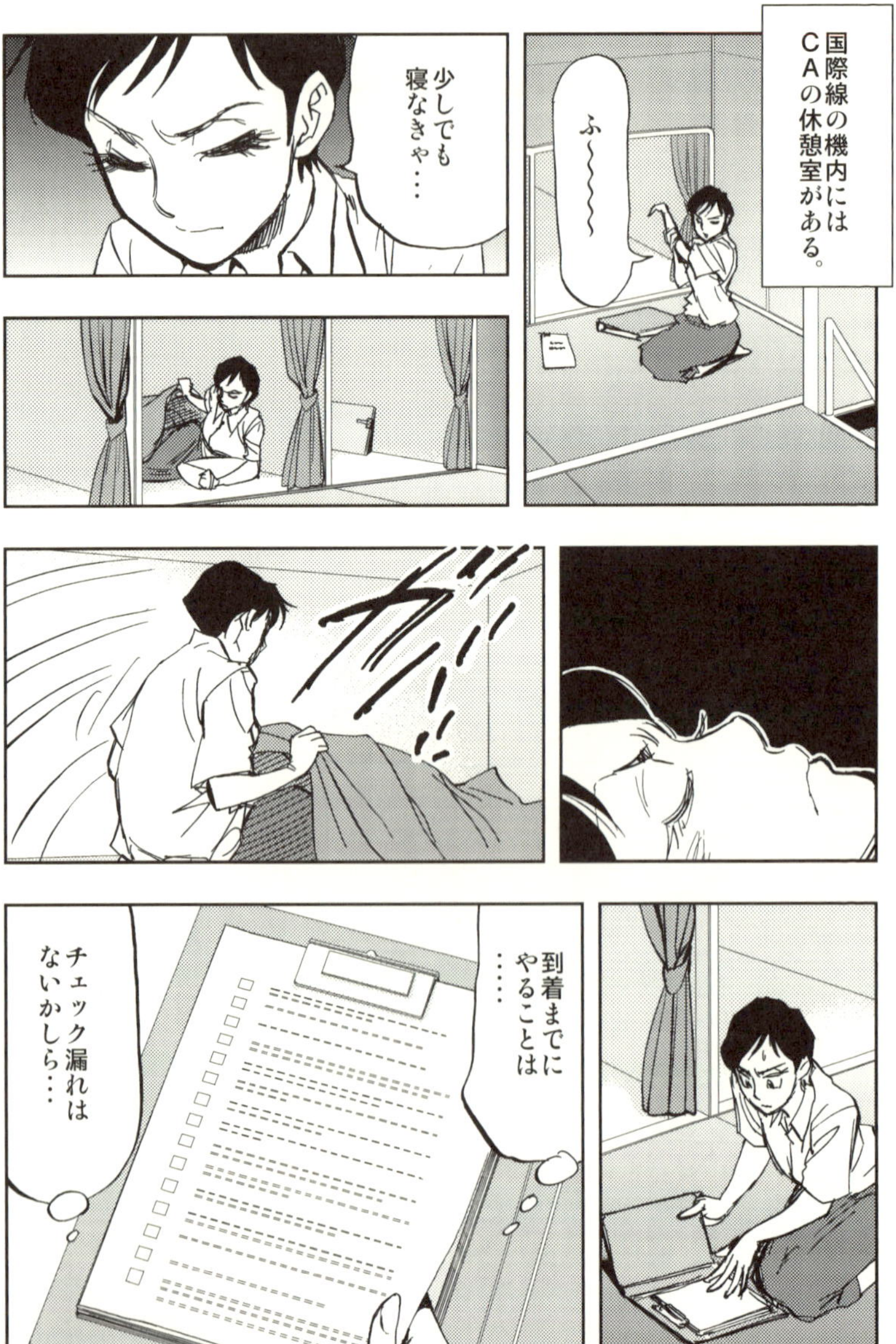
国際線の機内には
CAの休憩室がある。
ふ〜〜〜〜
少しでも
寝なきゃ・・・
到着までに
やることは
・・・・・
チェック漏れは
ないかしら・・・

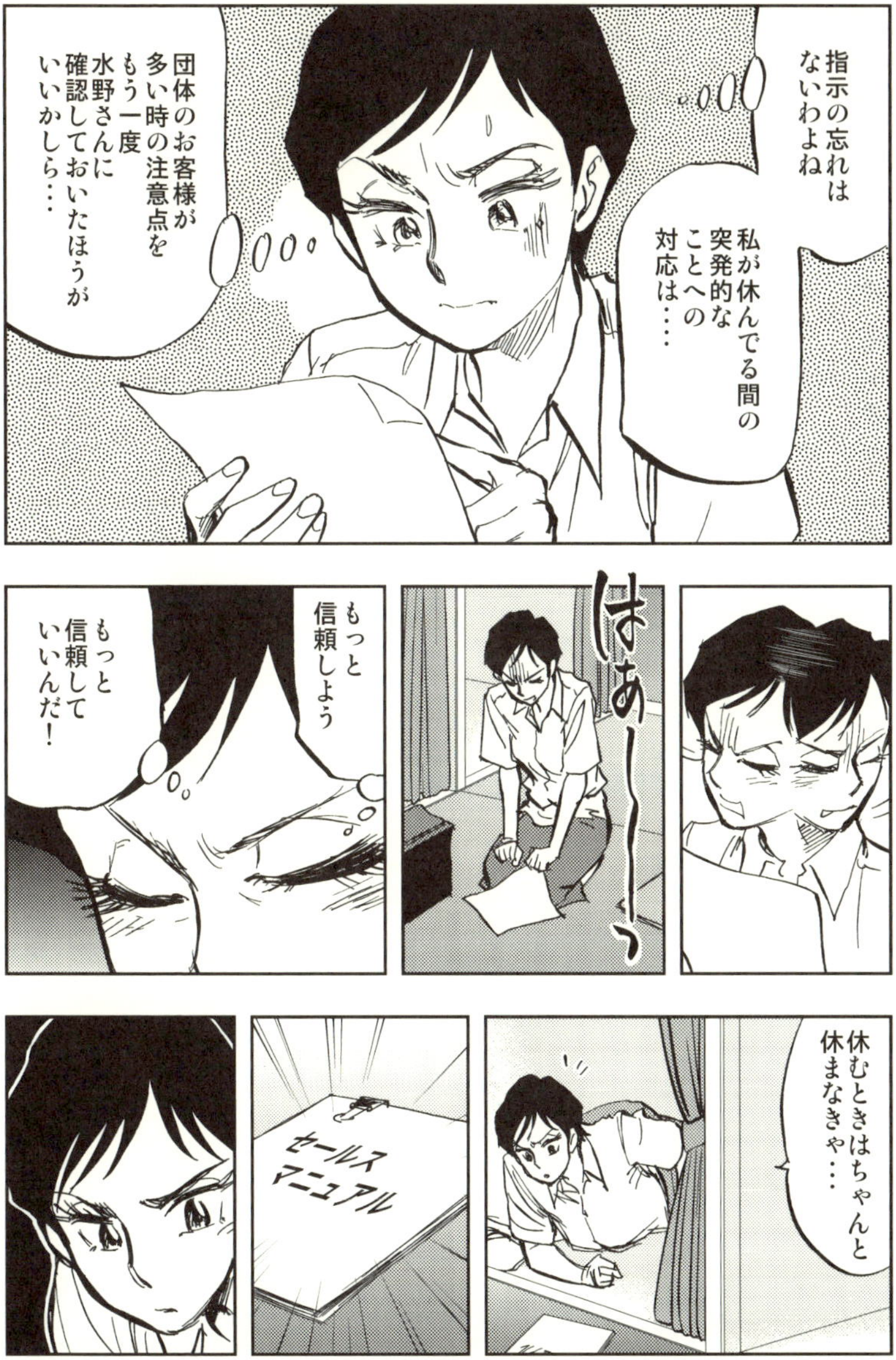
指示の忘れはないわよね
私が休んでる間の突発的なことへの対応は・・・・
団体のお客様が多い時の注意点をもう一度水野さんに確認しておいたほうがいいかしら・・・
はあ～～っ
もっと信頼しよう
もっと信頼していいんだ！
休むときはちゃんと休まなきゃ・・・
セールスマニュアル

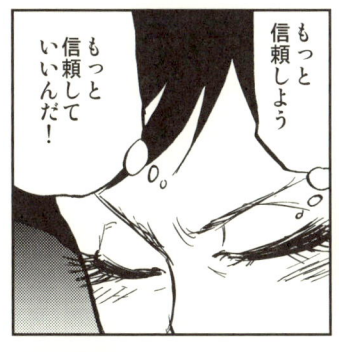

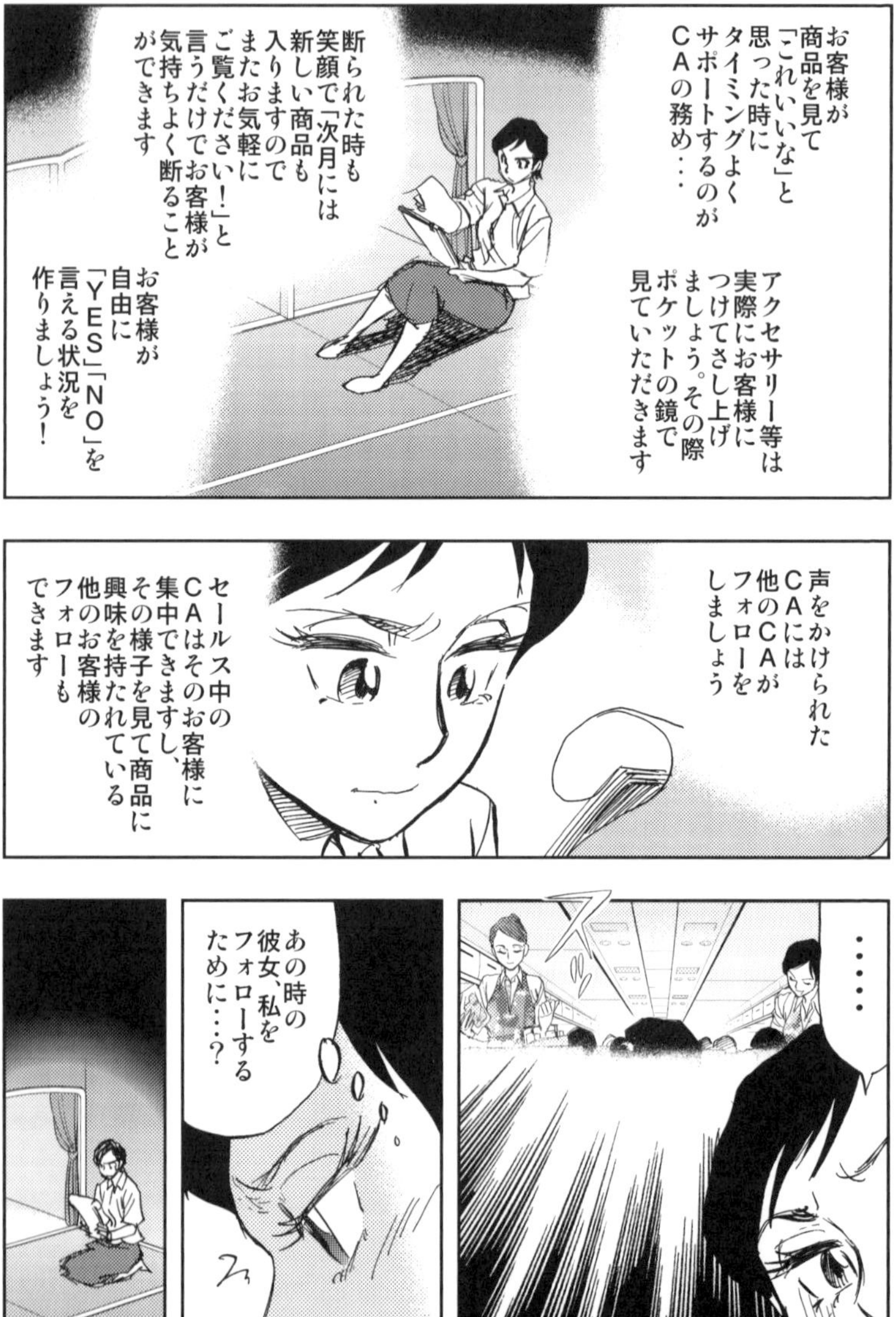
お客様が商品を見て「これいいな」と思った時にタイミングよくサポートするのがCAの務め・・・
アクセサリー等は実際にお客様につけてさし上げましょう。その際ポケットの鏡で見ていただきます
断られた時も笑顔で「次月には新しい商品も入りますのでまたお気軽にご覧ください！」と言うだけでお客様が気持ちよく断ることができます
お客様が自由に「YES」「NO」を言える状況を作りましょう！
声をかけられたCAには他のCAがフォローをしましょう
セールス中のCAはそのお客様に集中できますし、その様子を見て商品に興味を持たれている他のお客様のフォローもできます
・・・・・
ス
あの時の彼女、私をフォローするために・・・？

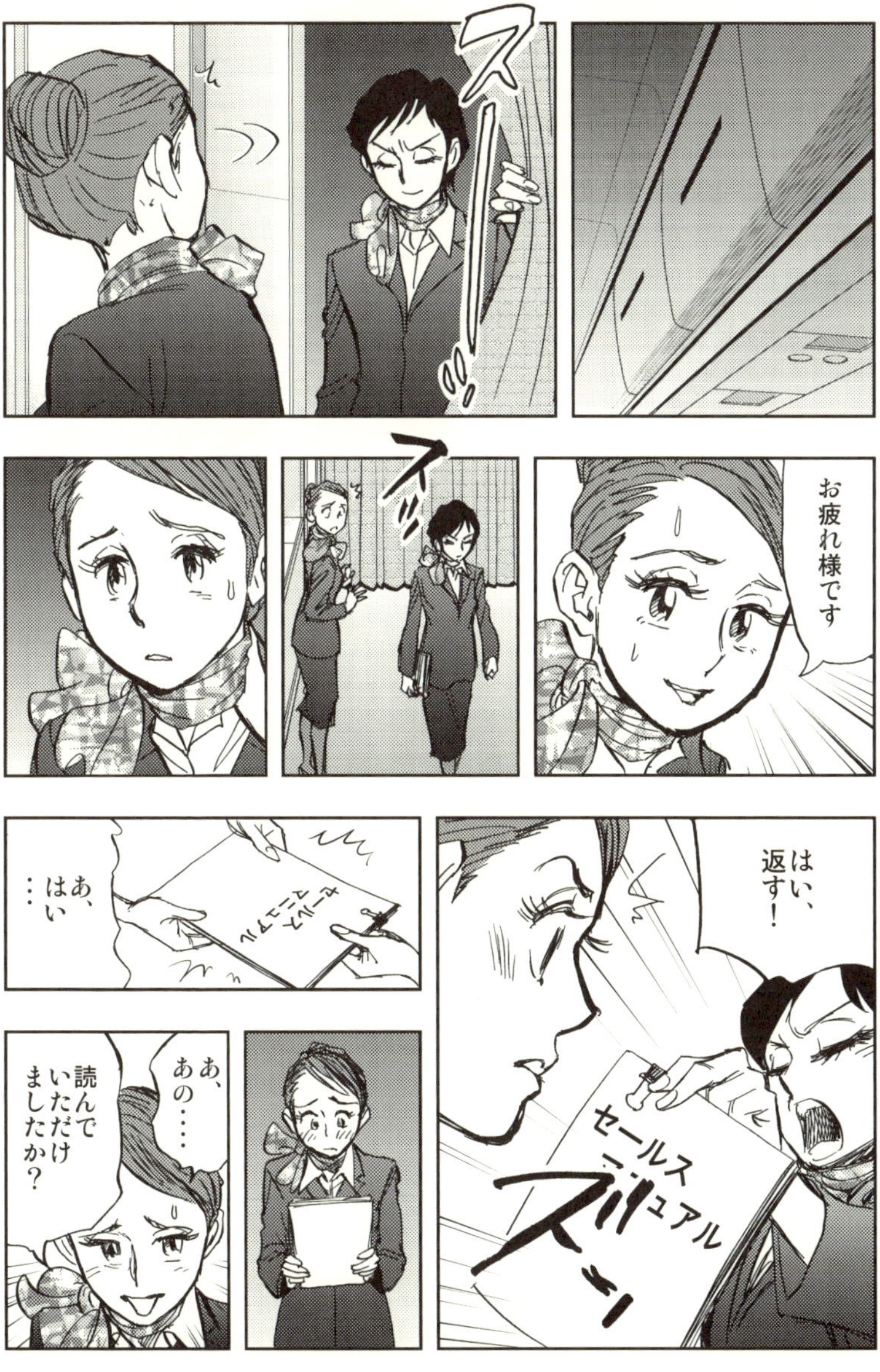
お疲れ様です
はい、
返す！
セールス
あ、
はい
……
あ、
あの……
読んで
いただけ
ましたか？

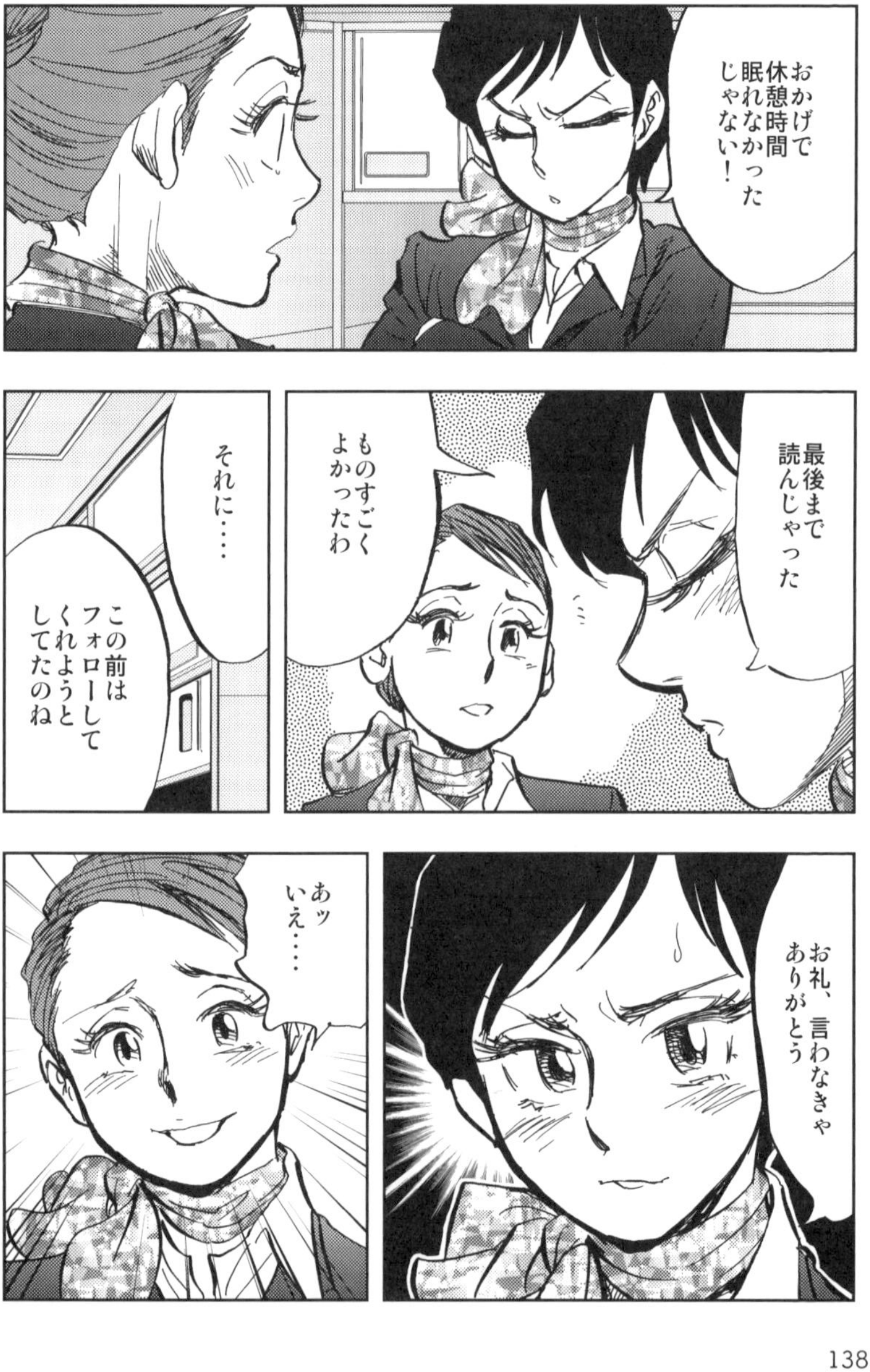

おかげで休憩時間眠れなかったじゃない！
最後まで読んじゃった
ものすごくよかったわ
それに……
この前はフォローしてくれようとしてたのね
お礼、言わなきゃありがとう
あッいえ……

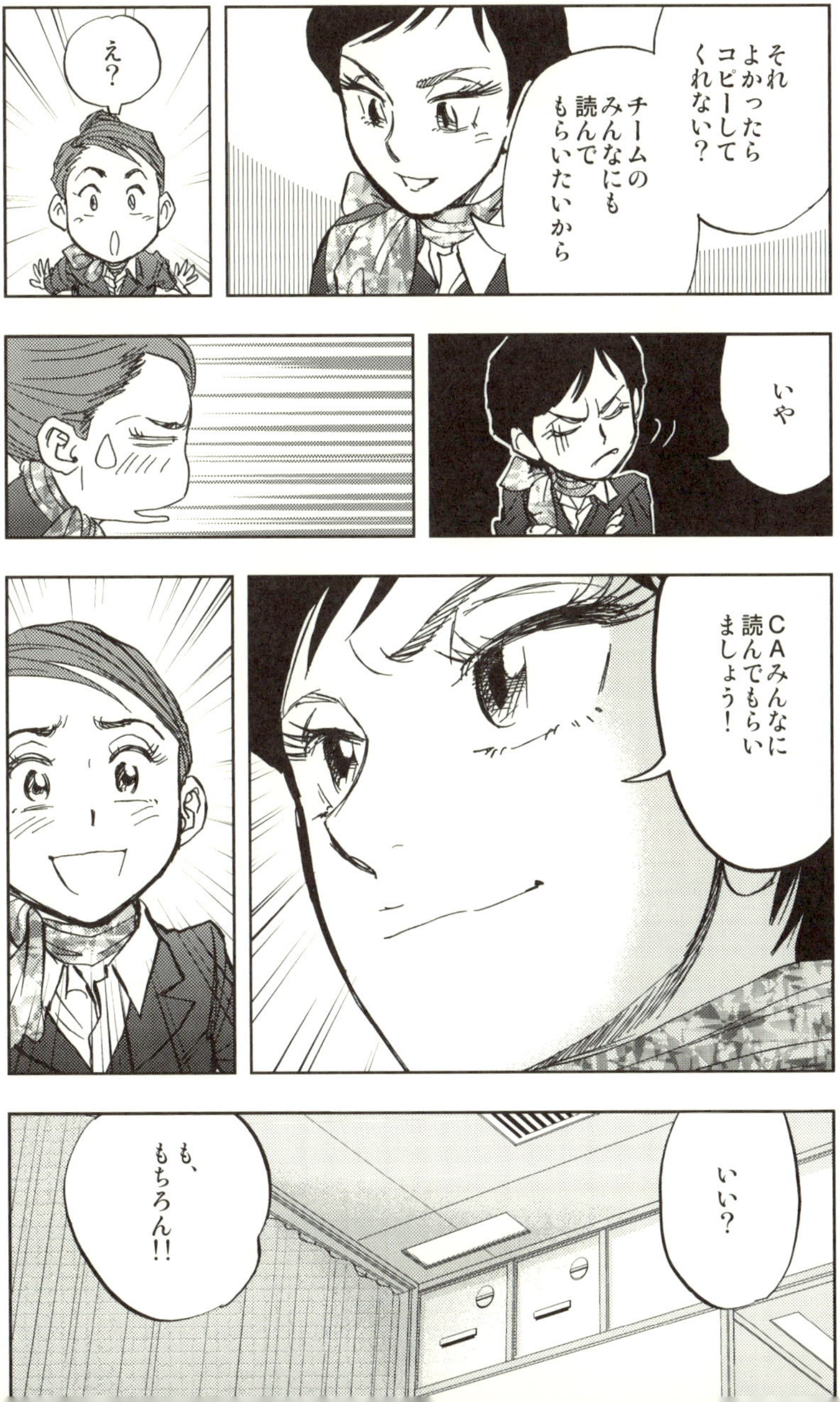
それ
よかったら
コピーして
くれない？
チームの
みんなにも
読んで
もらいたいから
え？
いや
CAみんなに
読んでもらい
ましょう！
いい？
も、
もちろん!!

解説

11 問題解決を妨げる考えに邪魔をさせない

問題を解決するときには、「問題解決のスキル」を使います。

いろいろとつらくなるような問題があるときには、その問題をきちんと解決する必要があります。

すべてをすぐに解決できなくても、いくらかでも問題が解決できれば、「どうすることもできない」という認知が切り替わります。そうすると、もう少し工夫をしてみようという気持ちが出てきます。

問題を解決するときには、悲観的な考えから少し自由になること、そして解決しないといけない課題をはっきりさせること、そしてブレインストーミングといって、頭の中が嵐のような状態になるほどにいろいろな可能性を考えることが大事です。

問題を絞り込む、解決策をたくさん考える、それができるかどうかで、解決できる可能性がずいぶん違ってきます。

そのうえで、よいと考えられる解決策を選び出して、プランを立てて、実行します。

そのようにしてうまくいけば、それでいい

でしょう。仮にうまくいかなくても、次にそれを課題として取り組むことができます。

問題に取り組むときには、問題解決を妨げる考えに邪魔されないように気をつけてください。

「取り返しのつかないことになってしまった……」

「どうして自分だけがこんな目にあうんだろう……」

「これまでの努力が無になってしまった……」

「もうダメだ、どうすることもできない……」

「大変だ、今すぐなんとかしなければ……」

「すべての問題を解決しなければ……」

これはすべて、問題解決を妨げる考えです。

少し立ちどまって問題に取り組んでみましょう。

問題に取りかかることができれば、それだけで自信になります。

解決できなくても問題がはっきりします。それをまずやってみます。

問題解決には、時間がかかることもあります。とくに早く解決したいと思っている問題ほど、時間がかかるものです。

それだけつらい問題なのです。大変なのはわかりますが、じっくり取り組む必要があります。

コラム法などを使って考えを整理してください。ひかりはサイトの7つのコラムを使って、問題から目をそむけようとする自分の考えを振り返ってみました。このようにして後ろ向きの考えが整理できれば、問題に取り組もうという気持ちが出てきます。

解説 12 問題を細分化して、明確な目標を決める

問題を解決するためには、明確な目標を決めることが大事です。

問題解決がうまくいかないときには、課題がはっきりしていないことが多いのです。ですから、問題を細かく分けて具体的な課題を決めます。

次に解決策です。

ここでは、思いつく限りの解決策を書き出すようにしてください。

問題を目の前にすると、私たちは、つい一つの解決策にとらわれて、「これしかない」と決めつけてしまうことがよくあります。

しかしこうしたときには絶対的な解決策はありません。どのように問題を解決すればいいか悩むのは、百点満点の解決策がないからです。

ですから、できるだけ多くの解決策を書き出して、その長所と短所を考えてみるように

します。

そのうえで、長所が多いもの、実現の可能性が高いものを選んでいったり、いくつかの解決策を組み合わせて、新しいものをつくりだしたりします。

ひかりも、さなとの関係を改善する手立てをいろいろと考えていきました。

このようにして解決策を決めれば、次にはそれを実行するための計画を立て、準備をして、そして実行します。

そこで、うまくいけばいいのですが、うまくいかなかったときには、もう一度問題を明確化して取り組んでいくようにします。

これは、誰もが日常生活でやっていることです。

その力をもう一度使えるようにするのが問題解決法の練習です。

でも、すべての問題を解決できるわけではありません。

頑張りすぎないことも大切です。

疲れたら少し休んでください。

そうすれば、また新しいアイディアが浮かんできます。

疲れをとる睡眠のコツ

「生活のリズム」ということでは、睡眠も考えに縛られています。

何時間しか眠れなかったというように睡眠時間に縛られることはよくあります。

でもそのために気持ちが焦ってきて、ますます眠れなくなるのは逆効果です。

睡眠というのは、もともとは疲れをとるためのものなのです。

8時間寝ることが目的ではないのです。

ところが、いつの間にか、「疲れをとる」という目的が見えなくなっていることがあります。

眠りに入るためには、リラックスすることが大事なのに、「これだけは片づけて寝ないと」と家事や仕事をしていると、気が張って眠れなくなってきます。

寝付きをよくしようと寝酒を飲む人がいますが、お酒を飲むと眠りの質は悪くなります。

「眠れないから早く床に入らないと」と考えて、早く床に入る人も多いです。

でも、眠れないときに早く床に入っても眠れるわけがないんです。

そうすると、「ああ、やっぱり眠れない」と考えて、ますます眠れなくなります。

そうしたときには、自然に眠くなってから床に入るようにしてください。

床に入ったら何もしないようにしてください。「床に入る」＝「眠る」と条件づけるのです。15分ぐらいたっても眠れなかったら、もう一回起きて、また眠くなってから床に入るようにします。

「昨日、ちょっと寝るのが遅くなったから、朝、ゆっくりしようかな」と考えて、遅く起きるのもＮＧです。

そうすると、生活のリズムが、だんだんずれていきます。

私たちのからだは、朝寝坊するような周期で動いています。そのからだのリズムを光を浴《あ》びることで、24時間周期に調整しているのです。

ですから、朝はきちんと起きて日の光を浴びて、リズムをリセットしてください。

夜中に目が覚めたとき、時計を見る人は多いでしょう。

「ああ、まだ3時か」と思うと、目が覚めてしまいます。

時計を見ても見なくても、3時は3時なんです。

それだったら、見ないでゆっくりしたほうがいいでしょう。

刺激を少なくすることが、よい睡眠のためには大事です。

第6のステップ

伝え方を工夫する

人間関係から自由になるスキル

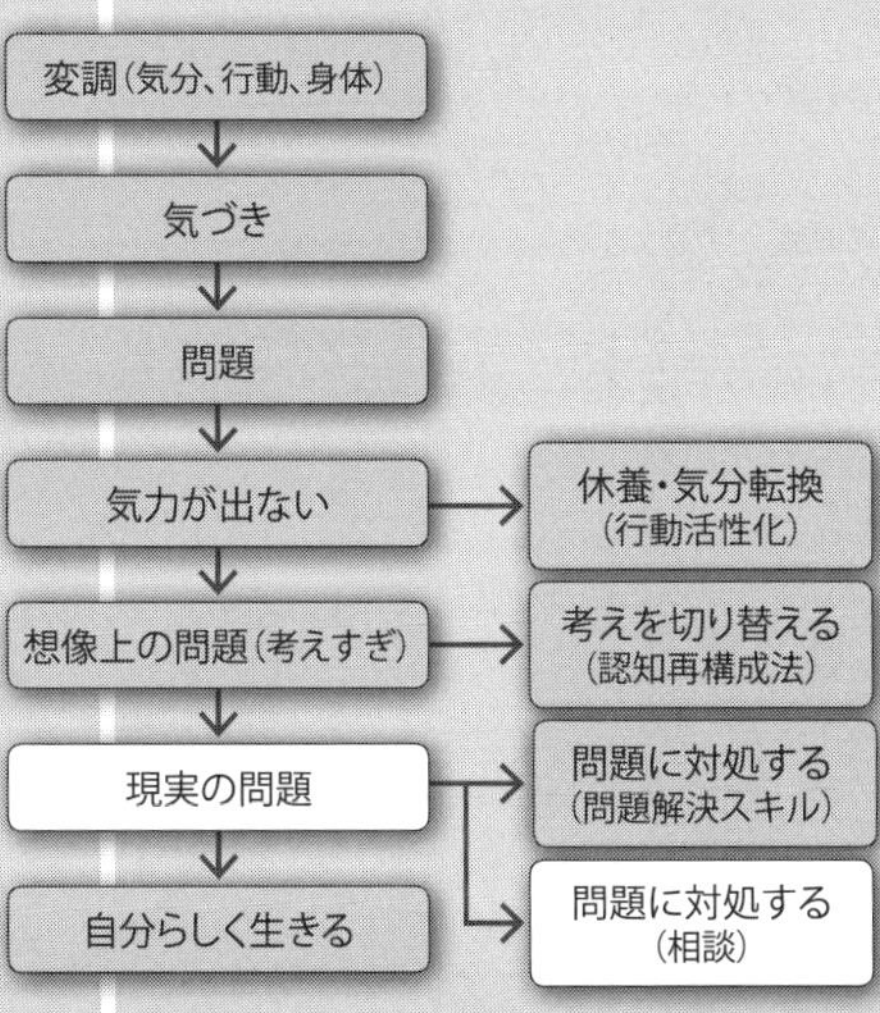
変調（気分、行動、身体）
気づき
問題
気力が出ない
休養・気分転換
（行動活性化）
想像上の問題（考えすぎ）
考えを切り替える
（認知再構成法）
現実の問題
問題に対処する
（問題解決スキル）
自分らしく生きる
問題に対処する
（相談）

コミック 6「自分の気持ちを伝えるって大変」

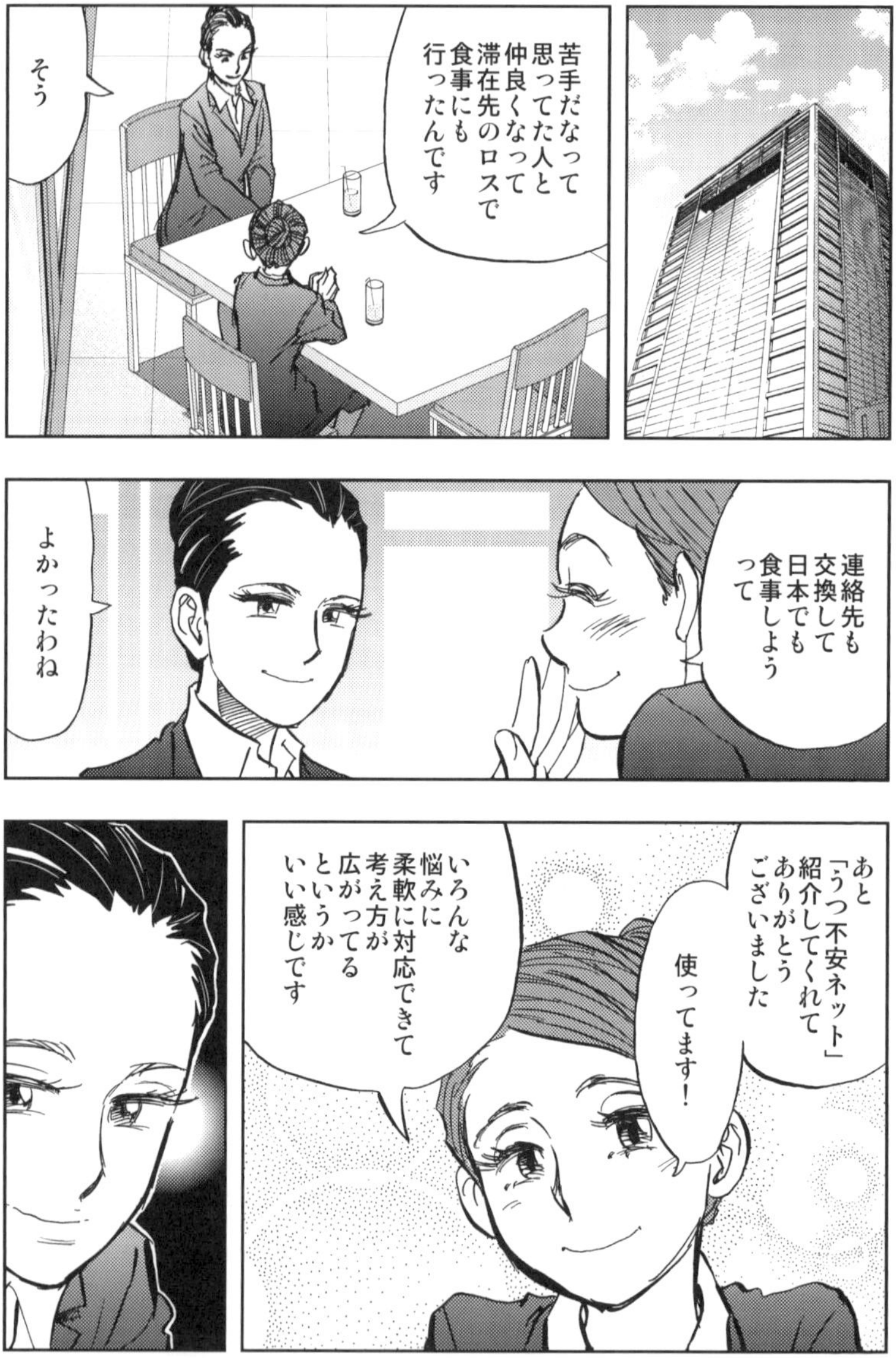

苦手だなって思ってた人と仲良くなって滞在先のロスで食事にも行ったんです
そう
連絡先も交換して日本でも食事しようって
よかったわね
あと「うつ不安ネット」紹介してくれてありがとうございました
使ってます！
いろんな悩みに柔軟に対応できて考え方が広がってるというかいい感じです

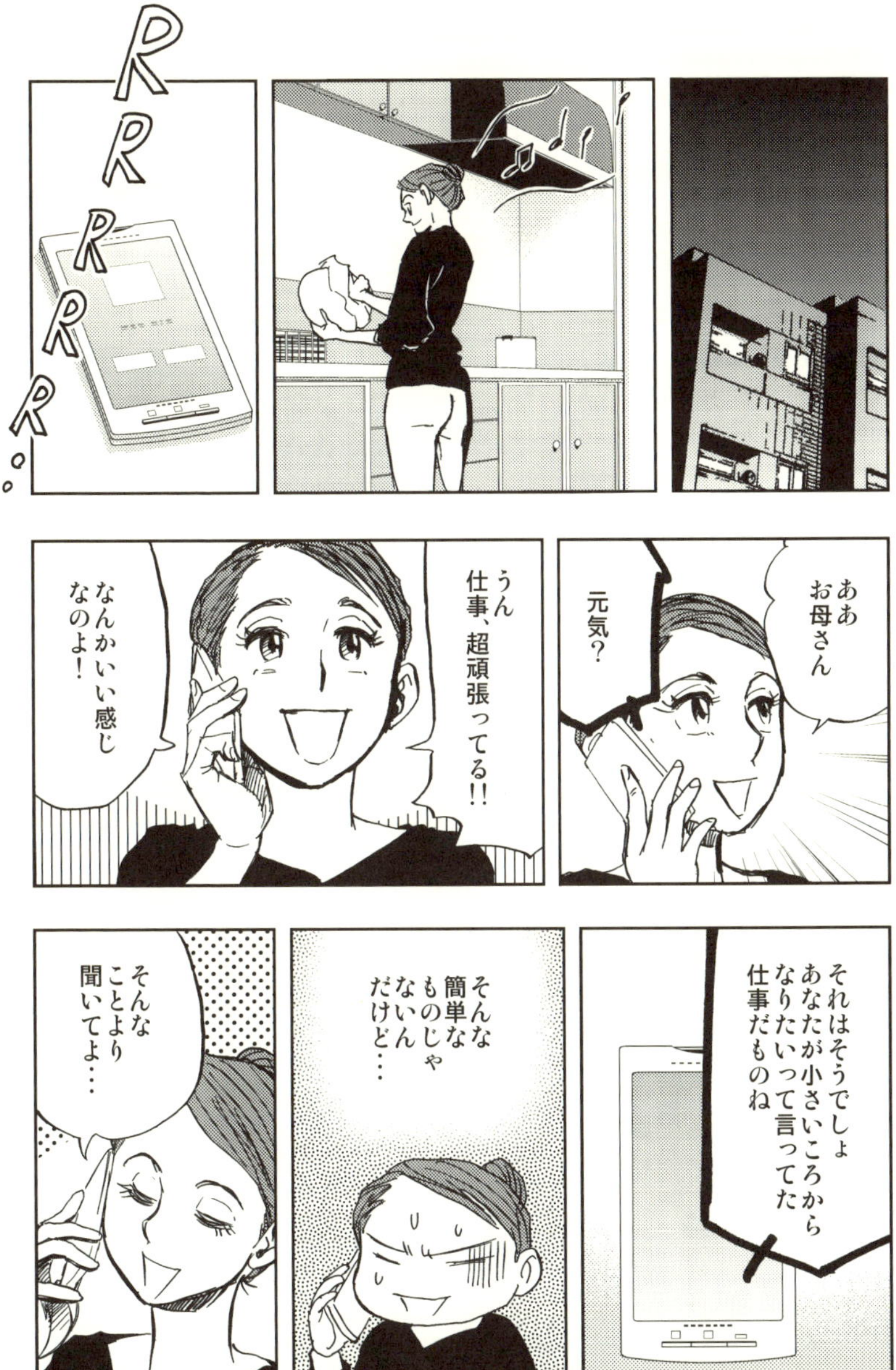

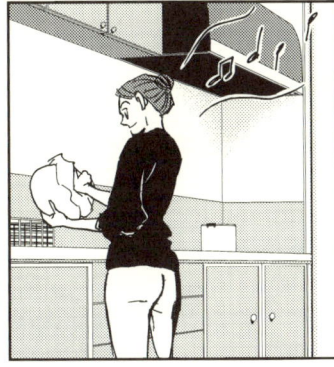

RRRRR
ああ
お母さん
元気？
うん
仕事、超頑張ってる!!
なんかいい感じ
なのよ！
それはそうでしょ
あなたが小さいころから
なりたいって言ってた
仕事だものね
そんな
簡単な
ものじゃ
ないん
だけど…
そんな
ことより
聞いてよ…

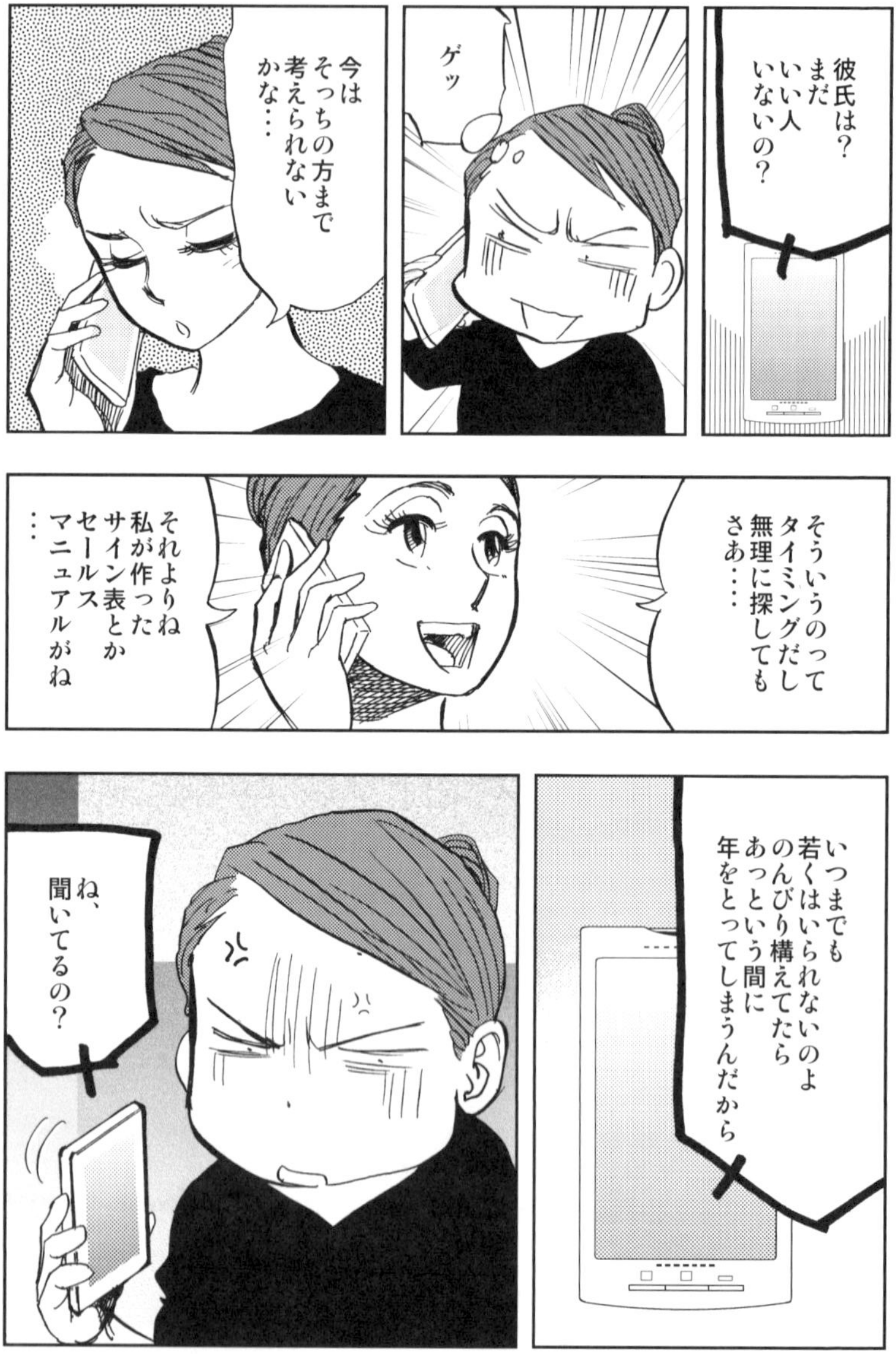
彼氏は？まだいい人いないの？
ゲッ
今はそっちの方まで考えられないかな・・・
そういうのってタイミングだし無理に探してもさあ・・・
それよりね私が作ったサイン表とかセールスマニュアルがね・・・
いつまでも若くはいられないのよのんびり構えてたらあっという間に年をとってしまうんだから
ね、聞いてるの？

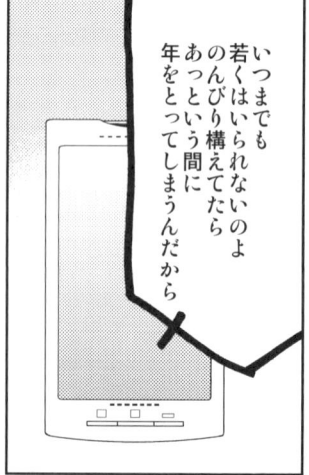

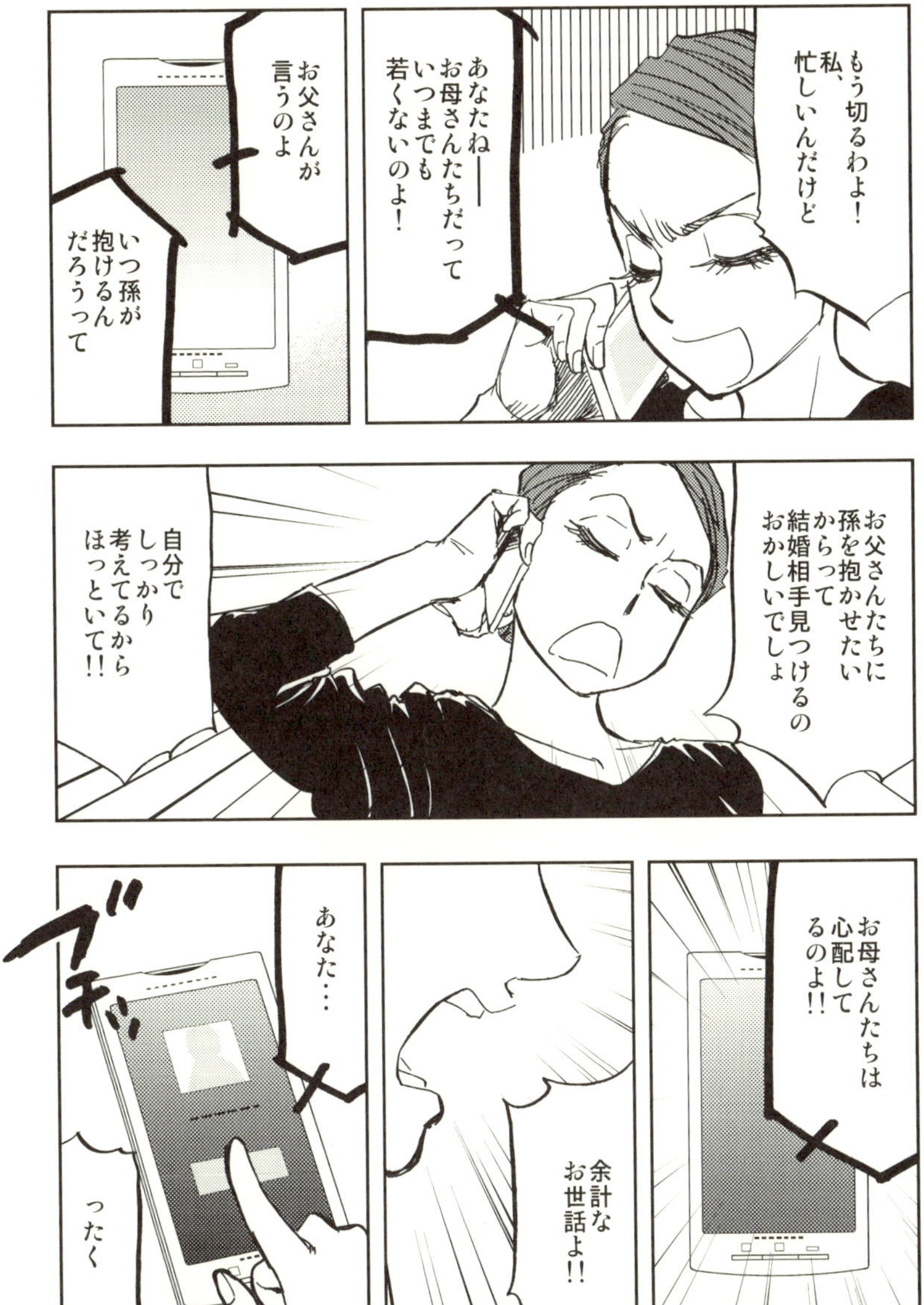

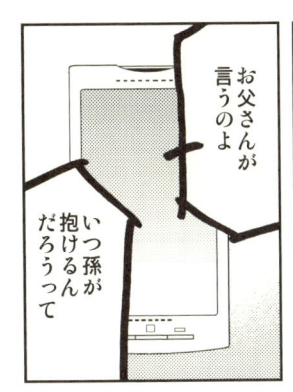

もう切るわよ！
私、忙しいんだけど
あなたね――
お母さんたちだって
いつまでも
若くないのよ！
お父さんが
言うのよ
いつ孫が
抱けるんだろうって
お父さんたちに
孫を抱かせたい
からって
結婚相手見つけるの
おかしいでしょ
自分で
しっかり
考えてるから
ほっといて!!
お母さんたちは
心配してるのよ!!
余計な
お世話よ!!
あなた…
ブチッ
ったく

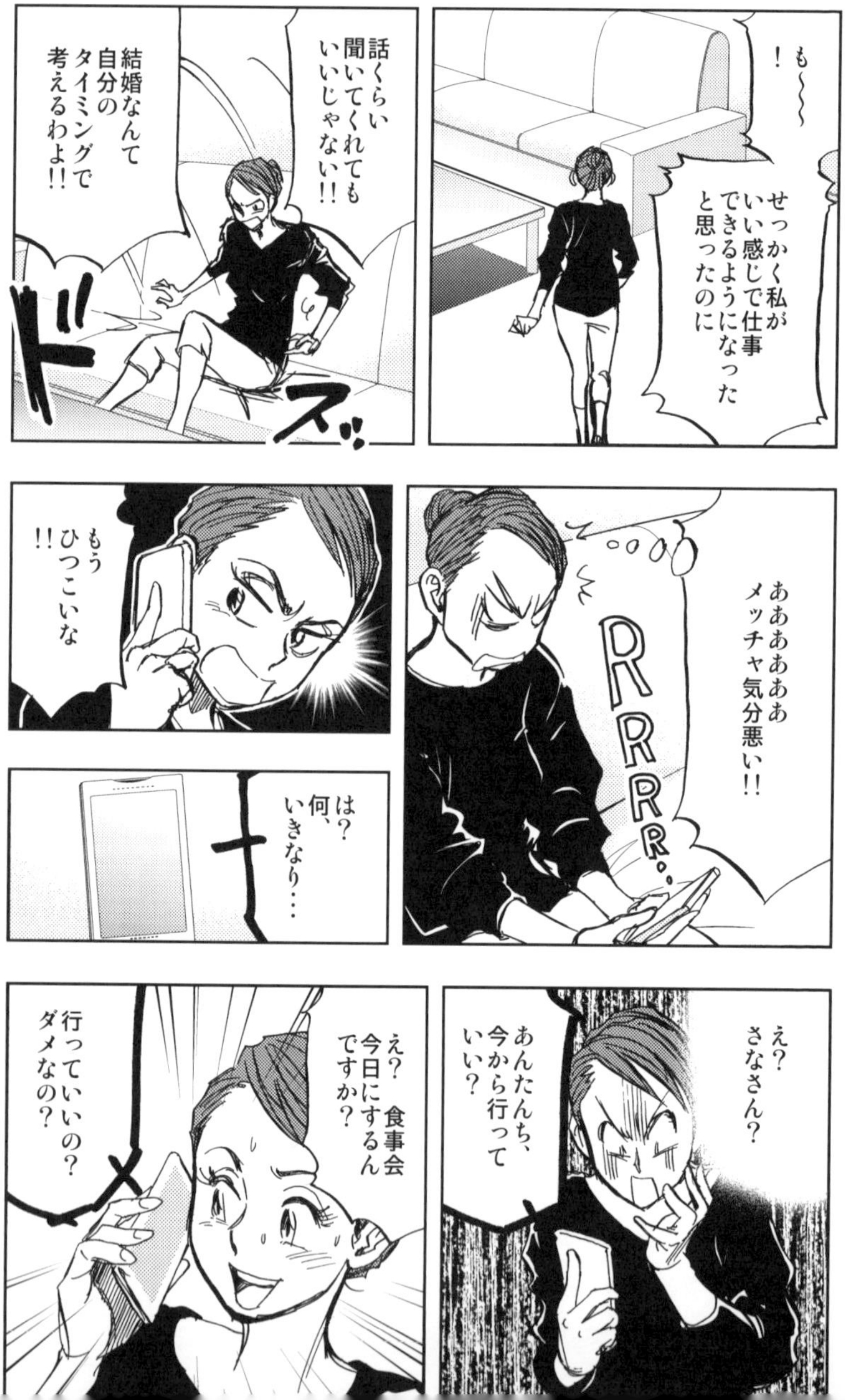
も〜〜〜!
せっかく私がいい感じで仕事できるようになったと思ったのに
話くらい聞いてくれてもいいじゃない!!
結婚なんて自分のタイミングで考えるわよ!!
ドスッ
ああああああメッチャ気分悪い!!
RRRR..
もうひつこいな!!
は? 何、いきなり…
え? さなさん?
あんたんち、今から行っていい?
え? 食事会今日にするんですか?
行っていいの? ダメなの?

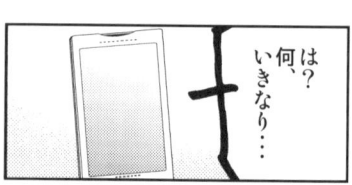

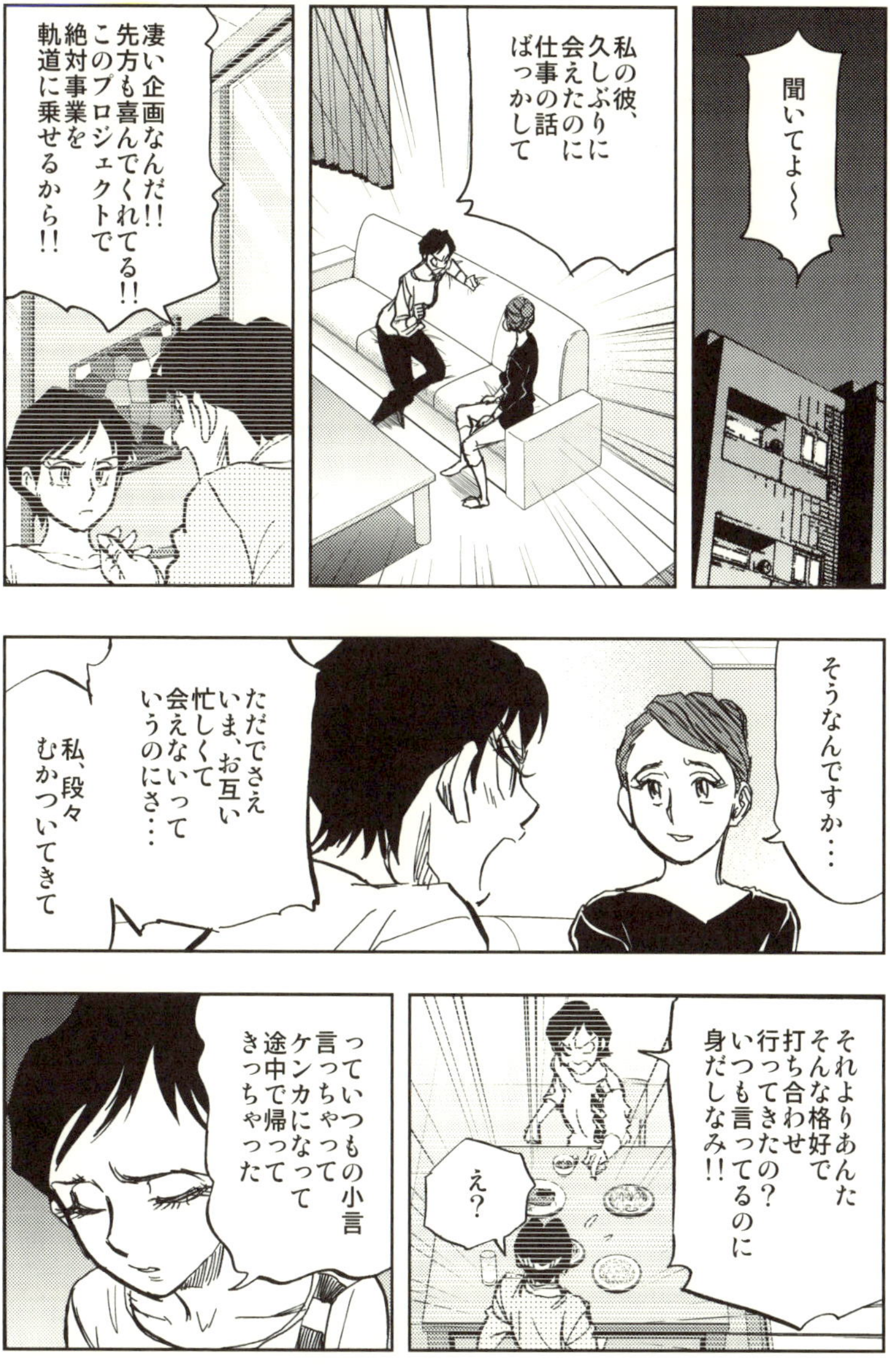
聞いてよ～～

私の彼、久しぶりに会えたのに仕事の話ばっかして
凄い企画なんだ!! 先方も喜んでくれてる!! このプロジェクトで絶対事業を軌道に乗せるから!!

そうなんですか…

ただでさえいま、お互い忙しくて会えないっていうのにさ…

私、段々むかついてきて
それよりあんたそんな格好で打ち合わせ行ってきたの? いつも言ってるのに身だしなみ!!

え?

っていつもの小言言っちゃって ケンカになって途中で帰ってきっちゃった

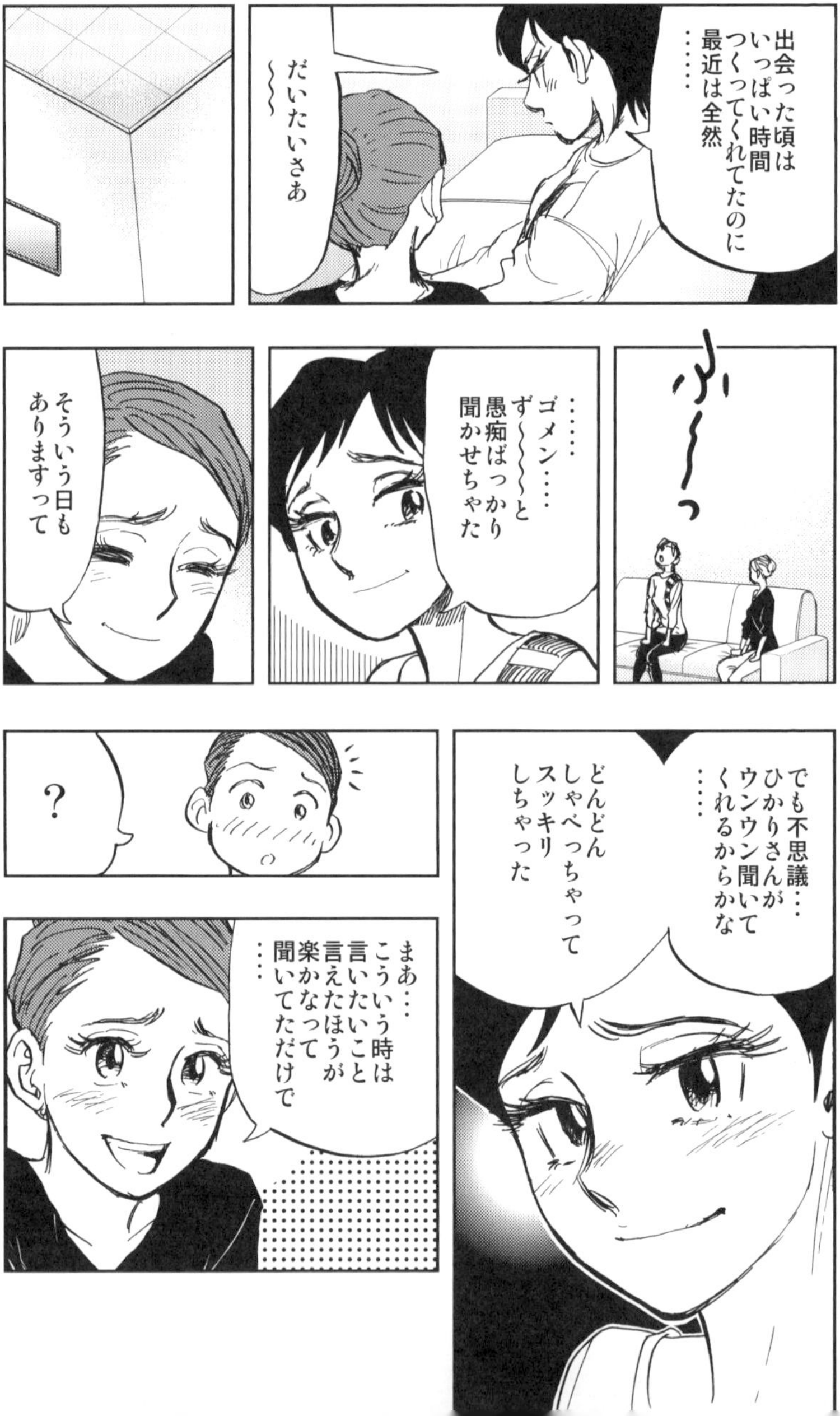
出会った頃は
いっぱい時間
つくってくれてたのに
最近は全然
……
だいたいさぁ
〜〜〜
ふ〜〜っ
……
ゴメン……
ず〜〜〜と
愚痴ばっかり
聞かせちゃた
そういう日も
ありますって
でも不思議…
ひかりさんが
ウンウン聞いて
くれるからかな
……
どんどん
しゃべっちゃって
スッキリ
しちゃった
?
まあ…
こういう時は
言いたいこと
言えたほうが
楽かなって
聞いてただけで
…

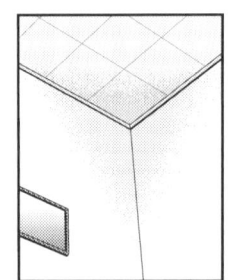

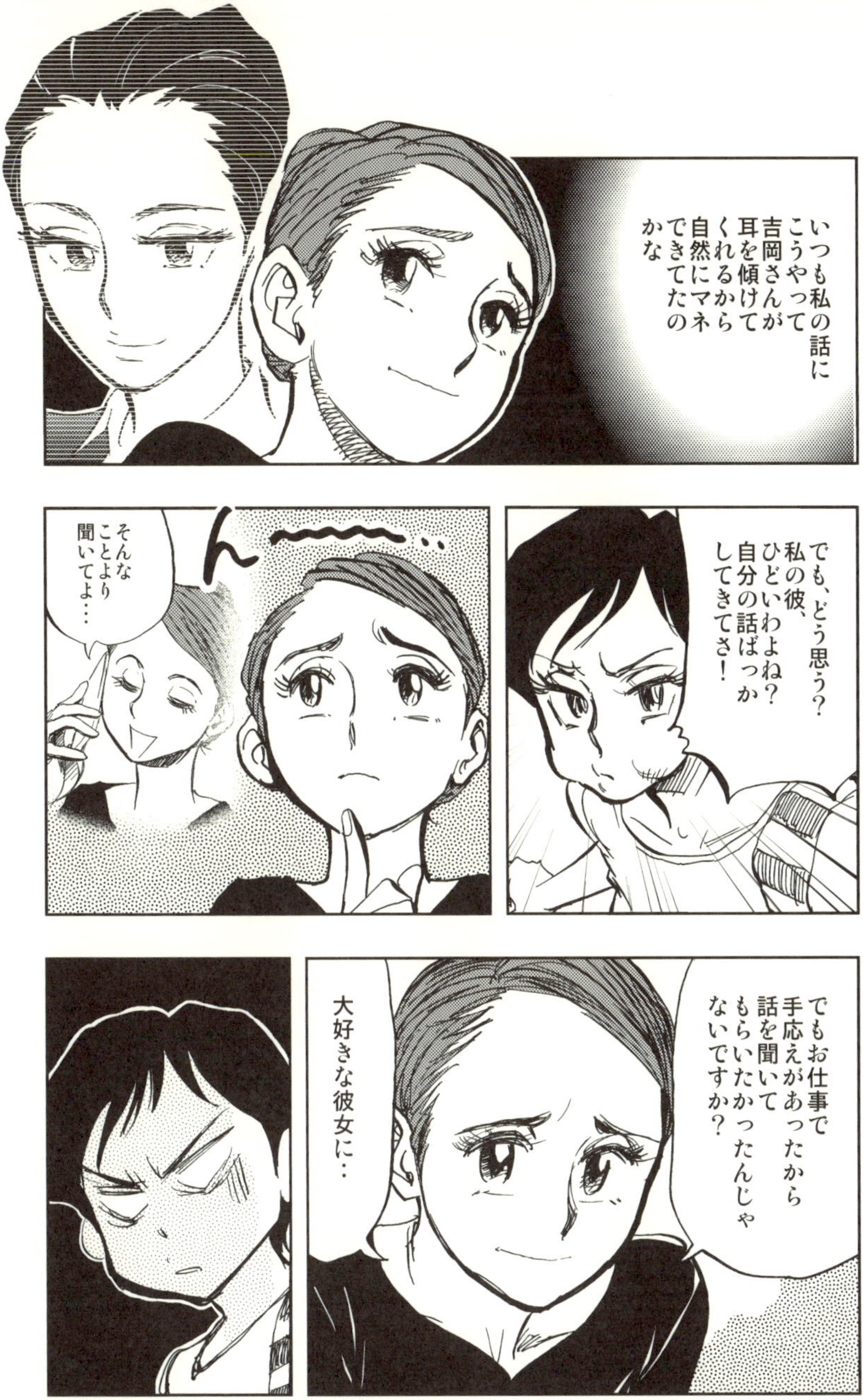

いつも私の話にこうやって吉岡さんが耳を傾けてくれるから自然にマネできてたのかな
でも、どう思う？私の彼、ひどいわよね？自分の話ばっかしてきてさ！
ん〜〜〜…
そんなことより聞いてよ…
でもお仕事で手応えがあったから話を聞いてもらいたかったんじゃないですか？
大好きな彼女に…

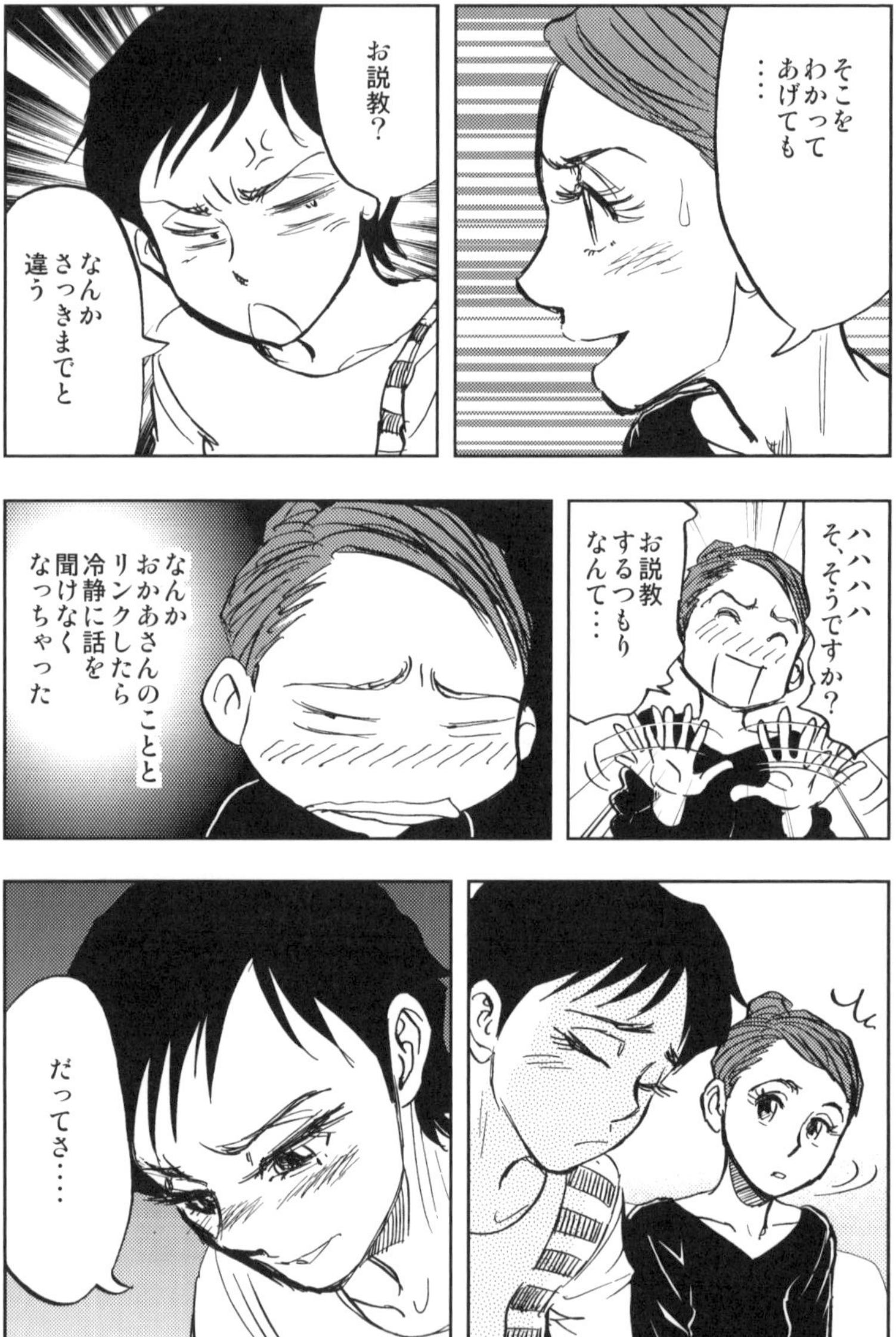
そこを
わかって
あげても
・・・
お説教？
なんか
さっきまでと
違う
ハハハハ
そ、そうですか？
お説教
するつもり
なんて・・・
なんか
おかあさんのことと
リンクしたら
冷静に話を
聞けなく
なっちゃった
だってさ・・・・

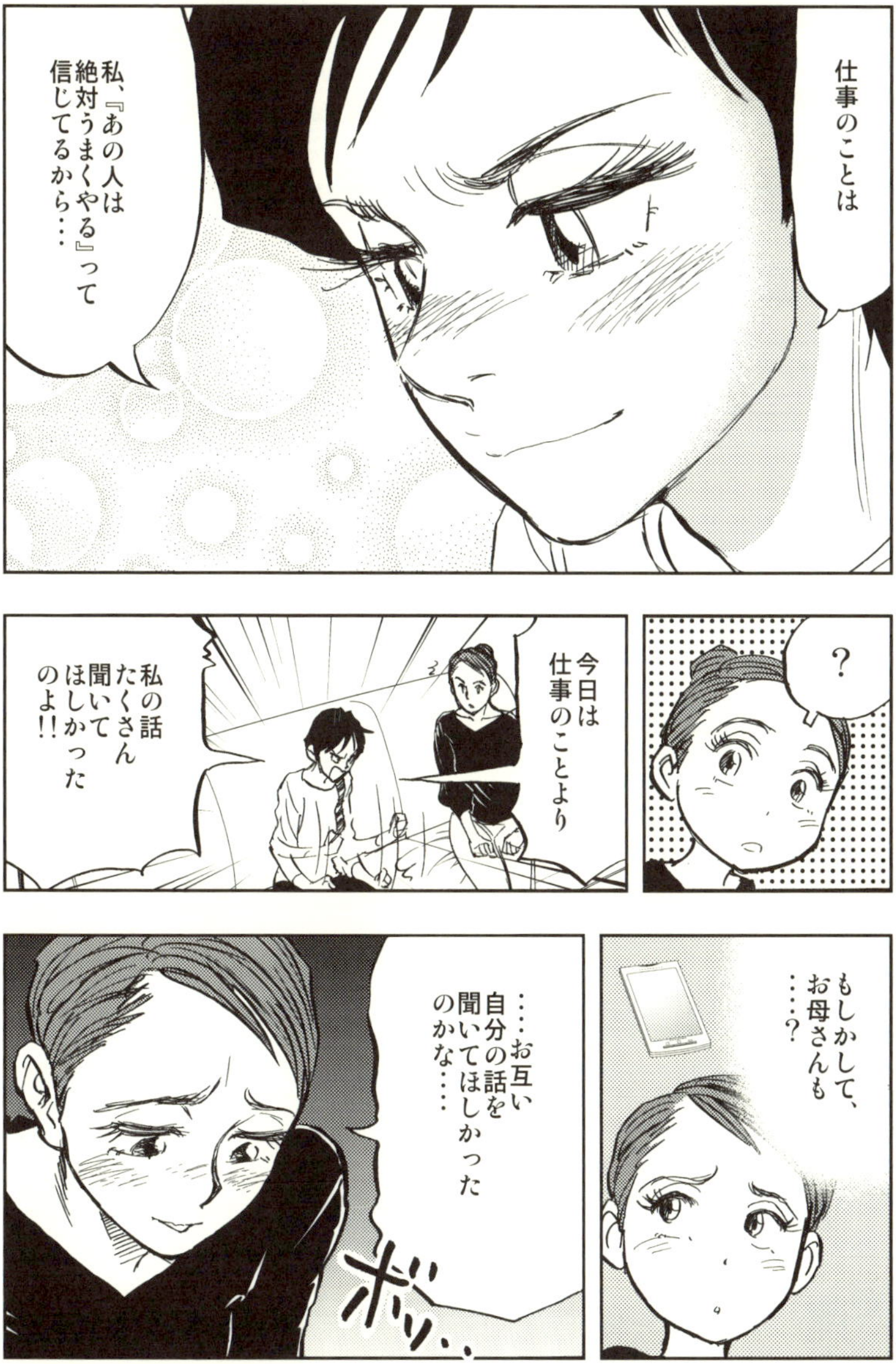
仕事のことは
私、『あの人は絶対うまくやる』って信じてるから…
？
今日は仕事のことより
私の話たくさん聞いてほしかったのよ!!
もしかして、お母さんも…？
…お互い自分の話を聞いてほしかったのかな…
ポツ…

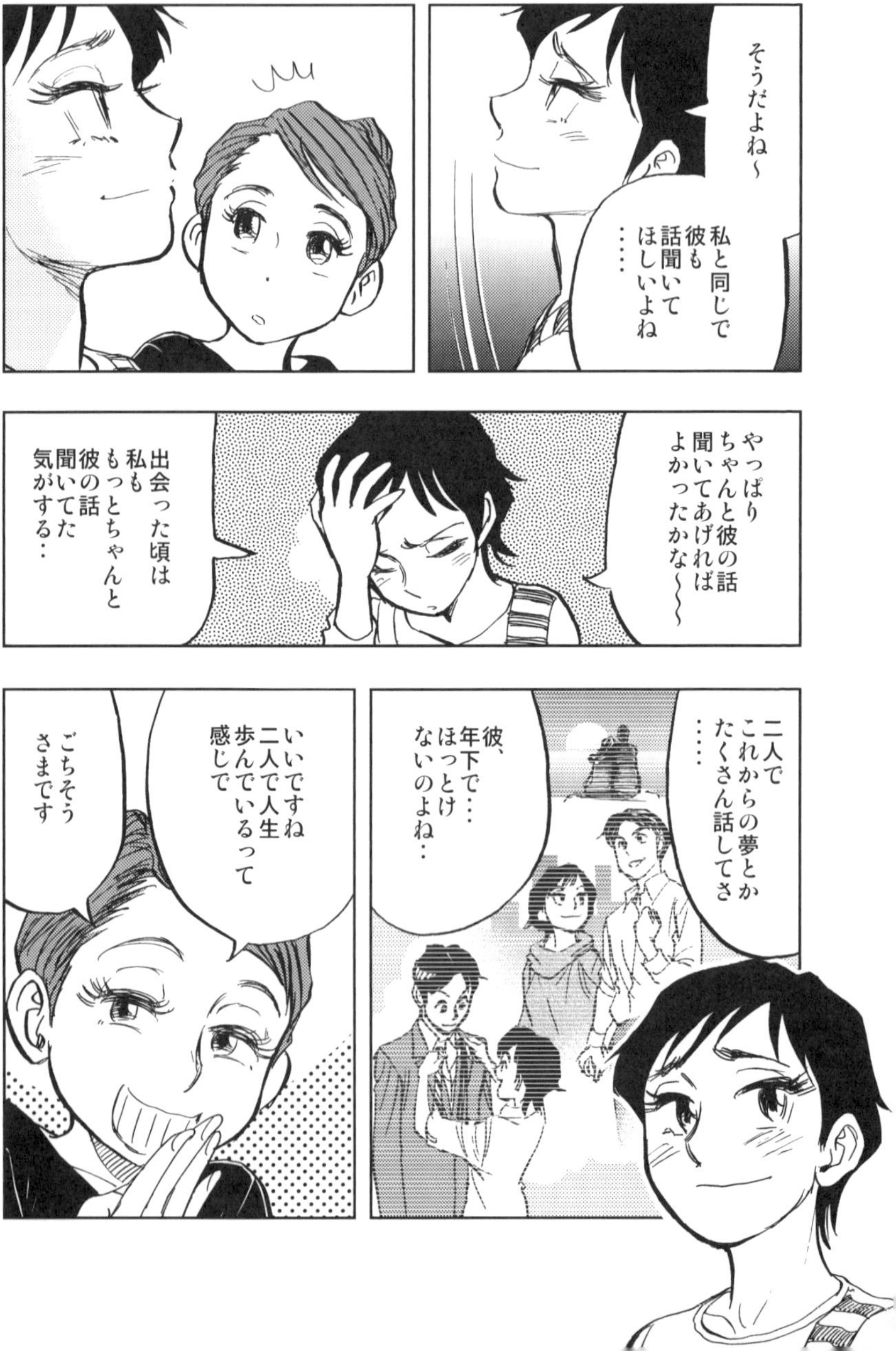
そうだよね～
私と同じで
彼も
話聞いて
ほしいよね
……
やっぱり
ちゃんと彼の話
聞いてあげれば
よかったかな～～
出会った頃は
私も
もっとちゃんと
彼の話
聞いてた
気がする…
二人で
これからの夢とか
たくさん話してさ
……
彼、
年下で…
ほっとけ
ないのよね…
いいですね
二人で人生
歩んでいるって
感じで
ごちそう
さまです

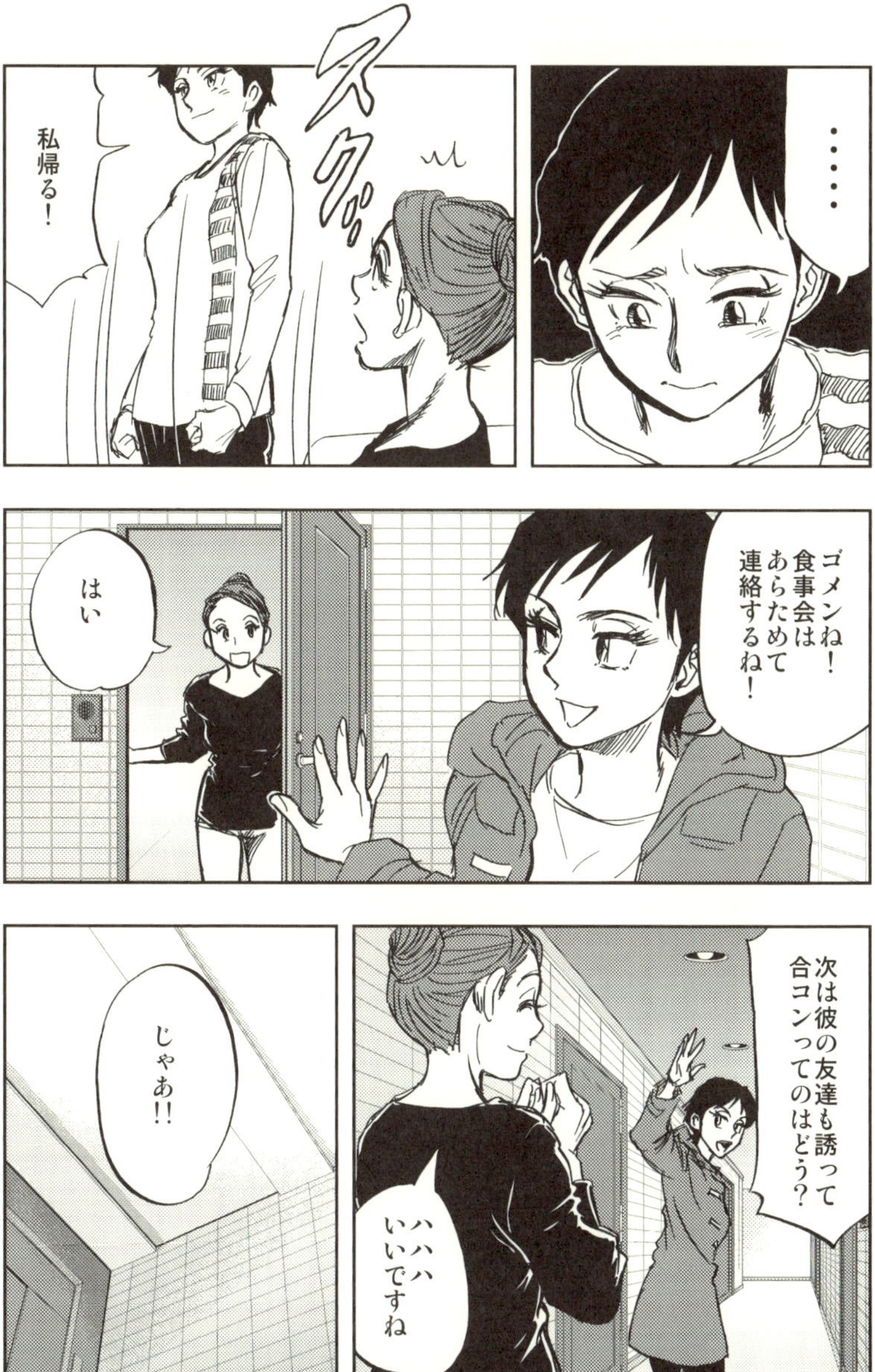
・・・・・
スクッ
私帰る！
ゴメンね！食事会はあらためて連絡するね！
はい
次は彼の友達も誘って合コンってのはどう？
ハハハいいですね
じゃあ!!

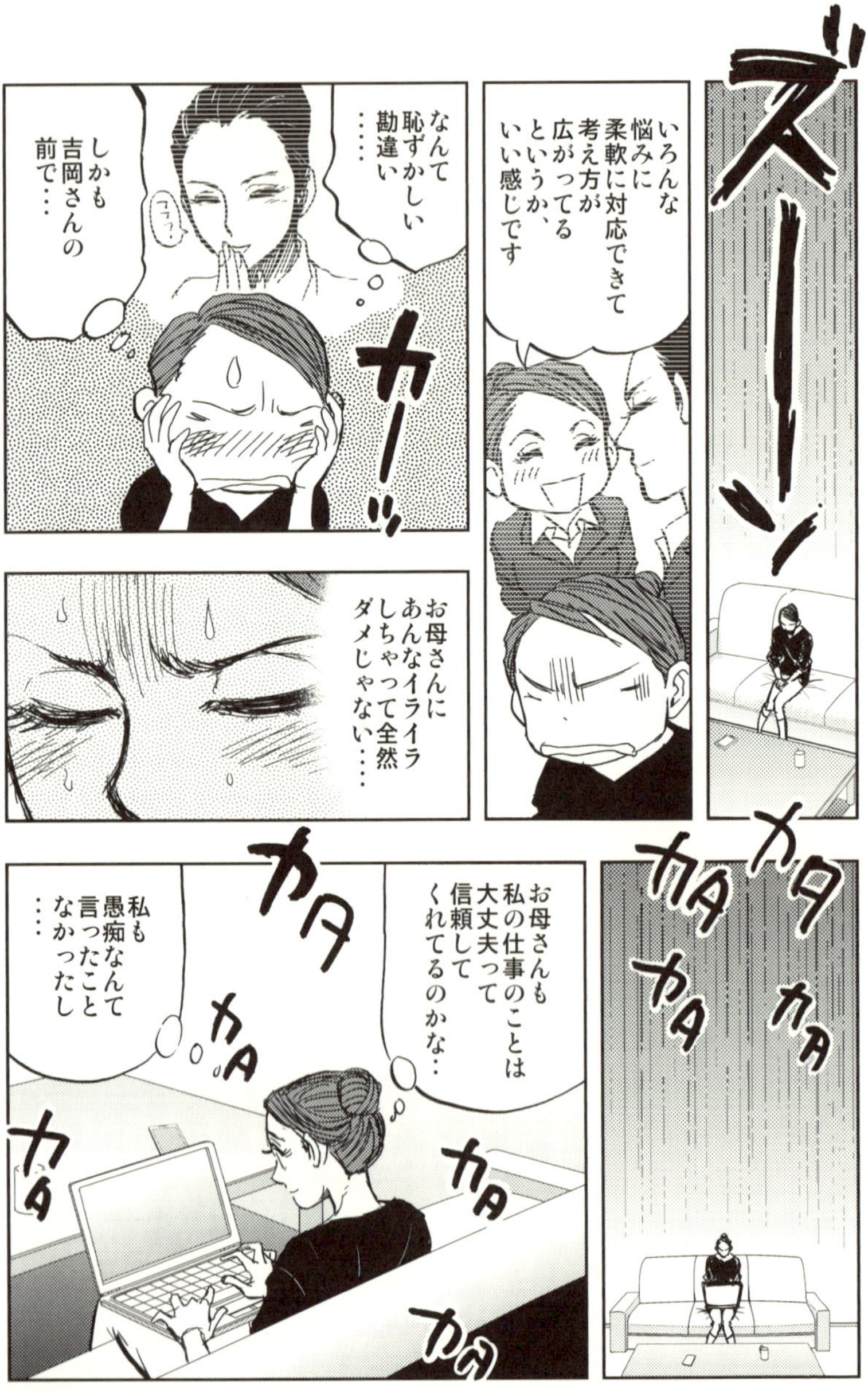
ズーーン
いろんな悩みに柔軟に対応できて考え方が広がってるというか、いい感じです
なんて恥ずかしい勘違い……
しかも吉岡さんの前で…
カーーッ
お母さんにあんなイライラしちゃって全然ダメじゃない……
カタ
カタ
カタ
カタ
お母さんも私の仕事のことは大丈夫って信頼してくれてるのかな…
カタ
私も愚痴なんて言ったことなかったし…
カタ
カタ
カタ
カタ

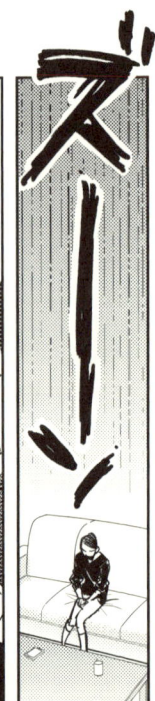

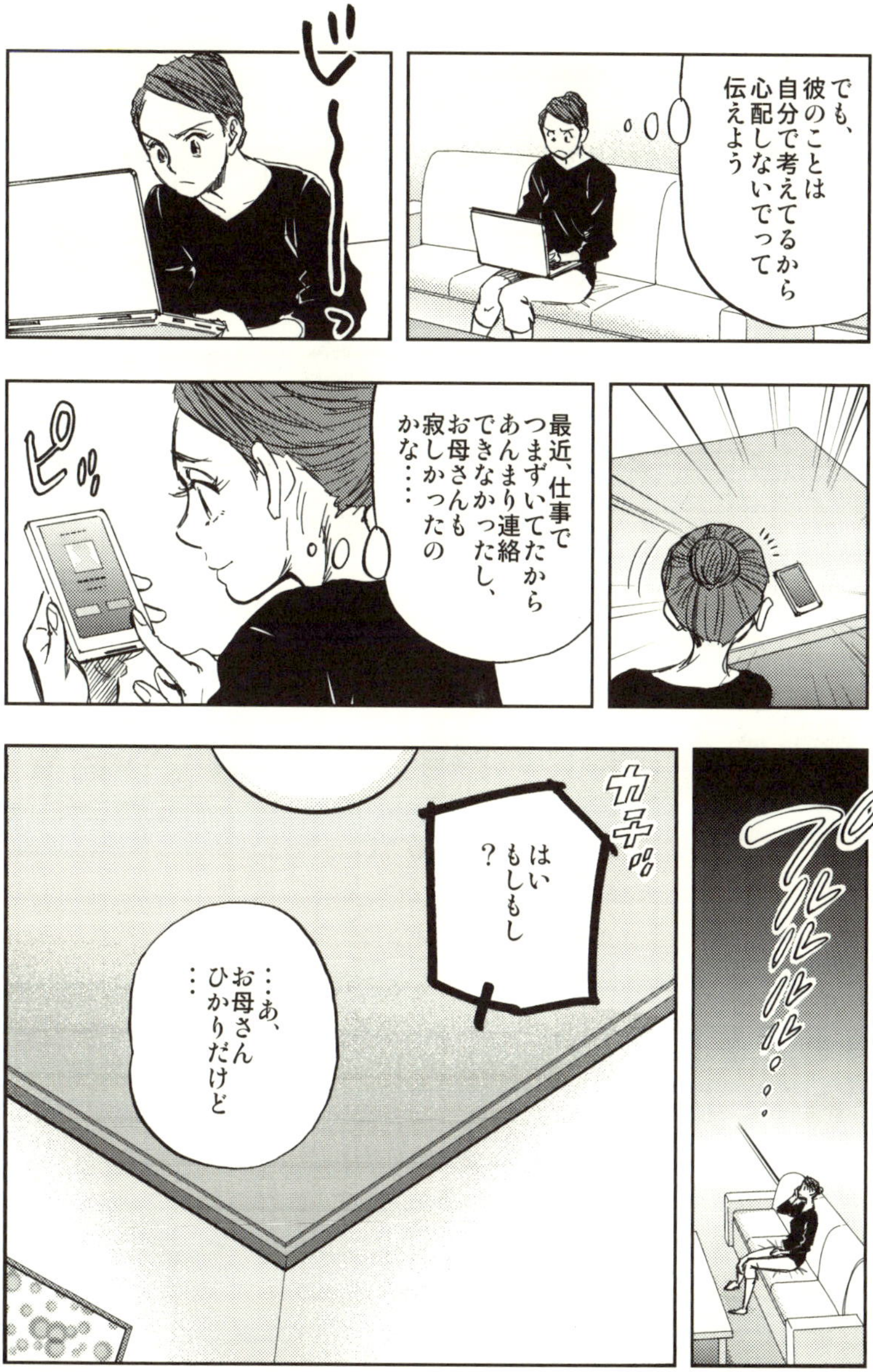
でも、彼のことは自分で考えてるから心配しないでって伝えよう
ジ〜
最近、仕事でつまずいてたからあんまり連絡できなかったし、お母さんも寂しかったのかな・・・・
ピッ
プルルルル。。。
カチ
はい もしもし？
・・・あ、お母さん ひかりだけど・・・

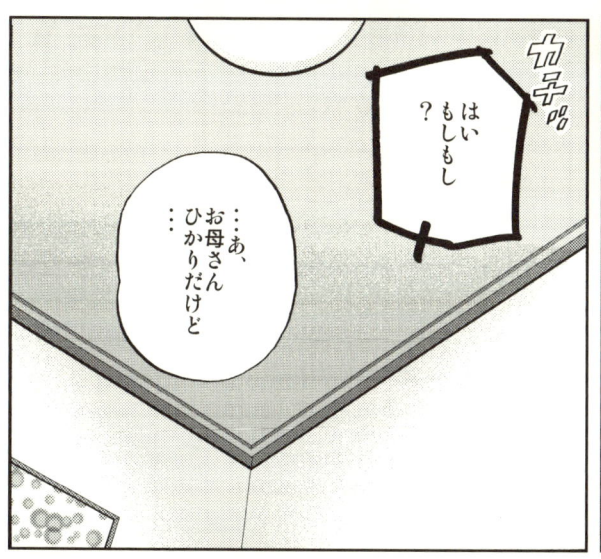

解説

13 誰もが当てはまる人間関係のパターン

こころを軽くするためには自分の気持ちや考えをきちんと伝えることも大切です。

悩んでいるときは、孤立し、一人で考えていることがよくあります。そうしたときには、自分の気持ちを上手に人に伝えるようにしましょう。

まず、自分の気持ちに正直になります。そして、相手の人の気持ちも大切にしながら、穏やかに話すようにします。

悩んでいるときは、わりと回りくどくなりがちなので、ポイントを絞《しぼ》ってしゃべるように、こころがけましょう。

そのようにしながら、自分の考えや意見をきちんと伝えます。

相手の意見にも耳を傾けて、ダメなことはダメだと伝えることも大切です。

このように、自分の考えや気持ちを伝えようとしたときにも、考えに縛られていることがあります。

「自分が弱音を吐いたら、家族を心配させてしまう」

「自分勝手なことを言っちゃいけない、みんなつらいんだ」

「みんな大変なんだから、我慢しないといけない」

「言ってもどうせ無理だろう」

対人関係の法則
（Kieslerの対人円環）

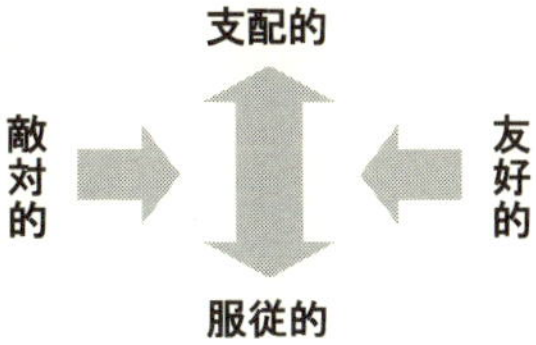

力の関係
一方が支配的になると相手は服従的に、服従的になると相手は支配的になる。
距離の関係
友好的に接すると相手も友好的に、敵対的に接すると相手も敵対的になる。

「言わなくてもわかってほしいのに、どうしてわかってくれないんだろう」

こんなふうに考えて、一人で悩むのです。

次に、こうした考えから自由になるコツについて説明していきます。

ここに示しているのは人間関係の特徴的なパターンです。

横軸は感情の軸で、同じ反応を相手に引き起こします。

自分がニコッとすれば相手の表情も和らぎます。自分がムッとすると相手もムッとします。

悩んでいるときは、ついムッとした印象を与えがちになるんですね。

そのために、まわりの人たちと距離ができ

てしまうことがあります。

縦軸は力関係の軸です。

これは、感情の軸とは逆に、反対の反応を相手に引き起こします。

一方が強くなると、一方が弱くなります。

相談に乗っている人は、どうしても立場が強くなりがちで、「どうして、これ、できないの、こうしたらいいじゃない」と次々とアドバイスをしてしまいます。

そうすると、悩んでいる人は「やっぱり自分はダメだ、こんなこともできない」と考えて、気持ちがますます弱くなってきます。

とくに、悩んでいるときは気持ちが弱くなりがちです。


ですから、少し思い切って自分の気持ちを相手に伝えるように意識してください。

まわりの人は、その話に耳を傾けるようにします。聞いていただく、そうした関係ができるとよいと思います。

相談に乗るときには「傾聴《けいちょう》」が大事だと言われますが、相談を受ける立場の人は何もなくても強いのです。

ですから、ちょっと引いて耳を傾け、話しやすい雰囲気をつくることが大切です。

コミックでは、静かに耳を傾けるひかりに話をするだけで、さなの気持ちがラクになっていきましたが、このようなことは毎日の生活の中でよく体験することです。

解説

14 気持ちを伝えるコミュニケーションスキル

自分の考えや気持ちを伝えるコツを二つ紹介します。

その一つが、とても強い言い方と、とても弱い言い方をイメージして、その中間のほどほどの言い方を見つける方法です。

これも、私たちが毎日の生活の中で意識しないで使っている方法です。

コミックの中で、結婚の話をする母親に、ひかりが怒りをぶつけるシーンが出てきます。このように感情的になると、相手も感情的になり、言いたいことが伝わりません。

だからといって、母親の言うままに話を合わせながら、少しだけ自分の考えを言葉にしても、やはり言いたいことを伝えることはできません。

そうしたとき私たちは、強い言い方と弱い言い方を頭に浮かべながら、ほどほどの言い方を見つけるようにしています。

そのときに、「ミカンていいな」という表現を思い出すと良いでしょう。

これが、第二のコツで、「見る」「感じる」「提案する」「否定されたときに代案を言う」の文字、「見（み）」「感（かん）」「提（てい）」「否（いな）」を組み合わせた表現「み・かん・てい・いな」です。

見るというのは客観的な事実を伝えると言うことです。そうすると、相手に事情が伝わります。

感じるというのは気持ちです。これで気持ちが伝わります。

そして提案します。事情がわかり、気持ちが通じると、相手の人も受け入れやすくなります。

しかし、相手が受け入れないこともあります。そのときに代案を提示するようにします。

このような話し方ができると、事情や気持ちが伝わって、お互いに理解し合えるようになります。

それが「ミカンていいな」です。

第7のステップ

考え方のクセに気づく

性格を生かすコツ

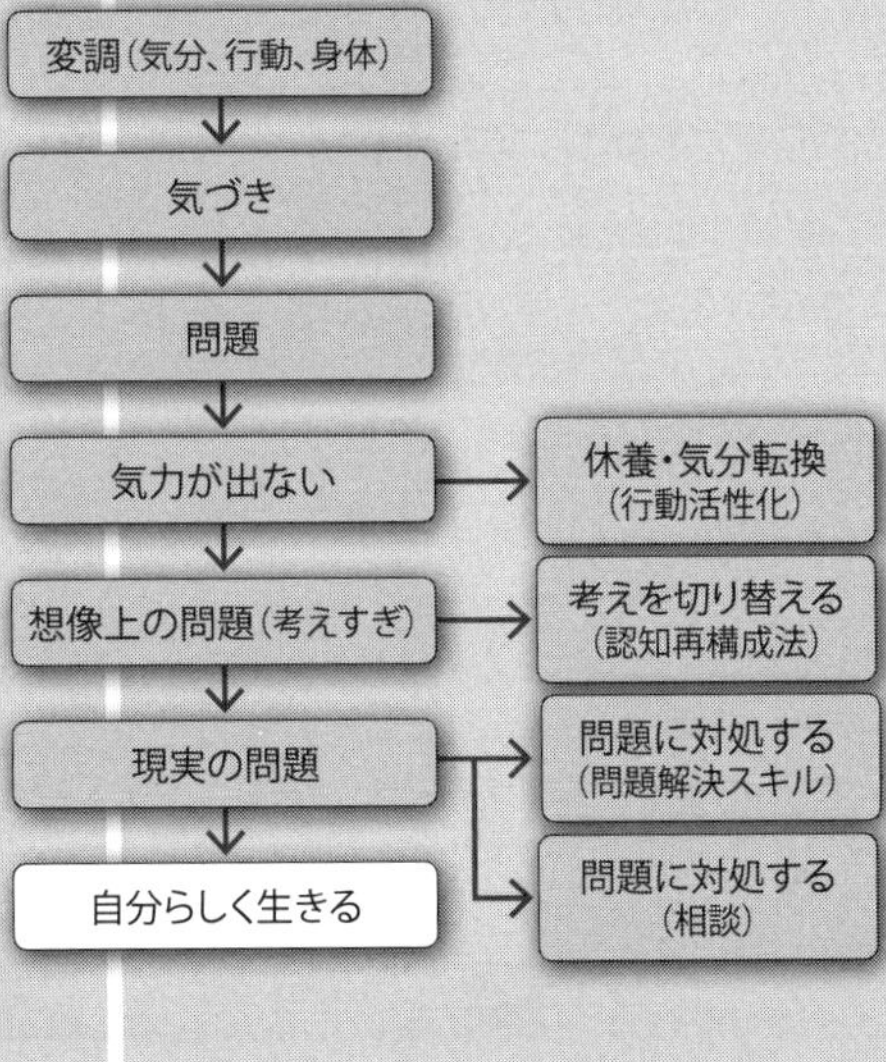
変調（気分、行動、身体）
気づき
問題
気力が出ない
休養・気分転換（行動活性化）
想像上の問題（考えすぎ）
考えを切り替える（認知再構成法）
現実の問題
問題に対処する（問題解決スキル）
問題に対処する（相談）
自分らしく生きる

コミック 7「明日に向かって一歩を踏み出す」

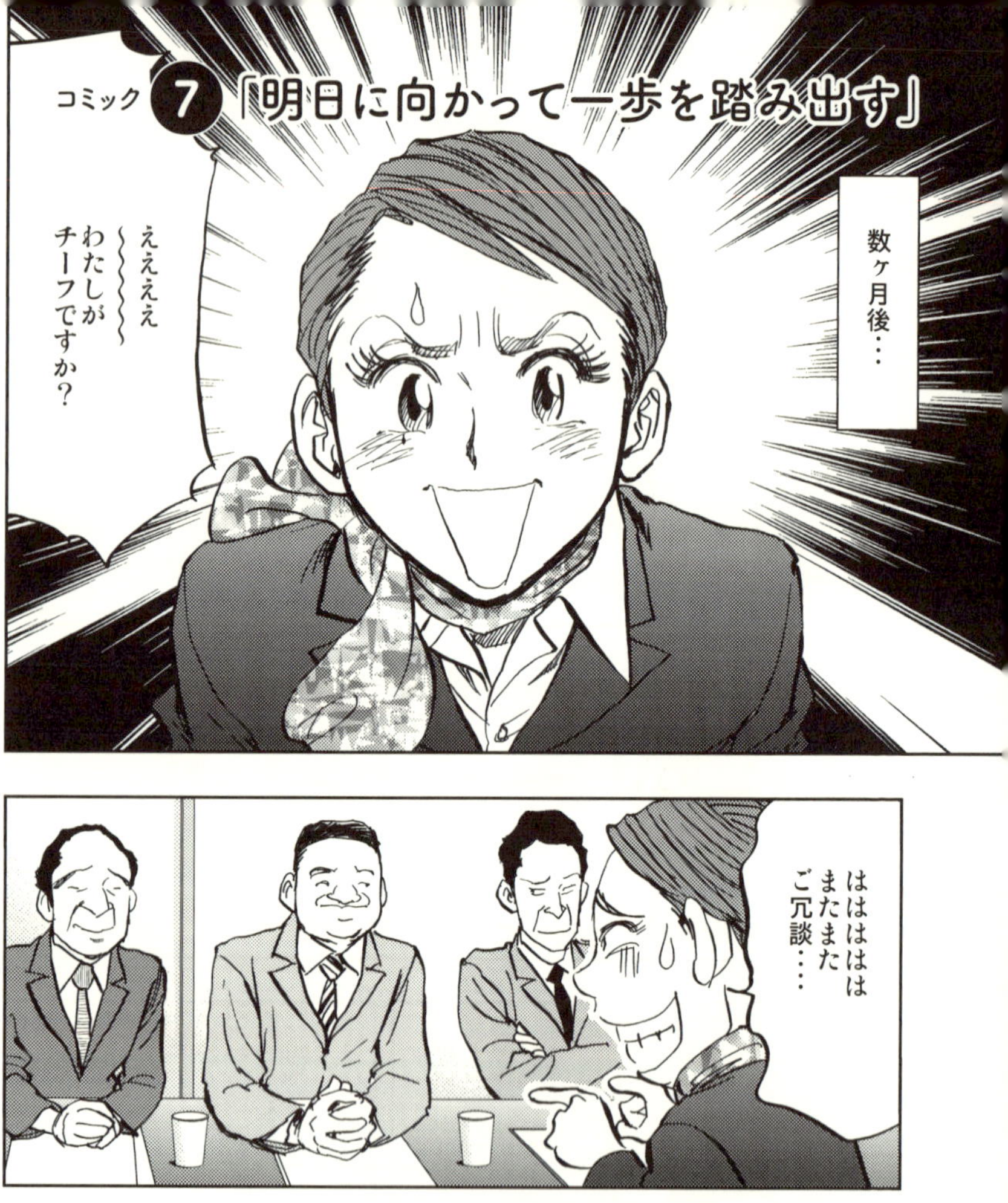

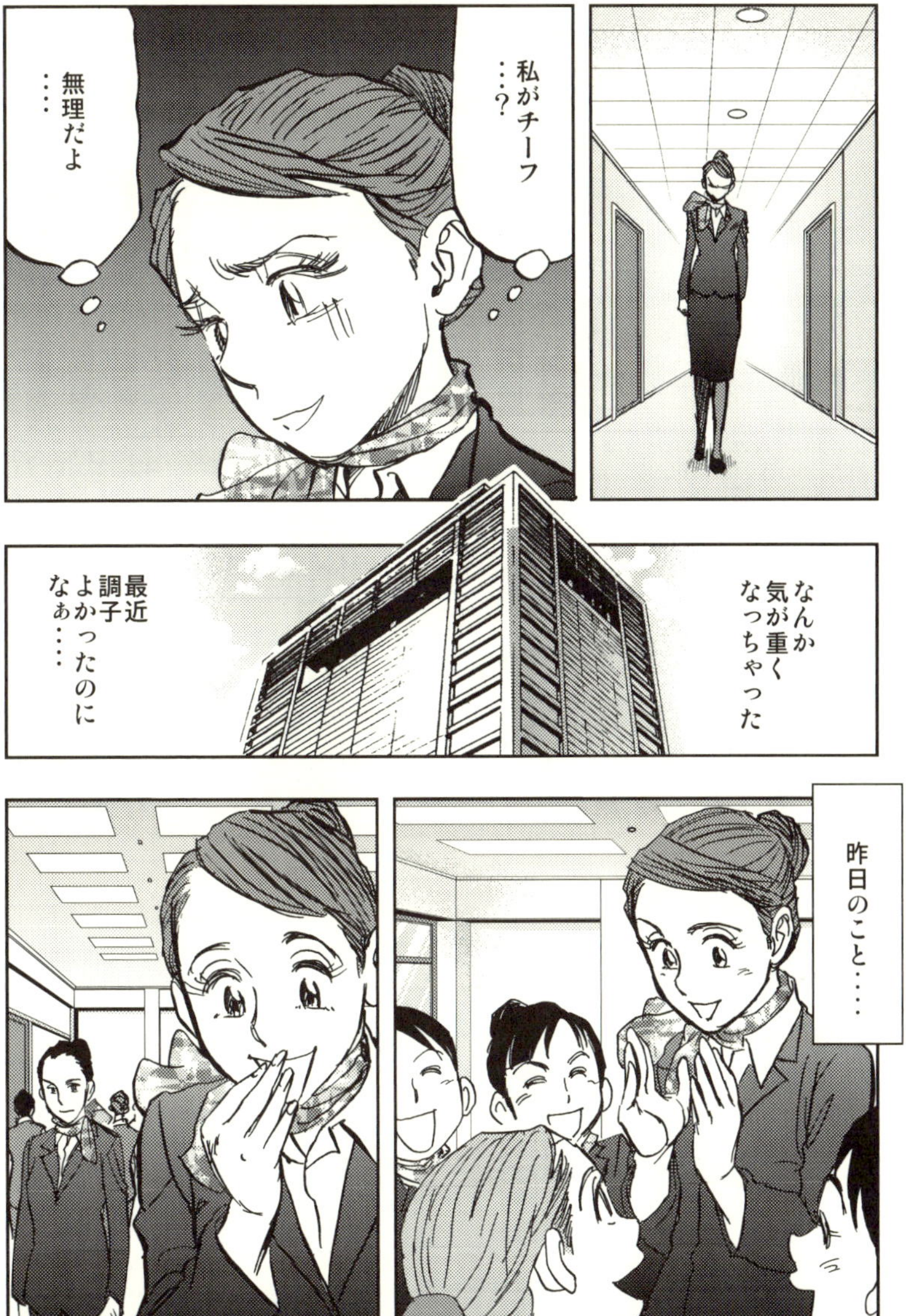

私がチーフ…？
無理だよ…
なんか気が重くなっちゃった
最近調子よかったのになぁ……
昨日のこと……

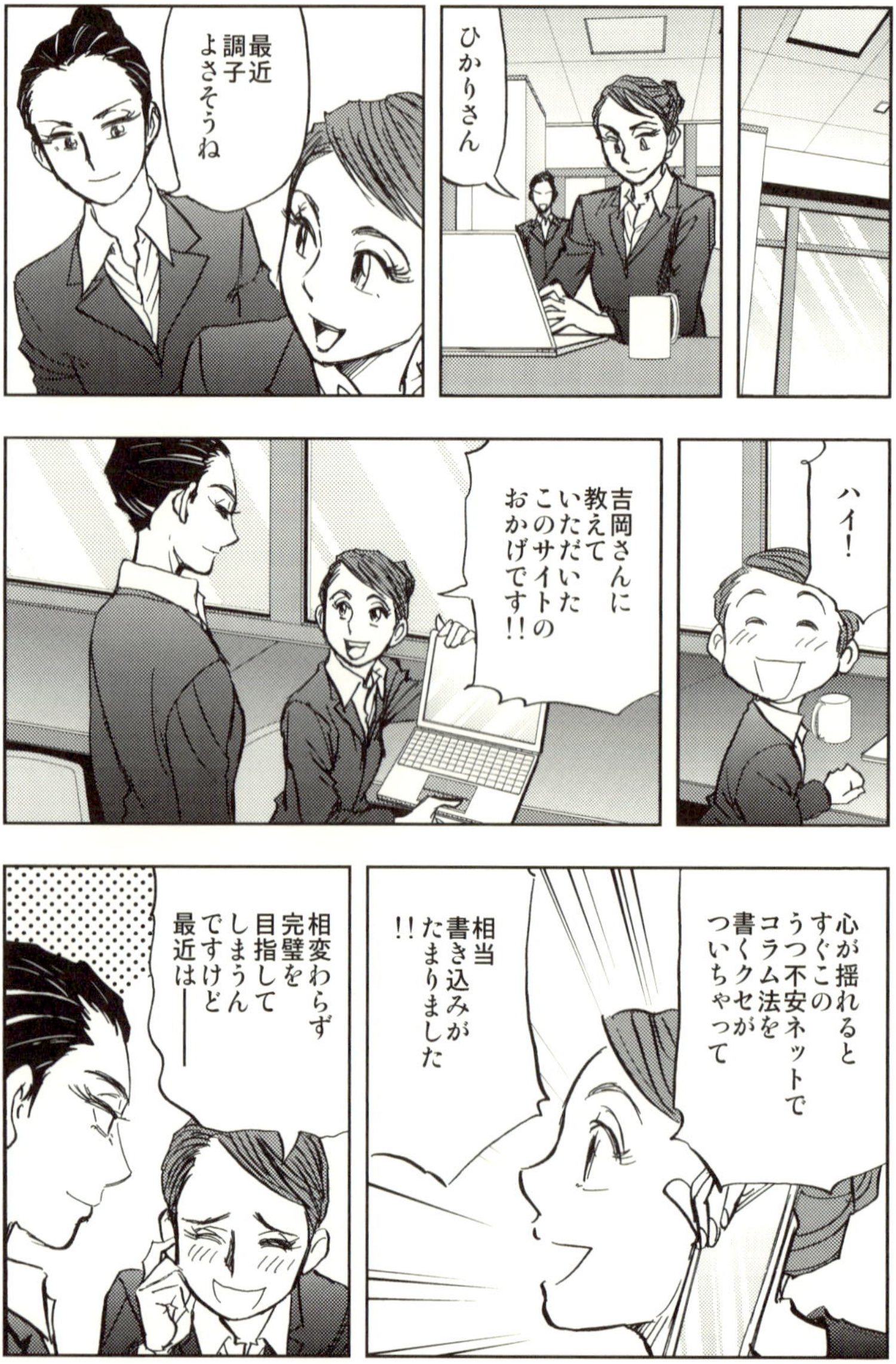
ひかりさん
最近調子よさそうね
ハイ！
吉岡さんに教えていただいたこのサイトのおかげです!!
心が揺れるとすぐこのうつ不安ネットでコラム法を書くクセがついちゃって
相当書き込みがたまりました!!
相変わらず完璧を目指してしまうんですけど最近は——

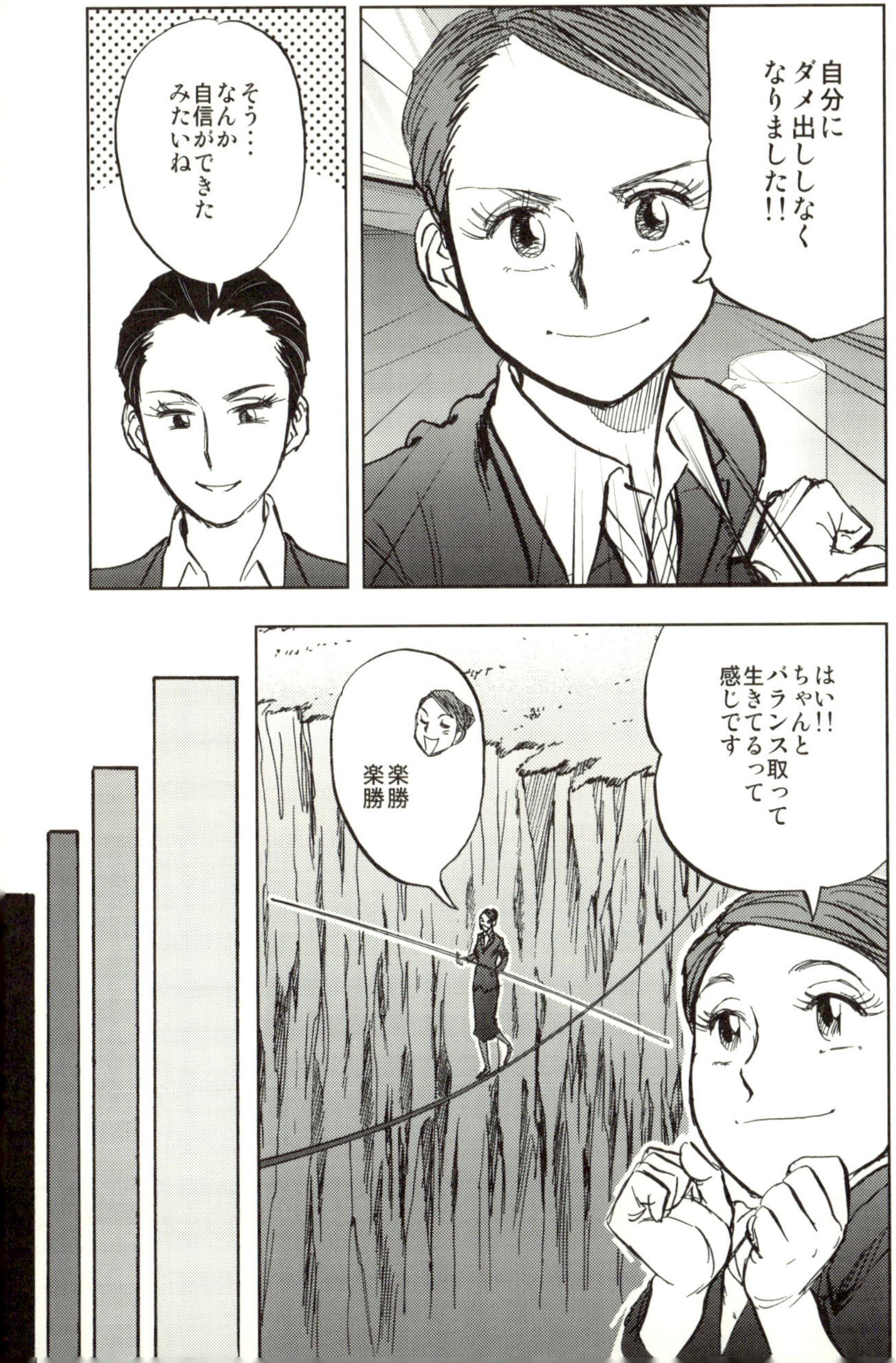
自分に
ダメ出ししなく
なりました!!
そう…
なんか
自信ができた
みたいね
はい!!
ちゃんと
バランス取って
生きてるって
感じです
楽勝
楽勝

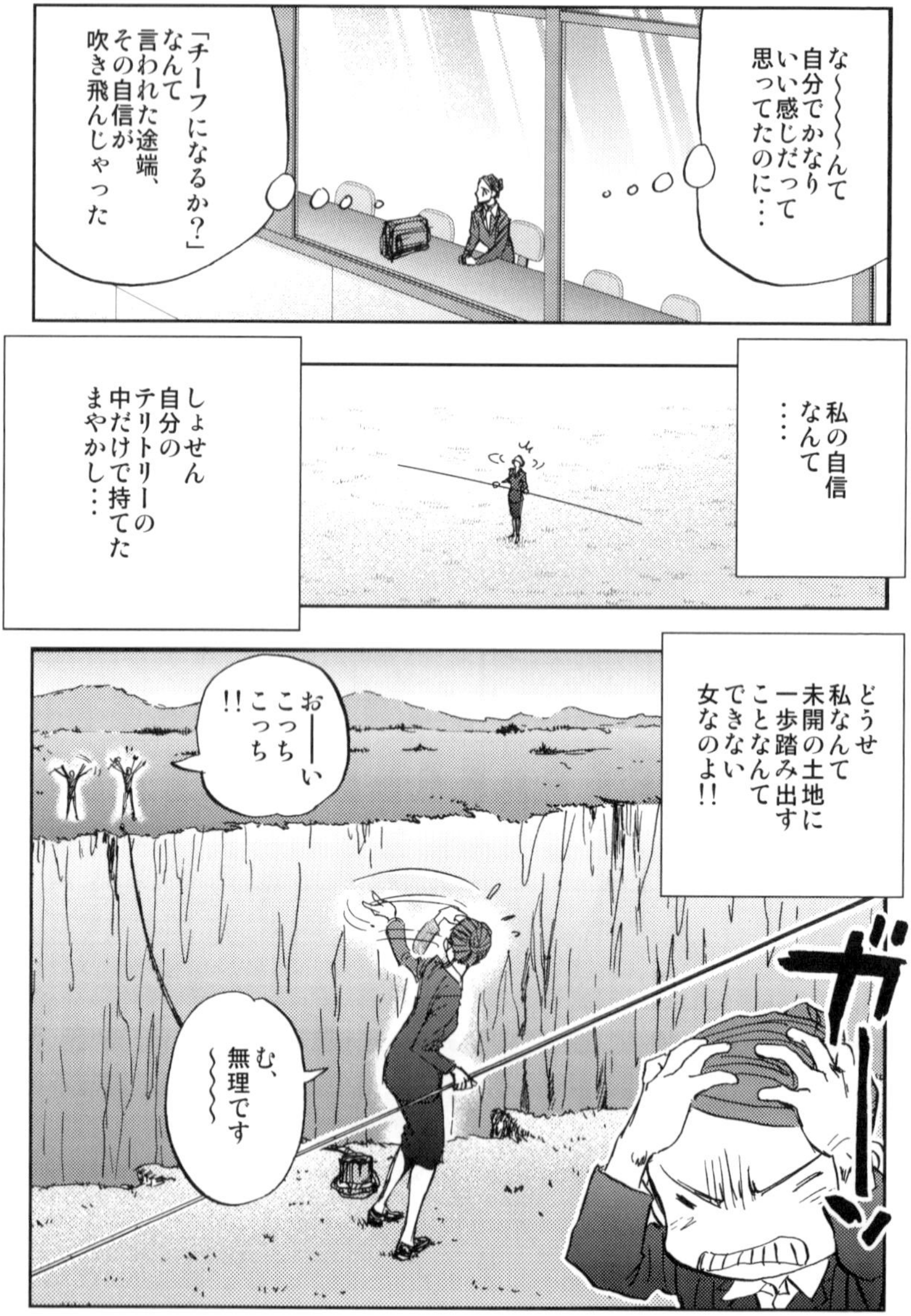
な〜〜〜んて自分でかなりいい感じだって思ってたのに・・・
「チーフになるか?」なんて言われた途端、その自信が吹き飛んじゃった
私の自信なんて・・・・
しょせん自分のテリトリーの中だけで持てたまやかし・・・
どうせ私なんて未開の土地に一歩踏み出すことなんてできない女なのよ!!
お——いこっちこっち!!
ガーン
む、無理です〜〜〜

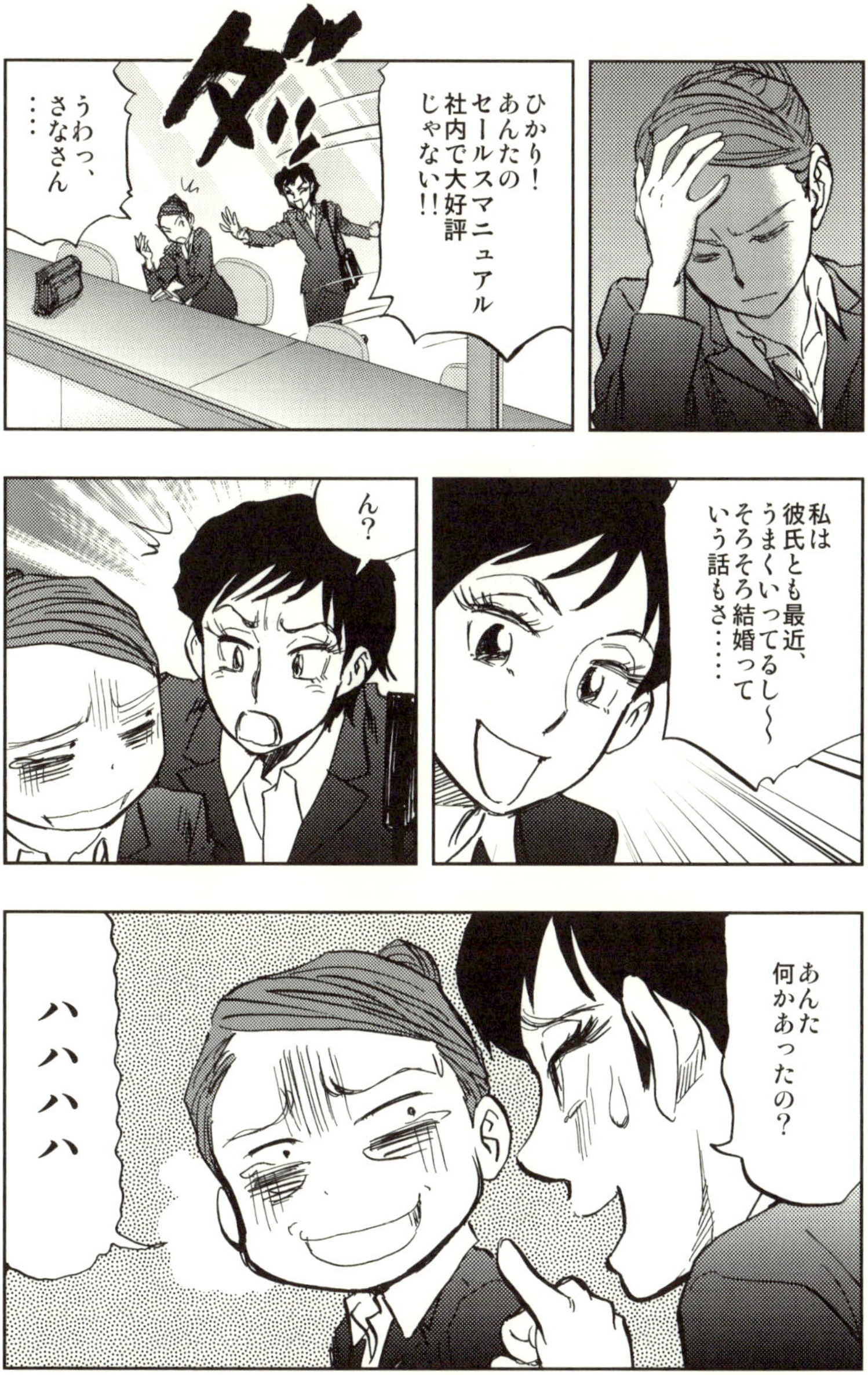

ダッ
ひかり！
あんたの
セールスマニュアル
社内で大好評
じゃない!!
うわっ、
さなさん
……
私は
彼氏とも最近、
うまくいってるし～
そろそろ結婚って
いう話もさ……
ん？
あんた
何かあったの？
ハハハハハ

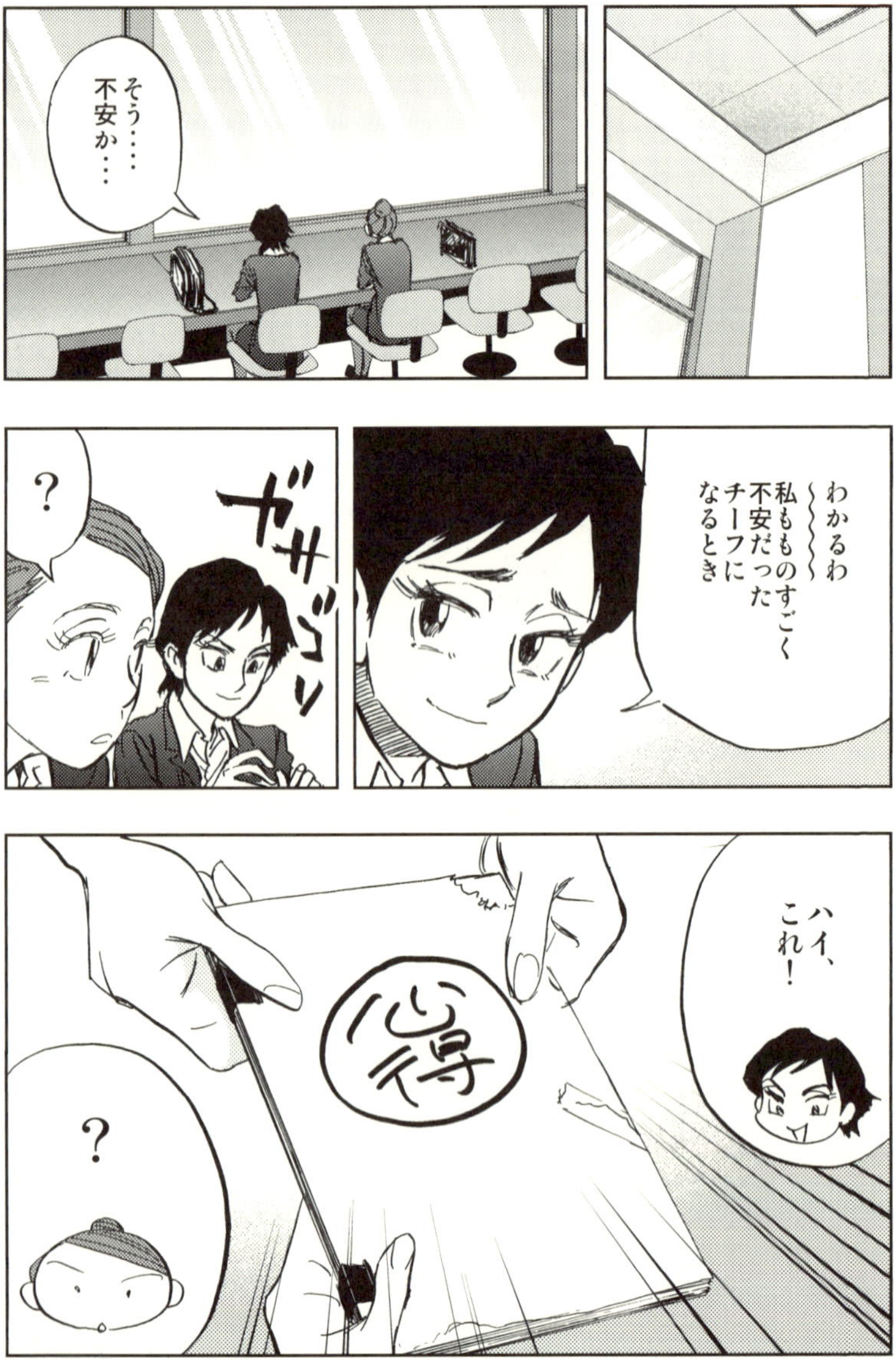

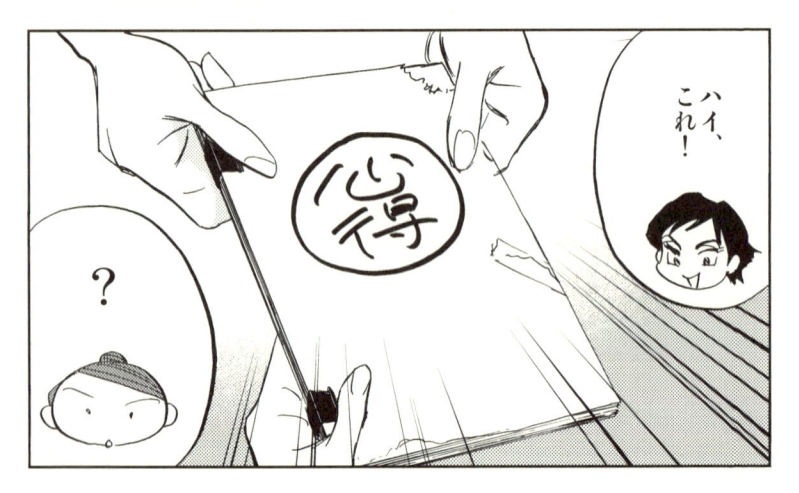

そう・・・・不安か・・・
わかるわ〜〜〜〜私もものすごく不安だったチーフになるとき
?
ガサゴソ
ハイ、これ!
?
心得

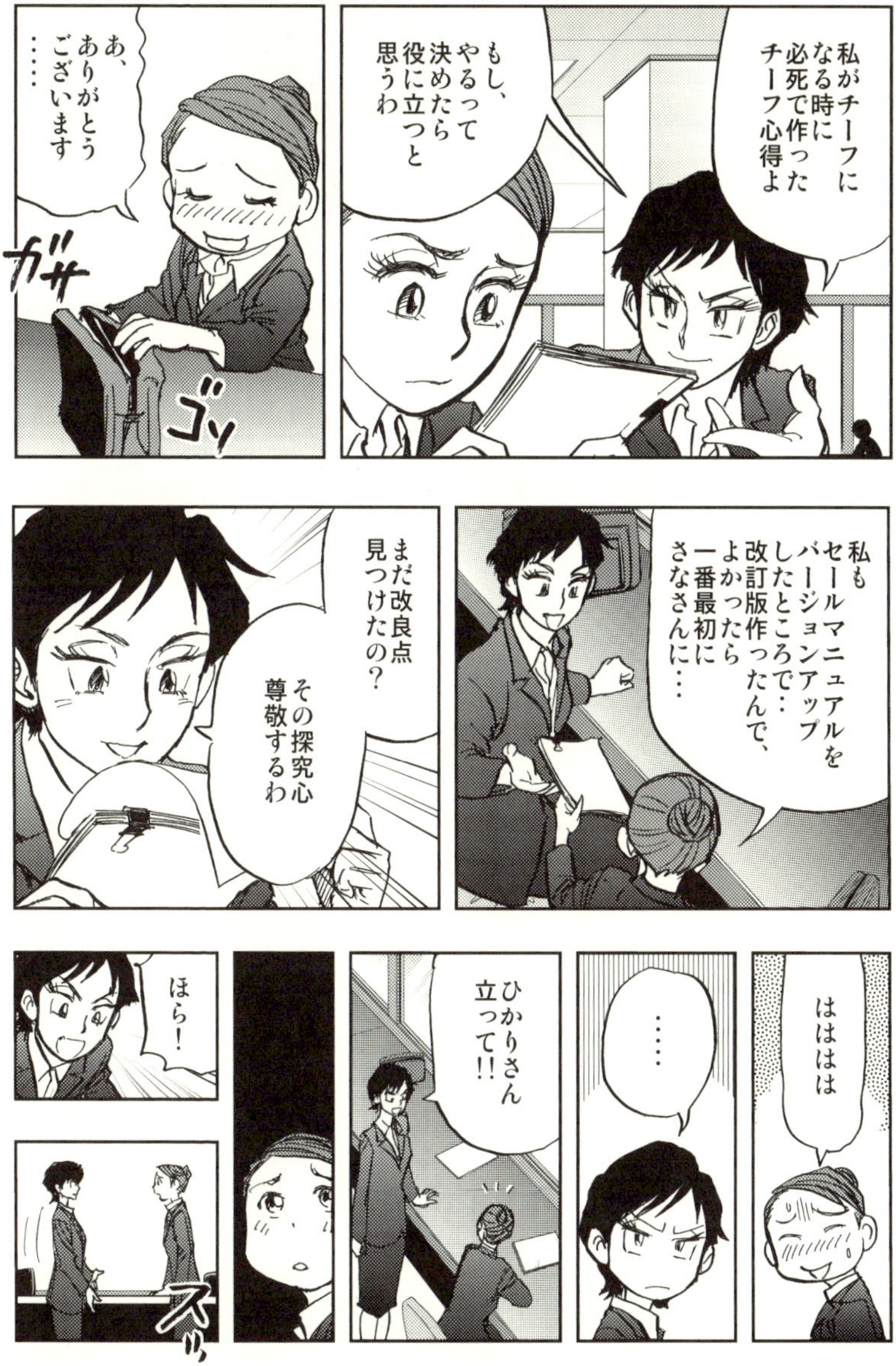
私がチーフになる時に必死で作ったチーフ心得よ
もし、やるって決めたら役に立つと思うわ
あ、ありがとうございます……
ガサ
ゴッ
私もセールマニュアルをバージョンアップしたところで…改訂版作ったんで、よかったら一番最初にさなさんに…
まだ改良点見つけたの?
その探究心尊敬するわ
はははは
……
ひかりさん立って!!
ほら!
スッ

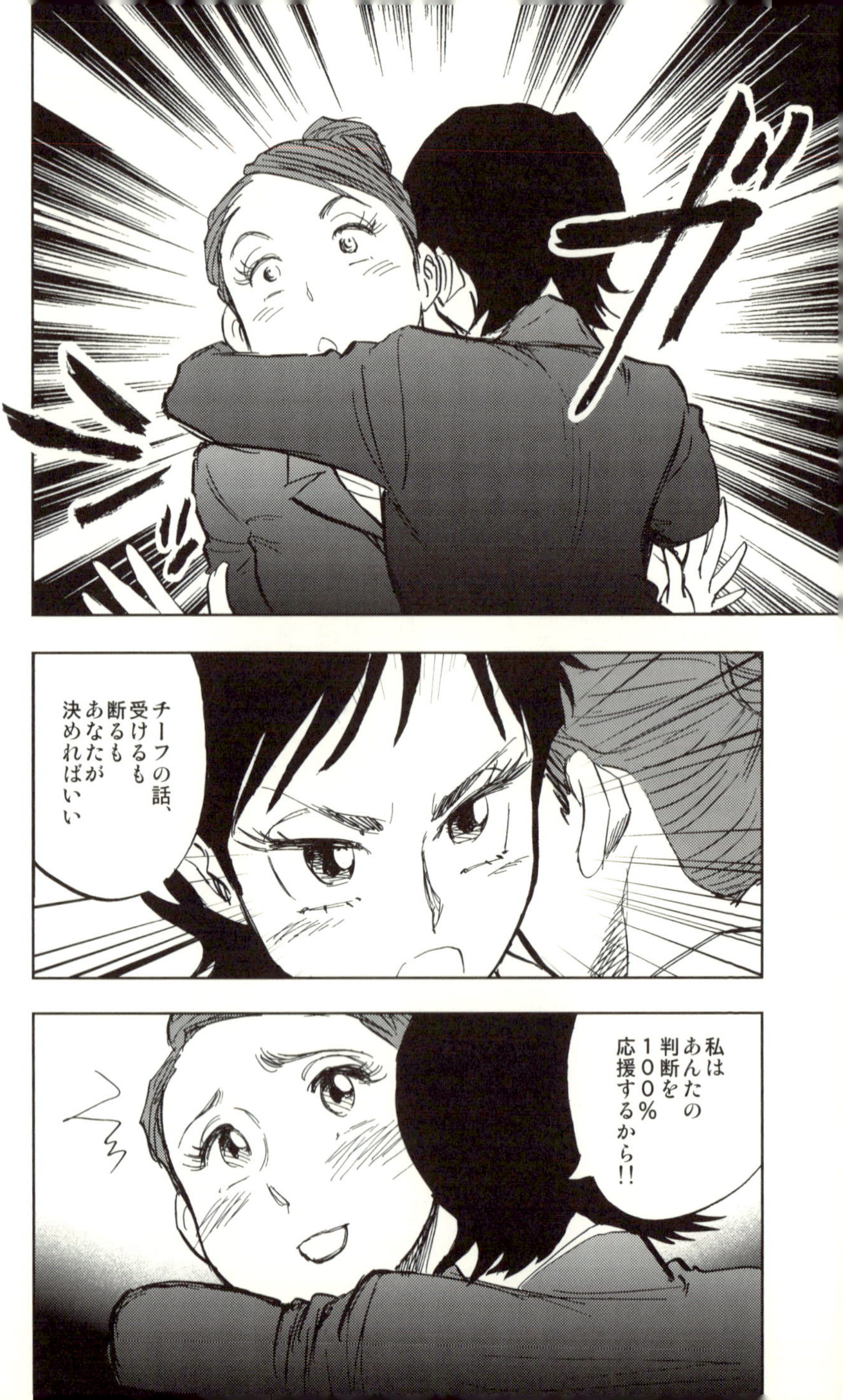
ガバ
チーフの話、受けるも断るもあなたが決めればいい
私はあんたの判断を100%応援するから!!

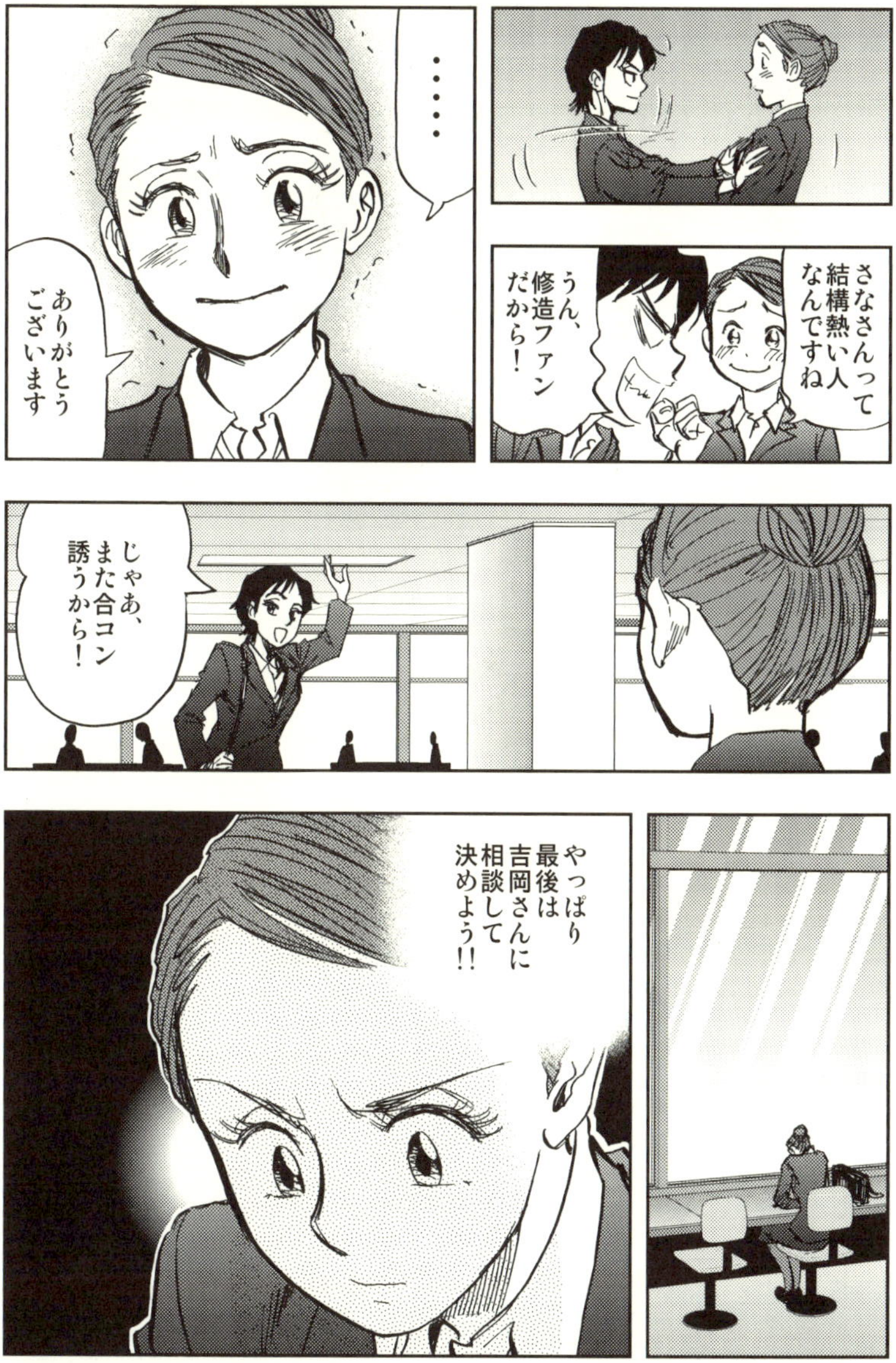
さなさんって結構熱い人なんですね
うん、修造ファンだから！
……
ありがとうございます
じゃあ、また合コン誘うから！
やっぱり最後は吉岡さんに相談して決めよう!!

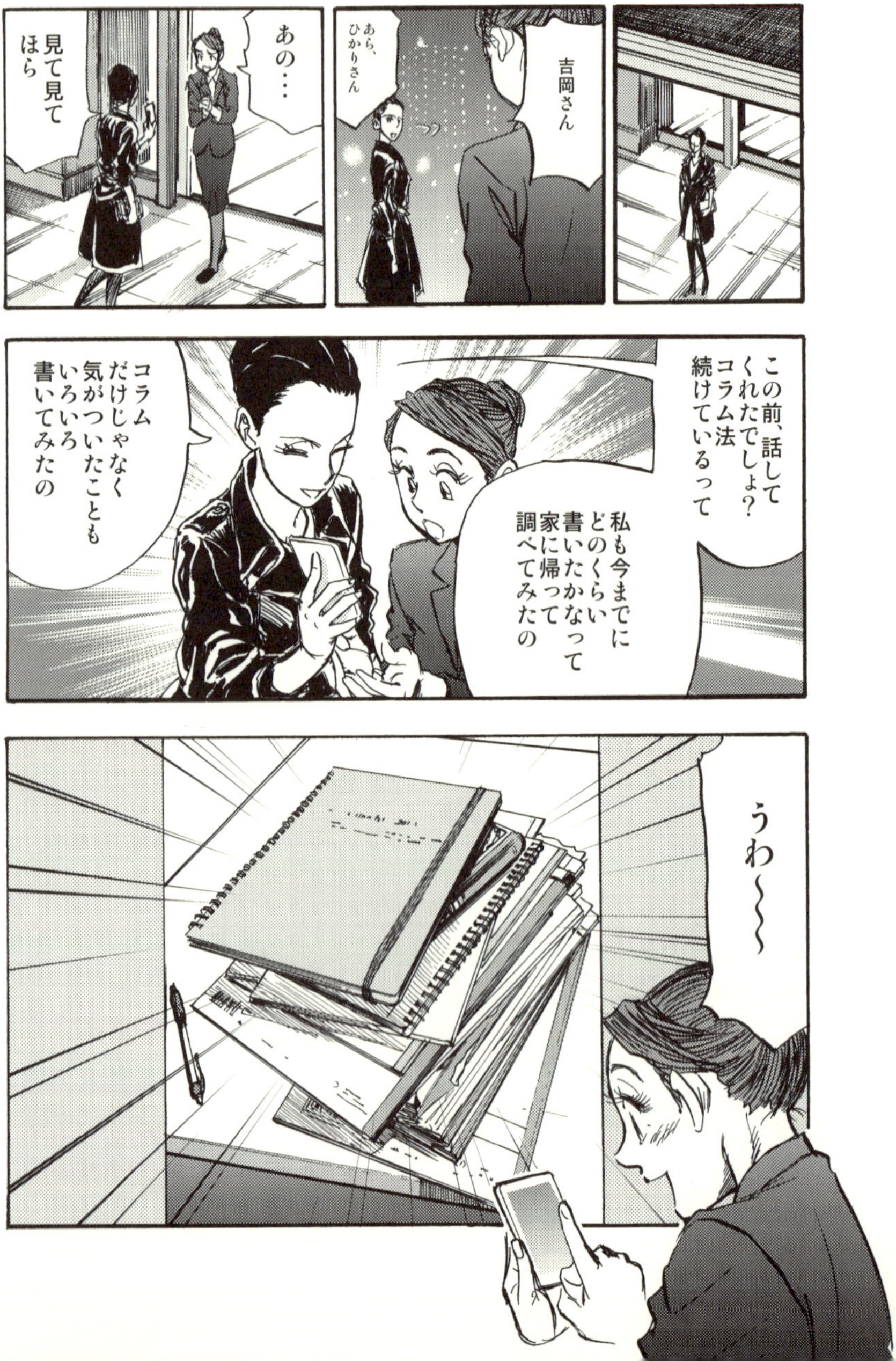

吉岡さん
あら、ひかりさん
あの・・・
見て見て ほら
この前、話してくれたでしょ？ コラム法続けているって
私も今までにどのくらい書いたかなって家に帰って調べてみたの
コラムだけじゃなく気がついたこともいろいろ書いてみたの
うわ〜〜

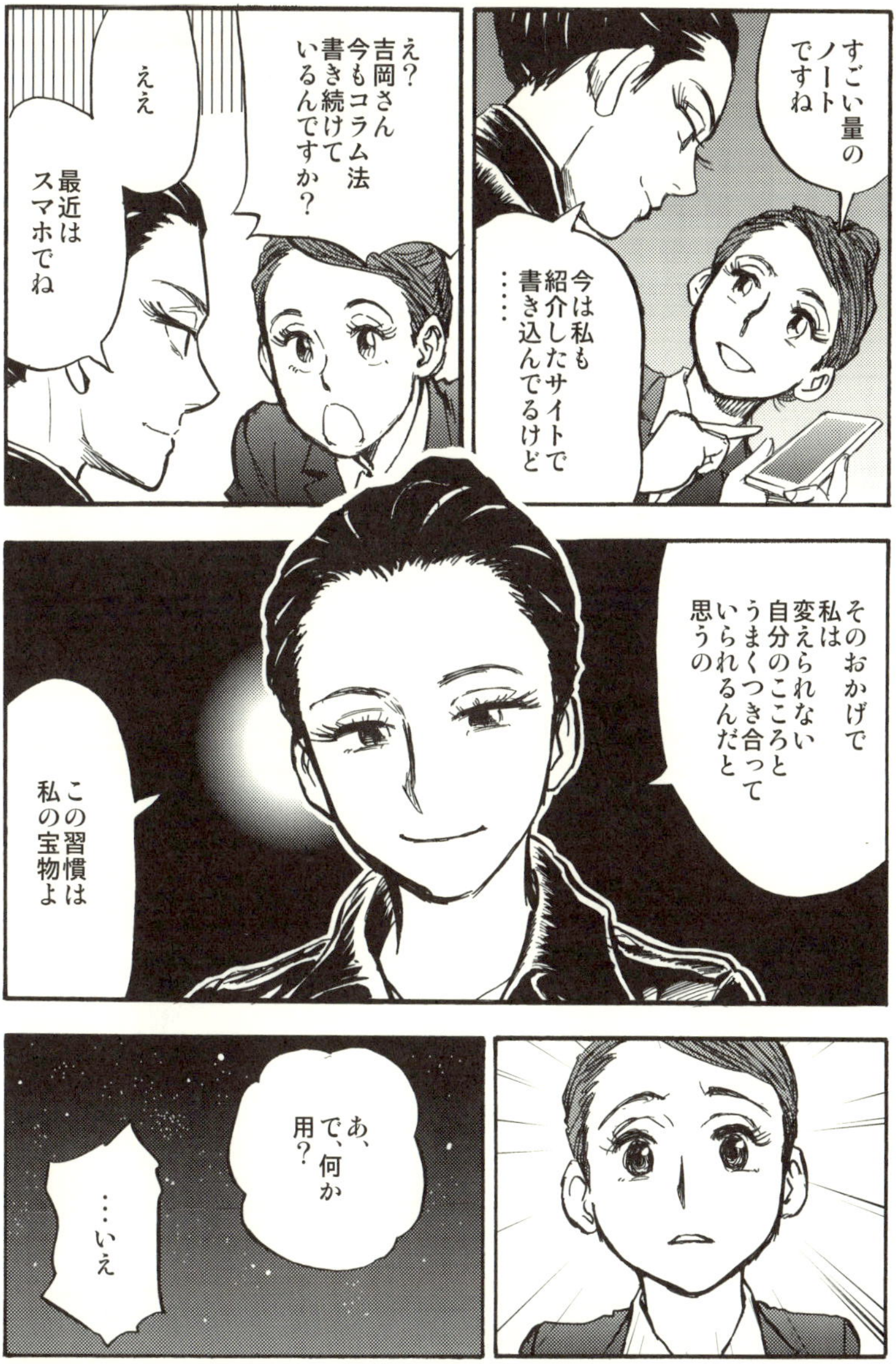
すごい量のノートですね
今は私も紹介したサイトで書き込んでるけど……
え？吉岡さん今もコラム法書き続けているんですか？
ええ
最近はスマホでね
そのおかげで私は変えられない自分のこころとうまくつき合っていられるんだと思うの
この習慣は私の宝物よ
あ、で、何か用？
…いえ

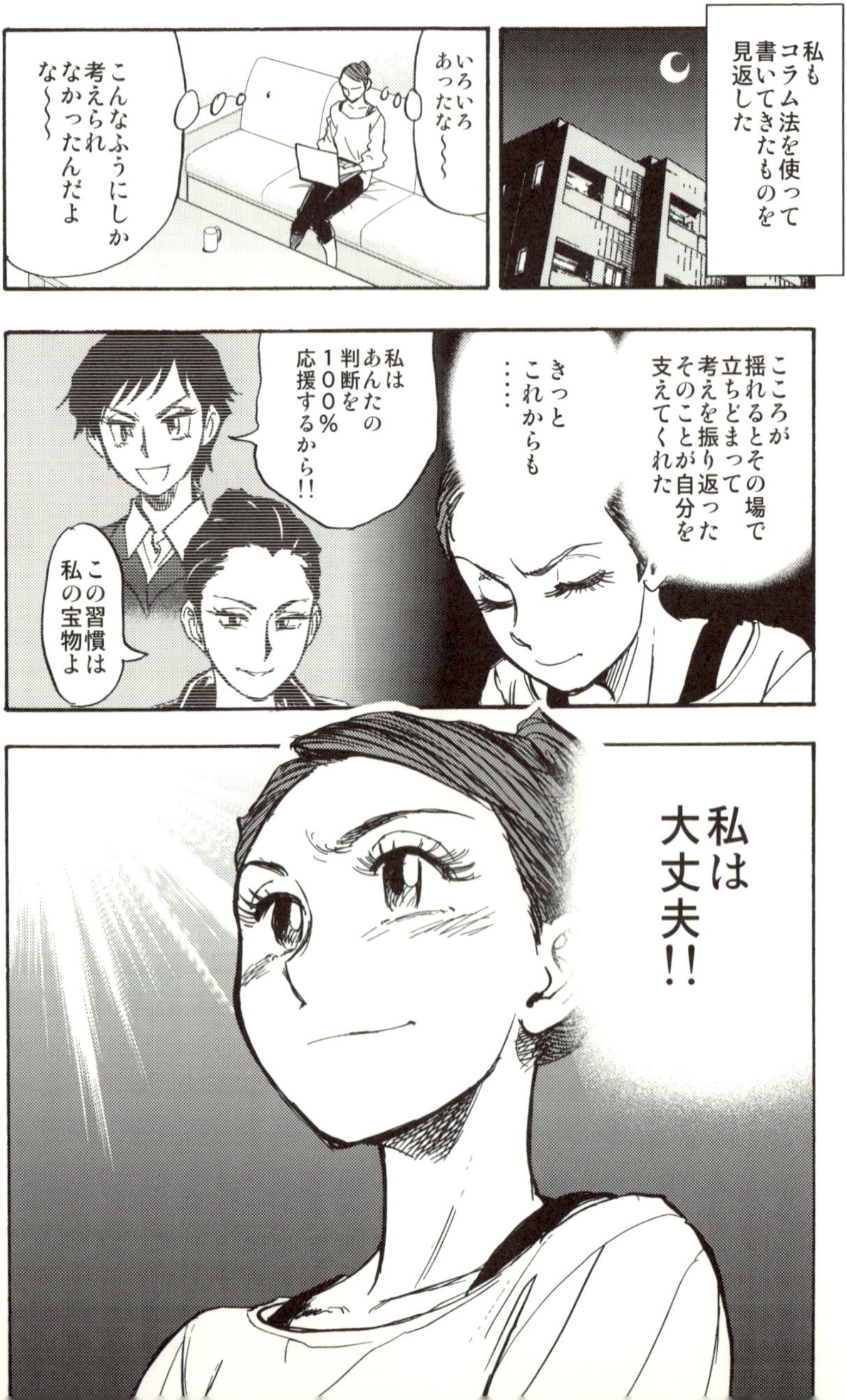
私も
コラム法を使って
書いてきたものを
見返した
いろいろ
あったな〜〜
こんなふうにしか
考えられ
なかったんだよ
な〜〜
こころが
揺れるとその場で
立ちどまって
考えを振り返った
そのことが自分を
支えてくれた
きっと
これからも
……
私は
あんたの
判断を
１００％
応援するから!!
この習慣は
私の宝物よ
私は
大丈夫!!

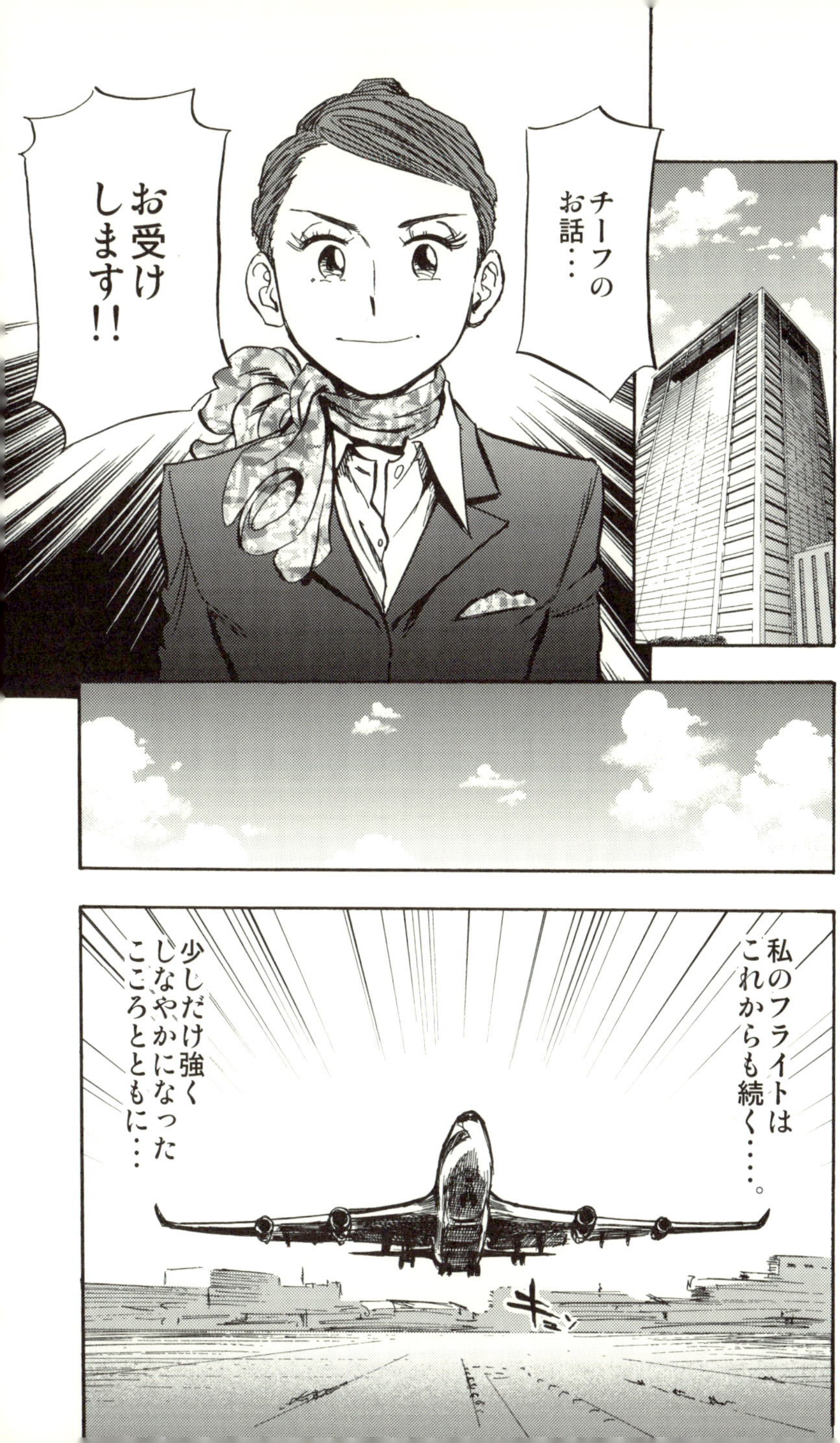
チーフのお話・・・
お受けします!!
私のフライトはこれからも続く・・・・。
少しだけ強くしなやかになったこころとともに・・・

解説

15

弱点を力に変える

認知行動療法が進むと、こころが軽くなってきます。

そうしたときに、自分の考えのクセにも目を向けるとよいでしょう。

つらくなっているときには、特有の考え方をしていると言われています。

何事もシロかクロかで判断して灰色を受け入れられない「白黒思考」、少しでもよくないことが起こるとすぐにダメだと考えてしまう「決めつけ」、こうすべきだという一面的な考えで自分を判断する「べき思考」、自分の欠点ばかり見つけて自責的になる「自己批判」、相手の気持ちを悪く読みすぎてしまう「深読み」、そして、将来を悲観的に考える「先読み」などです。

こうした考え方をしないようにしようと思っても、性格的にそう考えてしまうということもあるでしょう。

だからといって、こうしたクセを変えようとしても、そう簡単には変わりません。

それに、変えるのがよいとも限りません。

白黒思考に縛られて完璧主義になると、つ

らくなります。だからといって、いい加減なのも困ります。

何か問題が起きたとき、「もうダメだ」と決めつけるとつらくなります。しかし、決断すべきときに決断できないと優柔不断になってしまいます。

「こんなことすべきじゃなかったのに」とべき思考にとらわれるとつらくなりますが、一方で、べき思考があるから私たちは頑張れます。

自分を責めすぎるとつらくなりますが、他人を責めてばかりいるのも困ります。

人の気持ちをネガティブに深読みするのはよくありませんが、他の人の気持ちに配慮《はいりょ》することは大切です。

この先よくないことがあると人生予報すると心配になりますが、先読みができないと行き当たりばったりになってしまいます。

自分の考え方のクセや性格を否定しないで、その性格を上手に生かす手立てを考えることができれば、こころの力はぐっと強くなります。

コミックの主人公ひかりは、どうやら完璧主義が強く、「べき思考」や「深読み」にも陥《おちい》りやすいようです。

そのために、ちょっとしたミスを気にして落ち込んだり、人の気持ちを読みすぎたりして苦しくなることがありました。

しかし、その一方で、こうした性格のおか

げで、苦労しながら、ここまで頑張ることができました。

「深読み」のクセは、客の気持ちに配慮したり、職場の仲間の気持ちを理解したりするときの大きな力にもなっています。

吉岡は、ノートの量からもわかるように、少し頑張りすぎるところがあるようです。しかし、そのこころの力を使って、いろいろ苦しい状況を乗り越えてきました。


私たちはみな、こうしたこころの力を持っています。そして、認知行動療法には、そうしたこころの力を引き出すスキルがたくさん含まれています。

認知行動療法のスキルを身につけ、自分にとって大切なことを忘れないで、状況に応じてしなやかに力を入れたり抜いたりできるようになると、これから先、さらにあなたらしく生きられるようになってきます。

不安に対処する
——危険を過大評価しない

うつ病のときに、「不安」を感じる人は少なくありません。不安は危険だという認知と関係しています。

危険を過大評価して、自分の対処能力やまわりからの支援を過小評価すると、不安は強くなります。

そうしたときには、「危険だ」という考えにとらわれすぎず、現実に目をむけるようにしてください。

そのために不安になったとしても、強い不安は、そんなに長く続きません。しばらくすれば、おさまってきます。それを体験できれば、「あ、そんなに危険ではないんだ」、自分がそれに対処できるんだと実感できるようになります。

もちろん本当に危険なこともあります。そのときに「大丈夫だ」と考えるのはよくありません。

本当の危険は避けなくてはなりません。

避けられないときには、その危険にどう対処するか、認知行動療法のスキルを使って、具体的な手立てを考えていきましょう。

簡易抑うつ症状尺度（QIDS-J）を使って
うつ度チェックを行いましょう

＊簡易抑うつ症状尺度（QIDS-J）とは？

簡易抑うつ症状尺度（Quick Inventory of Depressive Symptomatology：QIDS-J）は、16 項目の自己記入式の評価尺度で、うつ病の重症度を評価できるほか、アメリカ精神医学会の診断基準 DSM-IV の大うつ病性障害（中核的なうつ病）の診断基準に対応しているという特長を持っています。

世界的に知られた精神科医 John Rush 先生によって開発され、世界 10 カ国以上で使用されています。

＊採点の方法

睡眠に関する項目（第１～４項目）、食欲／体重に関する項目（第６～９項目）、精神運動状態に関する２項目（第 15、16 項目）は、それぞれの項目で最も点数が高いものを 1 つだけ選んで点数化します。それ以外の項目（第 5、10、11、12、13、14 項目）は、それぞれの点数を書き出します。

うつ病の重症度は、睡眠、食欲／体重、精神運動、その他 6 項目を会わせて 9 項目の合計点数（0 点から 27 点）で評価します。原版 QIDS では、点数と重症度は下記のようになっています。

0 - 5	正常	16 - 20	重度
6 - 11	軽度	21 - 27	きわめて重度
11 - 15	中等度		

＊QIDS-J の使い方

各項目が大うつ病性障害の症状に対応しているので、うつ症状の評価やスクリーニングに使えるほか、合計点を算出することでうつ状態の変化を見ることができます。6 点以上の場合にはうつ病の可能性がありますので、まず医療機関に相談してください。

※「簡易抑うつ症状尺度」に関しては、大野裕 監修「こころのスキルアップ・トレーニング：うつ・不安ネット」のウェブサイト上で自動チェックができます。
https://www.cbtjp.net/qidsj/

あなたのこころの落ち込み度は？ さっそく「うつ度チェック」してみよう！

日本語版自己記入式
簡易抑うつ症状尺度

各設問の回答で、当てはまるものに○をつけてください。

【設問1】寝付き

0. 問題ない（または、寝付くのに30分以上かかったことは一度もない）
1. 寝つくのに30分以上かかったこともあるが、1週間の半分以下である
2. 寝つくのに30分以上かかったことが、1週間の半分以上ある
3. 寝つくのに60分以上かかったことが、1週間の半分以上ある

【設問2】夜間の睡眠

0. 問題ない（夜間に目が覚めたことはない）
1. 落ち着かない、浅い眠りで、何回か短く目が覚めたことがある
2. 毎晩少なくとも1回は目が覚めるが、難なくまた眠ることができる
3. 毎晩1回以上目が覚め、そのまま20分以上眠れないことが、1週間の半分以上ある

【設問3】早く目が覚めすぎる

0. 問題ない（または、ほとんどの場合、目が覚めるのは、起きなくてはいけない時間の、せいぜい30分前である）
1. 週の半分以上、起きなくてはならない時間より30分以上早く目が覚める
2. ほとんどいつも、起きなくてはならない時間より1時間早く目が覚めてしまうが、最終的にはまた眠ることができる
3. 起きなくてはならない時間よりも1時間以上早く起きてしまい、もう一度眠ることができない

【設問4】眠りすぎる

0. 問題ない（夜間、眠りすぎることはなく、日中に昼寝をすることもない）
1. 24時間のうち、眠っている時間は、昼寝を含めて10時間ほどである
2. 24時間のうち、眠っている時間は、昼寝を含めて12時間ほどである
3. 24時間のうち、昼寝を含めて12時間以上眠っている

【設問5】悲しい気持ち

0. 悲しいとは思わない
1. 悲しいと思うことは、半分以下の時間である
2. 悲しいと思うことが、半分以上の時間ある

3. ほとんどすべての時間、悲しいと感じている

【設問6】食欲低下

0. 普段の食欲と変わらない、または、食欲が増えた
1. 普段よりいくぶん食べる回数が少ないか、量が少ない
2. 普段よりかなり食べる量が少なく、食べるよう努めないといけない
3. 丸一日（24時間）ほとんどものを食べず、食べるのは極めて強く食べようと努めたり、誰かに食べるよう説得されたときだけである

【設問7】食欲増進

0. 普段の食欲と変わらない、または、食欲が減った
1. 普段より頻繁に食べないといけないように感じる
2. 普段とくらべて、常に食べる回数が多かったり、量が多かったりする
3. 食事のときも、食事と食事の間も、食べすぎる衝動にかられている

【設問8】体重減少（最近2週間で）

0. 体重は変わっていない、または、体重が増えた
1. 少し体重が減った気がする
2. 1キロ以上やせた
3. 2キロ以上やせた

【設問9】体重増加（最近2週間で）

0. 体重は変わっていない、または、体重が減った
1. 少し体重が増えた気がする
2. 1キロ以上太った
3. 2キロ以上太った

【設問10】集中力／決断

0. 集中力や決断力は、普段と変わらない
1. ときどき決断しづらくなっているように感じたり、注意が散漫になるように感じる
2. ほとんどの時間、注意を集中させたり、決断を下すのに苦労する
3. ものを読むことがじゅうぶんにできなかったり、小さなことですら決断できないほど集中力が落ちている

【設問11】自分についての見方

0. 自分のことを、他の人と同じくらい価値があって、援助に値する人間だと思う
1. 普段よりも自分を責めがちである
2. 自分が他の人に迷惑をかけていると、かなり信じている
3. 自分の大小の欠陥について、ほとんど常に考えている

【設問12】死や自殺についての考え

0. 死や自殺について考えることはない
1. 人生が空っぽに感じ、生きている価値があるかどうか疑問に思う
2. 自殺や死について、1週間に数回、数分間にわたって考えることがある
3. 自殺や死について1日に何回か細部にわたって考える、または、具体的な自

殺の計画を立てたり、実際に死のうとしたりしたことがあった

【設問13】一般的な興味

0. 他人のことやいろいろな活動についての興味は、普段と変わらない
1. 人々や活動について、普段より興味が薄れていると感じる
2. 以前好んでいた活動のうち、一つか二つのことにしか興味がなくなっていると感じる
3. 以前好んでいた活動に、ほとんどまったく興味がなくなっている

【設問14】エネルギーのレベル

0. 普段のエネルギーのレベルと変わりない
1. 普段よりも疲れやすい
2. 普段の日常の活動（たとえば、買い物、宿題、料理、出勤など）をやり始めたり、やりとげるのに、大きな努力が必要である
3. ただエネルギーがないという理由だけで日常生活のほとんどが実行できない

【設問15】動きが遅くなった気がする

0. 普段どおりの速さで考えたり、話したり、動いたりしている
1. 頭の働きが遅くなっていたり、声が単調で平坦に感じる
2. ほとんどの質問に答えるのに何秒かかかり、考えが遅くなっているのがわかる
3. 最大の努力をしないと、質問に答えられないことがしばしばである

【設問16】落ち着かない

0. 落ち着かない気持ちはない
1. しばしばそわそわして、手をもんだり、座り直したりせずにはいられない
2. 動き回りたい衝動があって、かなり落ち着かない
3. ときどき、座っていられなくて歩き回らずにはいられないことがある

（以上です）

◆採点表

【設問1～4】のうち一番高い点数	点
【設問5】	点
【設問6～9】のうち一番高い点数	点
【設問10】	点
【設問11】	点
【設問12】	点
【設問13】	点
【設問14】	点
【設問15～16】の回答のうち一番高い点数	点
合計	点

0～5点	正常
6～10点	軽度
11点～15点	中等度
16点～20点	重度
21～27点	きわめて重度

※6点以上の場合には、うつ病の可能性があるとされています。
まずは、医療機関に相談してください。

[監修]

大野　裕（おおの・ゆたか）

精神科医。1950年、愛媛県生まれ。1978年、慶應義塾大学医学部卒業と同時に、同大学の精神神経学教室に入室。その後、コーネル大学医学部、ペンシルバニア大学医学部への留学を経て、慶應義塾大学教授（保健管理センター）を務めた後、2011年6月より、独立行政法人 国立精神・神経医療研究センター 認知行動療法センター センター長に就任。

近年、精神医療の現場で注目されている認知療法の日本における第一人者で、国際的な学術団体 Academy of Cognitive Therapy の設立フェローで公認スーパーバイザーであり、日本認知療法学会理事長。一般社団法人認知行動療法研修開発センター理事長、日本ストレス学会理事長、日本ポジティブサイコロジー医学会理事長、日本うつ病学会や日本不安障害学会の理事など、諸学会の要職を務める。

著書に『こころが晴れるノート』（創元社）、『最新版 うつを治す』（PHP新書）、『はじめての認知療法』（講談社現代新書）、『「こころの力」の育て方』（きずな出版）など多数。

こころが軽くなる認知行動療法活用サイト発案・監修
「こころのスキルアップ・トレーニング―うつ・不安ネット」
http://www.cbtjp.net/

[マンガ]

今谷鉄柱（いまたに・てっちゅう）

漫画家。1965年、神戸市生まれ。25歳の時、独学で漫画家としてデビュー。平松伸二、本宮ひろ志、三田紀房のアシスタントを経て、30歳で独立。著書に、織田裕二主演映画の漫画版『県庁の星①〜④』『お受験の星①〜④』（小学館）、本田健著『ユダヤ人大富豪』（大和書房）シリーズの漫画版、朝日新聞出版刊、マンガ世界の偉人シリーズにて 『ガウディ』などがあり、国内、海外を合わせ累計発行部数は70万部を超えている。

マンガでわかりやすい
うつ病の認知行動療法
こころの力を活用する７つのステップ

2015年 3 月25日　第1刷発行
2015年12月10日　第5刷発行

監　修　　大野　裕
漫　画　　今谷鉄柱
発行者　　櫻井秀勲
発行所　　きずな出版
東京都新宿区白銀町1-13　〒162-0816
電話03-3260-0391　振替00160-2-633551
http://www.kizuna-pub.jp/

装　幀　　福田和雄（FUKUDA DESIGN）
編集協力　ウーマンウェーブ
印刷・製本　モリモト印刷

ISBN978-4-907072-28-5

きずな出版